U0198501

中医临床诊治与康复

主编 张茂亮 梁勇 周彬 陶凤
姜传文 李艳 萧峰 韩超

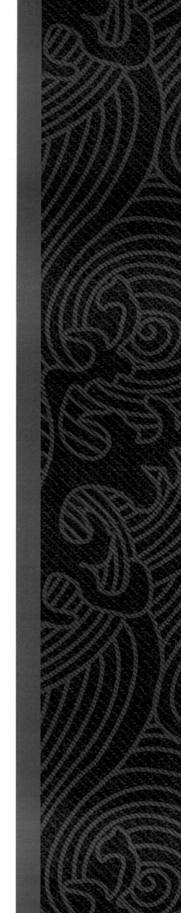

上海科学技术文献出版社
Shanghai Scientific and Technological Literature Press

图书在版编目（CIP）数据

中医临床诊治与康复 / 张茂亮等主编 .-- 上海：
上海科学技术文献出版社,2023
ISBN 978-7-5439-8891-0

Ⅰ.①中… Ⅱ.①张… Ⅲ.①中医诊断学②中医治疗
法③中医学－康复医学 Ⅳ.① R24

中国国家版本馆CIP数据核字（2023）第135011号

组稿编辑： 张　树
责任编辑： 王　珺
封面设计： 宗　宁

中医临床诊治与康复
ZHONGYI LINCHUANG ZHENZHI YU KANGFU
主　编：张茂亮　梁　勇　周　彬　陶　凤　姜传文　李　艳　萧　峰　韩　超
出版发行：上海科学技术文献出版社
地　　址：上海市长乐路746号
邮政编码：200040
经　　销：全国新华书店
印　　刷：山东麦德森文化传媒有限公司
开　　本：787mm×1092mm 1/16
印　　张：19
字　　数：486千字
版　　次：2023年8月第1版　2023年8月第1次印刷
书　　号：ISBN 978-7-5439-8891-0
定　　价：198.00元

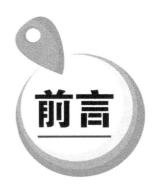

前言

　　中医学是运用中医学理论和中医临床思维方法，阐明疾病的病因、病机、证候、诊断、辨证论治规律、预后及预防、康复、调摄等内容的一门临床学科。它源远流长，传承千载而不衰，延绵百世而不坠，不仅在几千年的临床应用中卓有成效，形成了"简、便、验、廉"等优势，还造就了无数历代中医药名家及传世之作，时至今日仍然在我国卫生医疗事业中发挥着不可替代的作用。为了培养合格的中医接班人，不断造就新一代名中医，全面提高中医临床队伍的整体水平、临床诊疗水平，满足人民群众的健康需求，编者结合历史文化发展中的中医精粹及现代前沿科研成果，编写了《中医临床诊治与康复》一书。

　　本书系统地阐述了中医基础理论、临床常见病证的中医辨证施治、临床常用针灸推拿技术、常见疾病的中医康复等内容，并分别从疾病的病因、病机、证候、辨证论治、预后转归，以及预防、康复等方面来进行讲解。本书既继承了历代医家的学术思想和临床经验，又汲取了现代中医在理论与实践方面的新进展，对提高临床医师综合分析问题和解决问题的能力有很强的指导作用。本书可供中医各科的临床医师及从事中医教学、科研的工作者阅读，也可作为中医院校学生初进临床的参考书。

　　由于本书参编人数较多，每位编者的特点、撰稿及笔调不尽一致，加之缺乏编写经验，在编撰的过程中难免存在疏漏，若有不妥之处，恳请各位专家、同行及广大读者给予批评指正，以便进一步修订，共同促进中医事业的发展与提高。

《中医临床诊治与康复》编委会

2023 年 5 月

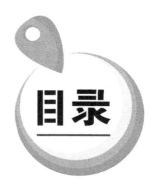

目录

内科诊疗与护理

针灸推拿与康复

内科诊疗与护理

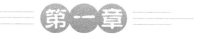

第一章 中医学发展简史

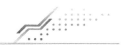

第一节　中医学理论体系的形成和发展

中医学有悠久的历史,是我国人民在长期生产、生活的过程中,不断在同疾病斗争的实践中总结出来的传统医学科学。它经过数千年岁月的洗礼,仍然焕发着强大的文化和医学魅力。

一、中医的起源

中国古代就有"神农尝百草"的传说,这充分反映了我们的祖先在上古时期探求医药真知的过程何等的艰辛。实际上,原始人在获取食物的过程中,常常会误食有毒的植物,导致呕吐、腹泻甚至死亡等后果,同时也会偶然吃了某种植物使得病痛减轻或消除。正是原始人类经过无数次有益或者有害的尝试,才积累了植物药用的知识。随着狩猎、捕鱼、冶炼等生活技能的提高,动物药、矿物药又逐渐被人类所掌握。在出土的商代甲骨上,就有关于植物、动物和矿物的药用记载。周代以后人们用药经验不断丰富,《周礼》《诗经》《山海经》中都有关于药物的记载。商代后,药物的使用由单种药拓展到复合药,并发明了汤剂,古书有"伊尹始创汤液"的记载,说明这种中药剂型和烹调有很大的关系。

传统医学中,针灸是重要的诊疗手段,这是运用针刺和艾灸防治疾病的一门科学。相传"尝百药而制九针"的伏羲发明了针灸。新石器时代的原始人掌握了较为精细的研磨技术,除打造必需的生活工具外,出现了我国最早的原始外科工具——医用的砭石。针刺的原始雏形源于生活实践,人们发现身体的某些部位的病痛,用一些工具对身体相应部位进行刺激可以医治;而灸法则源于人们在烤火取暖时发现身体某些病痛会得到缓解,从而采取用树枝或者干草燃烧进行局部热刺激的方法。

按摩术和外治法是人们在狩猎或部落之间械斗中受伤后,不自觉压迫或抚摸伤口,或拿泥土、草药、树皮等包裹伤口,从而逐步形成并发展起来的。

由此可见,中医学是伴随人类文明的发展而出现的。人类为维持生存而进行的医疗活动中,逐渐形成了对医学的理性认识,经过反复实践验证、更新和发展,形成了中华民族独有的传统医学理论体系。

二、中医的形成

中医学理论体系初步形成于春秋战国至三国时期。这一时期对医药经验进行了总结和提升，使得《黄帝内经》《难经》《神农本草经》《伤寒杂病论》等著作相继问世。这"四大经典"著作标志着中医学理、法、方、药学术体系的建立。中医学理论体系主要由阴阳五行、脏腑经络、病因病机、诊法辨证和治则方药五个部分组成。

《内经》是《黄帝内经》的简称，包括现存《黄帝内经·素问》和《黄帝内经·灵枢》两部分，每部分原书各9卷，每卷9篇。该著作虽托名黄帝所著，但据考证，著作内容实为集诸多战国、秦汉时期医学家的论著而成，是该时期医学成就的全面总结。《内经》内容丰富，对人体的生理、病理、疾病的诊断、治疗和预防进行了较全面的论述，是我国早期的医学总集，代表了当时我国最高的医学成就。《内经》在指导我国传统医学的临床实践方面发挥了重要作用，可以说千百年来中医学就是沿着《黄帝内经·素问》和《黄帝内经·灵枢》的道路不断向前发展的。

《难经》原名《黄帝八十一难经》。"难"有"问难"之义，该书以问答解释疑难的形式编撰而成，共讨论了81个医学问题，故又称《八十一难》。"经"指《内经》，主要是对《内经》某些理论问题进行阐述，包括脉诊、经络、脏腑、阴阳、病因、病理、营卫、腧穴、针刺等基础理论，另外还分析了一些病证。《难经》在《内经》基础上发展，也是我国古代早期医学著作之一。

《神农本草经》是我国现存最早的药物学专著，成书于东汉，也是一本集合秦汉众家之长的论著。全书共3卷，收载药物共365种，其中，"本草"（即植物药）252种，动物药67种，矿物药46种。根据药物性能、功效的差异，对其采用上品、中品、下品分类法。书中对于药物性质的定位和对其功能主治的描述准确，对大部分药物学理论和配伍规则做了规定，另对药物的产地、采集时间、炮制、质量与真伪鉴别等也有描述。直到今天，仍是中医药学的重要理论支柱，成为医学工作者案头必备的工具书之一。

《伤寒杂病论》是东汉末年张仲景博采众方，凝聚自己毕生心血写就的一部优秀的古典医学名著。原著因战乱失散后，晋代的王叔和以及宋代林亿、孙奇经整理，分为《伤寒论》和《金匮要略》两书，是我国最早的理论联系实际的临床诊疗专书，书中提倡辨证论治的基本原则，可以归结为"八纲辨证"和"六经论治"。所谓八纲即阴、阳、表、里、寒、热、虚、实，是通过运用望、闻、问、切四诊法来分析和检查疾病的部位和性质而归纳出来的。六经是指对病情综合、分析的条件下，用三阳经、三阴经的名词，归纳成为六个证候类型。书中所载方剂的药物配伍精炼，疗效确凿，如麻黄汤、桂枝汤、柴胡汤、白虎汤等。经过千百年临床实践的检验，这些著名方剂都被证实有较高的疗效，甚至一些国外著名的中药制药工厂中，伤寒方能占到半数以上。《伤寒杂病论》也为中医方剂学提供了发展的依据。由于《伤寒杂病论》经典的地位，历代医家对之推崇备至，至今仍是我国中医院校开设的主要基础课程之一。

（姜传文）

第二节　中医学各专科的形成和发展

中医学理论体系的形成和完善，为中医学的全面发展奠定了基础。众多医家的辛勤实践和不懈探索,促进了中医学的进步和各专科的形成和发展。

一、药物学

自《神农本草经》问世后,历代医药学家在长期的实践中,积累了丰富的用药经验,形成了独有的理论体系。其中南朝梁代陶弘景编著的《本草经集注》,是对汉魏以来本草学的一次较为全面的总结。书分7卷,载药730种,首创按药物自然属性分类的方法。按不同病症将有同样治疗功效的药物集中归于门下,并采用朱墨两色书写标注,使之一目了然,便于查看。在此书基础上,世界第一部由国家政府颁布的药典《新修本草》于公元659年问世。该书卷帙浩博,共54卷,载药844种,书中有关药物的图谱、图经,是我国本草学史上的首创。

明代医家李时珍经过27年的辛勤努力,完成药物学巨著《本草纲目》。全书52卷,是李时珍参考800多种文献,历经3次大的修改完成,堪称我国古代文化科学的宝贵遗产,问世不久即传至海外,先后被译成日、朝、法、德、英、俄等多种文字,在国外产生了巨大影响。《本草纲目》具有多方面的重要成就:集中总结了明朝以前我国的药物学,收载药物1 892种,其中新增药物374种,附有药图1 000余幅,药方1万多个;提出了当时最先进的药物分类法,即按自然演化的系统分类,从简单到复杂,从低级到高级,这种分类法在当时是十分先进的,把药物分为16部、60类,纲目清晰;全面系统地记述了各种药物的知识,从药物的名称、产地、品种、形态,到炮制、性味、功效等。19世纪著名生物学家达尔文曾评价《本草纲目》,说它是中国古代医学的"百科全书"。清代赵学敏编撰的《本草纲目拾遗》,总结了《本草纲目》之后药物学发展的成就。

二、针灸学

针灸是秦汉以前最常使用的治疗方法,《内经》中有"藏寒生满病,其治宜灸",便是指灸术,在实践中还产生了扁鹊、华佗、涪翁、郭玉等针灸圣手。隋唐时期,针灸学发展成为专门学科,针灸著作倍增,针灸被正式列入国家的医学教育课程。魏晋著名学者皇甫谧对针灸学进行了首次总结,完成了《针灸甲乙经》。它是我国现存最早,并以原本形式传世的第一部针灸专著。该书12卷,128篇,系统整理了人体腧穴,定腧穴349个,提出了分部划线布穴的排列穴位的方法,阐明了针灸操作方法和针灸禁忌,总结了临床针灸的经验和按病论穴的原则。在针灸理论上,该书强调"上工治未病"之病,体现了该书对预防疾病和提倡早期治疗的重视。在前人经验的基础上,提出适合针灸治疗的疾病和症状等共计800多种。《备急千金药方》中有若干篇针灸内容,并最早提出阿是穴。《外台秘要》卷三十九对灸法有较多论述,着重介绍了明堂灸法。

五代及宋金元时期,针灸学有很大发展。北宋医官王唯一考订腧穴主治,统一腧穴定位,撰著《铜人腧穴针灸图经》一书,颁行全国,并铸造了体表刻穴657处的铜人模型为针灸教学工具,对针灸学术发展起了极大的推动和促进作用,另撰《新铸铜人腧穴针灸图经》3卷。元代滑寿的《十四经发挥》共分3卷,每卷1篇,书中把奇经八脉的任督二脉提高到与十二正经同等的地位,共汇为十四经,其倡导的循经取穴方法一直为后世针灸医师所遵从。

明代是针灸发展的高潮,重视针刺手法是其特点之一。徐风增加了使气至病所的"调气法",用捻转、按压、插针等手法控制针感传导的"龙虎升腾"和"纳气法"。杨继洲在《针灸大成》中广泛吸收了以前的数十种单式和复式手法,并发展了透穴针法。针刺手法的丰富和改进,提高了针刺疗效,扩大了针灸应用范围。明代灸法也有明显的发展,汪机、薛己等善用砭灸法、隔蒜灸法以治疗外科疾病;李善用"炼脐"法养生防病。

针灸疗法具有独特的优势，疗效迅速显著，适应证广泛，操作简便易行，医疗费用经济，早在唐代就已传播到日本、朝鲜、印度、阿拉伯等国家和地区，为维护人类健康发挥了巨大的作用。

三、内科

春秋战国时期，内科医学体系逐步形成，出现了《脉法》《五十二病方》《治百病方》《上下经》《扁鹊内经》等医学著作。东汉时期，《伤寒杂病论》首次系统地阐述了内科杂症的病因、病理、治疗原则。魏晋时期，内科疾病的病因学有较大发展，《诸病源候论》所载内科疾病27卷，详列内科病症达784条，其中对绦虫病、恙虫病、清渴、麻风等疾病的认识已达到很高水平。宋元时期，关于内科杂病方面的理论和医疗实践都有新的发展，如《圣济总录》《太平圣惠方》。明清时期，有天花人痘接种术的发明出现，接种方法有痘衣法、痘浆法、旱苗法、水苗法四种。该方法传遍欧亚各国，间接地促进了接种"牛痘"的人工自动免疫方法的产生。以清著名临床学家叶天士为代表创立的温病学说，把外感温热的病理现象以"温邪上受，首先犯肺，逆传心包"来总结概括，辨证时把温病症状分为"卫、气、营、血"四个类型。

四、外伤科

中医外伤科历史久远，早在殷商时期，就有"疾目、疾耳、疾齿、疾舌、疾足、疾趾、疥、疟"等外科病名的记载，周代已独立成科。战国时期的《素问·生气通天论》载有"膏粱之变，足生大丁"说法，并最早提出用截趾的手术治疗脱疽。汉末华佗堪称"外科鼻祖"，他是第一个应用麻沸散作为全身麻醉药，进行死骨剔除术、剖腹术的人。现存我国第一部外科专著《刘涓子鬼遗方》是由南齐龚庆宣整理的。该书记述了金疮、痈疽、疥癣、瘰疬等外科疾病，列有内、外治处方140余个。葛洪所著《肘后备急方》记载了许多简易有效的医方与外治方法，如首次记载了下颌关节脱位的复位方法，并创用了竹片作为大小夹板的外固定法，是骨伤治疗学的新进展。巢元方所著《诸病源候论》是我国现存最早论述外科病因病机的专著，上有关于肠吻合、血管结扎术等的记载。《备急千金药方》作为一部临床实用百科全书，孙思邈在书中记述了整复下颌关节脱位的手法；采用葱管导尿治疗尿潴留的记载比1860年法国发明橡皮管导尿早1 200多年。宋代《太平圣惠方》最早提出了治疗痈疽疮疡用内消、托里的内治法则。元代《世医得效方》是一本创伤外科专著，对脊椎骨折采用的悬吊复位法，早于西方600余年。明清时期，外伤科理论及手术均有显著进展，如陈司成的《霉疮秘录》是我国第一部梅毒病专著；吴师机的《理瀹骈文》，治病范围遍及内、外、妇、儿、五官等科。

五、妇科

战国时期，《内经》提出了女性的解剖、月经生理、妊娠诊断等基本理论，初步论述了血崩、月事不来、带下、不孕等妇科病理情况。马王堆汉墓出土的文物中有《胎产书》，是现存最早的妇产科专著。隋朝的《诸病源候论》中载有妇人病8卷，探讨妇产科多种疾病的病因病机及临床症状。《千金要方》更将妇产一门列于卷首。唐末《经效产宝》中对妊娠、难产、产后等女性常见病的诊疗方法都有论述，是我国现存最早的妇产科专书。宋元时期，妇产科已发展成为独立专科，并在国家医学教育设置的九科之中列有产科，专著有杨子建撰写的《十产论》，详述横产、倒产、坐产、碍产等各种难产的处理方法，其中转胎手法是异常胎位倒转术的最早记载。清代将妇产科统称为妇人科或女科，该时期著作较多，流传也较广，影响较大的首推《傅青主女科》《达生篇》《医宗金鉴·妇科心法要诀》和《沈氏女科辑要》。

六、儿科

两晋南北朝时,儿科著作约有 20 种。唐代孙思邈所著《备急千金药方》对妇、儿科设置了专卷论述,为宋代妇、儿科独立打下了基础。专卷中将儿科分为 9 门,对小儿的发育、护理、哺乳等均有论述。隋唐间的《颅囟经》,书名取小儿初生时颅囟未合之义,文字简略,是现存最早的儿科专著。宋元时期的儿科领域取得重要成果,以钱乙的《小儿药证直诀》最为著名。该书共分 3 卷,是经其弟子分类整理而成,从理论上系统分析了小儿生理、病理特点,提出了治疗原则,并创设了儿科专用方剂。《小儿药证直诀》对后世儿科理论和实践有指导作用。明清时期儿科全面发展,清代夏禹铸的《幼科铁镜》,是影响较大的儿科专著。

（韩　超）

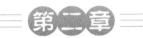

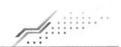

第二章
中 医 学 说

第一节 阴 阳 学 说

　　阴阳学说是中国古代朴素的对立统一理论,它认为阴和阳两个对立统一的方面,贯穿于一切事物之中,是一切事物运动和发展变化的根源及其规律。

　　阴阳是宇宙中相互关联的事物或现象对立双方属性的概括。凡是运动的、外向的、上升的、温热的,无形的、明亮的、兴奋的都属于阳,相对静止的、内守的、下降的、寒冷的、有形的、晦暗的、抑制的都属于阴。

　　一方面阴阳双方是通过比较而分阴阳,如 60 ℃的水同 10 ℃的水相比,当属阳,但同 100 ℃的水相比则属阴,因此单一事物就无法定阴阳;另一方面,阴阳之中复有阴阳,如昼为阳,夜属阴,而白天的上午属阳中之阳,下午则属阳中之阴,黑夜的前半夜为阴中之阴,后半夜为阴中之阳。但是必须注意任何事物都不能随意分阴阳,不能说寒属阳,热属阴,也不能说女属阳,男属阴,必须按照阴和阳所特有的属性来一分为二才是阴阳。

　　阴阳学说的基本内容概括为以下五个方面。

一、阴阳交感

　　阴阳交感是指阴阳二气在运动中互相感应而交合的过程,阴阳交感是万物化生的根本条件。在自然界,天之阳气下降,地之阴气上升,阴阳二气交感,形成云、雾、雷、电、雨、露,生命得以诞生,从而化生出万物。在人类,男女媾精,新的生命个体诞生,人类得以繁衍。如果阴阳二气在运动中不能交合感应,新事物和新个体就不会产生。

二、阴阳对立制约

　　对立即相反,如上与下,动与静,水与火,寒与热等。阴阳相反导致阴阳相互制约。如温热可以驱散寒气,冰冷可以降低高温,水可以灭火,火可以使水沸腾化气等,温热与火属阳,寒冷与水属阴,这就是阴阳对立相互制约。阴阳双方制约的结果,使事物取得了动态平衡。

三、阴阳互根互用

　　阴阳互根是指一切事物或现象中相互对立着的阴阳两个方面,具有相互依存,互为根本的关系,即阴和阳任何一方都不能脱离另一方而单独存在。每一方都以相对的另一方的存在为自己存在的前提和条件;如热为阳,寒为阴,没有热也就无所谓寒,没有寒也就无所谓热。阴阳互用是指阴阳双方不断地资生,促进和助长对方;如藏于体内的阴精,不断地化生为阳气,保卫于体表的阳气,使阴精得以固守于内,即阴气在内,是阳气的根本,阳气在外是阴精所化生的。

四、阴阳消长平衡

阴阳消长平衡是指对立互根的双方始终处于一定限度内的,彼此互为盛衰的运动变化之中,致阴消阳长或阳消阴长等,包括以下四种类型。

(一)此长彼消
这是制约较强造成的,如热盛伤阴,寒盛伤阳皆属此类。

(二)此消彼长
这是制约不及所造成的,如阴虚火旺,阳虚阴盛皆属此类。

(三)此长彼亦长
这是阴阳互根互用得当的结果,如补气以生血,补血以养气。

(四)此消彼亦消
这是阴阳互根互用不及所造成的,如气虚引起血虚,血虚必然气虚,阳损及阴,阴损及阳等。

阴阳平衡,指对立互根的阴阳双方,总是在一定限度内、在一定条件下维持着相对的动态平衡。

五、阴阳相互转化

阴阳相互转化指对立互根,阴阳双方在一定条件下可以各自向其相反的方面发生转化,即阳可转为阴,阴可转为阳,气血转化,气精转化,寒热转化等,一般都产生于事物发展变化的"物极"阶段,即所谓"物极必反"。阴阳消长是一个量变的过程,而阴阳转化是在量变基础上的质变。

(张茂亮)

第二节 五 行 学 说

五行学说也属古代哲学范畴,是以木、火、土、金、水五种物质的特性及其"相生"和"相克"规律来认识世界,解释世界和探求宇宙规律的一种世界观和方法论。所谓五行是指木、火、土、金、水五种物质及其运动变化。

一、五行特性

(一)木的特性
"木曰曲直","曲"屈也,"直"伸也。曲直即是指树木的枝条具有生长柔和,能曲又能直的特性。因而引申为凡具有生长、升发、条达、舒畅等性质或作用的事物均归属于木。

(二)火的特性
"火曰炎上","炎"是焚烧、热烈之义,"上"是上升。"炎上"是指火具有温热上升的特性。因而引申为凡具有温热、向上等特性或作用的事物,均归属于火。

(三)土的特性

"土爰稼穑","爰"通"曰","稼"即种植谷物,"穑"即收割谷物。"稼穑"泛指人类种植和收获谷物的农事活动。因而引申为凡具有生化、承载、受纳等性质或作用的事物,均归属于土。

(四)金的特性

"金曰从革","从",由也,说明金的来源,"革"即变革,说明金是通过变革而产生的。自然界现成的金属极少,绝大多数金属都是由矿石经过冶炼而产生的。冶炼即变革的过程,故曰"金曰从革"。因而凡具有沉降、肃杀、收敛等性质或作用的事物,都归属于金。

(五)水的特性

"水曰润下","润"即潮湿、滋润、濡润,"下"即向下,下行,"润下"是指水滋润下行的特点。故引申为凡具有滋润、下行、寒凉、闭藏等性质或作用的事物皆归属于水。

二、自然界五行结构系统

见表2-1。

表 2-1　自然界五行结构系统

五行	五音	五味	五色	五化	五方	五季	五气
木	角	酸	青	生	东	春	风
火	徵	苦	赤	长	南	夏	暑
土	宫	甘	黄	化	中	长夏*	湿
金	商	辛	白	收	西	秋	燥
水	羽	咸	黑	藏	北	冬	寒

*长夏指农历六月份。

三、人体五行结构系统

见表2-2。

表 2-2　人体五行结构系统

五行	五脏	五腑	五官	形体	情志	五声	变动	五神	五液	五华
木	肝	胆	目	筋	怒	呼	握	魂	泪	爪
火	心	小肠	舌	脉	喜	笑	忧	神	汗	面
土	脾	胃	口	肉	思	歌	哕	意	涎	唇
金	肺	大肠	鼻	皮	悲	哭	咳	魄	涕	毛
水	肾	膀胱	耳	骨	恐	呻	栗	志	唾	发

人体五行结构系统构成了中医脏象学说的理论构架。

四、五行的生克制化规律

(一)五行相生

五行相生是五行之间递相资生、促进的关系,是事物运动变化的正常规律。其次序为木生

火、火生土、土生金、金生水、水生木、木生火。

(二)五行相克

五行相克是五行之间递相克制、制约关系,是事物运动变化的正常规律。其次序为木克土、土克水、水克火、火克金、金克木、木克土。

五行相生关系又称为"母子关系",任何一行都存在"生我"和"我生"两方面的关系。"生我者为母","我生者为子"。五行相克关系又称为"所胜""所不胜"关系,"克我"者为"所不胜","我克者"为"所胜"。

(三)五行制化

五行制化是指五行之间生中有制,制中有生,递相资生制约以维持其整体的相对协调平衡的关系。如木克土,土生金,金克木,说明木克土,而土生金,金反过来再克木,维持相对平衡关系。水克火,水生木,木生火。说明水既克火,又间接生火,以维持相对协调平衡的关系。

五、五行乘侮和母子相及

(一)五行相乘

五行相乘是五行中的某一行对被克者的另一行过度克制,从而致事物与事物之间失去了正常的协调关系,其原因是克我者一行之气过于强盛或我克者一行之气本气虚弱。如生理状态下,木克土;在病理状态下,即出现木乘土,原因有木旺乘土或土虚木乘。

五行相乘规律与五行相克的次序完全一致,但意义不同,前者是病理状态,后者是生理状态。

(二)五行相侮

五行相侮是五行中某一行对原来克我者的一行反向克制,从而使事物间失去了正常的协调关系。其原因是我克者一行之气过于强盛或克我者一行之气本身虚弱。如生理状态下,木克土;在病理状态下,即出现土侮木。五行相侮规律与五行相克规律相反,是一种病理状态。

(三)母子相及

1.母病及子

母行异常影响到子行,结果母子两行均异常。

2.子病犯母

子行异常影响到母行,结果母子两行均异常。

(满忠慧)

第三节 藏 象 学 说

藏象学说是通过对人体的生理、病理现象的观察,研究人体脏腑等的生理功能、病理变化及其相互关系的学说。

一、内脏的分类及其区别

见表 2-3。

表 2-3　内脏的分类及其区别

类别	内容	生理功能特点	形态特点
五脏	心，肝，脾，肺，肾	藏精化气生神 藏精气而不泻 满而不能实	主要为实体性器官
六腑	胆，胃，大肠，小肠，膀胱，三焦，心包络	传化物而不藏 实而不能满 以通降为用	多为管腔性器官
奇恒之腑	脑，髓，骨，脉，胆，女子胞（精室）	藏精气而不泻， 不传化物 除胆外，无表里关系。 除胆外，无阴阳五行配属关系	形态中空有腔 相对密闭

二、五脏

(一)心的主要生理功能及病理表现

1.心主血脉

心主血脉是指心气推动血液在脉中运行,流注全身,发挥营养和滋润作用。心主血脉的前提条件是心行血,指心气维持心脏的正常搏动,推动血液在脉中运行;心生血,是指心火将水谷精微"化赤"生血;心主脉,是指脉道的通畅,血液在脉中的正常运行,形成脉象。心主血脉的生理表现,主要从以下四个方面观察。面色红黄隐隐,红润光泽;舌质淡红;脉象和缓有力,节律均匀,一息四至;虚里搏动(指心尖)和缓有力,节律均匀,其动应手。其病理表现:心气虚,心血虚,血脉空虚可导致心悸不安,面色苍白或萎黄,舌质淡白,脉细弱微,虚里心悸不安;心血瘀,心血阻滞,可出现心绞痛症状,面色灰暗,唇青舌紫,脉结、代、促、涩,虚里闷痛。

2.心藏神

心藏神主要是指心具有主宰人体五脏六腑,形体官窍的一切生理活动和人体精神意识思维活动的功能。而精神意识思维活动主要体现在五神,即神、魂、魄、意、志。五志,即喜、怒、忧、思、悲。五神五志又分属五脏,但主宰是心。中医学中有心(属五脏)和脑(属奇恒之腑)等概念,但以心概脑。心主神志的生理表现,主要是精神饱满,反应灵敏。其病理表现如下。①心不藏神:反应迟钝,健忘,神志亢奋,烦躁不安,失眠,谵语多梦。②神志衰弱:神志不合,萎靡不振;神志错乱和癫狂等,后者属现代医学重型精神病范畴。

(二)肺的主要生理功能和病理表现

1.肺主宣发

肺主宣发指肺气向上升宣,向外布散。其生理作用如下:①通过呼吸运动,排除人体内浊气;②通过人体经脉气血运行,布散由脾转输而来的水谷精微,津液于全身,内至五脏六腑,外达肌腠皮毛;③宣发卫气,调节腠理开合,排泄汗液,并发挥抗邪作用。

病理表现为肺失宣发:恶寒发热、自汗或无汗、胸闷、咳喘、鼻塞、流清涕,属现代医学上感范畴。

2.肺主肃降

肺主肃降指肺气向下通降或使呼吸道保持洁净,其生理作用:①通过呼吸运动,吸入自然界

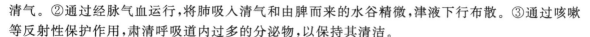

清气。②通过经脉气血运行,将肺吸入清气和由脾而来的水谷精微,津液下行布散。③通过咳嗽等反射性保护作用,肃清呼吸道内过多的分泌物,以保持其清洁。

病理表现:肺气上逆,肺失肃降,胸闷,咳喘。

3.肺主气,司呼吸

肺主气指肺具有主持呼吸之气,一身之气的功能概括。肺司呼吸,指肺具有呼浊吸清,实现机体内外气体交换的功能。其生理作用如下:①吸入自然界的清气,促进人体气的生成,营养全身。②呼出体内浊气,排泄体内废物,调节阴阳平衡。③调节人体气机的升降出入运动。

病理表现:胸闷,咳喘,呼吸不利,呼吸微弱。

4.肺主通调水道

肺主通调水道指肺主宣发肃降功能对体内水液的输布排泄起着疏通和调节作用。水道指人体内水液运行的通道。肺主通调水道其生理作用主要是调节体内水液代谢的平衡。机制主要是肺主宣发使津液向外,向上散布,濡养脏腑、器官、腠理、皮毛,呼浊和排汗,将部分水分和废物排除人体外。肺主肃降,使津液下行布散,濡养人体,使代谢后水液下行布散至膀胱,通过膀胱的气化作用生成尿液。

病理表现:肺通调失职可出现痰饮水肿。

5.肺朝百脉,助心行血

肺朝百脉指全身血液通过经脉聚会于肺并进行气体交换,再输布于全身。肺气宣发肃降具有协助心脏、助心行血、促进血液运动的作用。

病理表现:肺气虚,血脉瘀滞,肺气宣降失调,胸闷,心悸,咳喘,唇青舌紫。

6.肺主治节

肺主治节指肺具有协助心脏对机体各个脏腑组织器官生理活动的治理调节作用,是肺的生理功能的概括。

(三)脾的主要生理功能和病理表现

1.脾主运化水谷

脾主运化水谷指脾对饮食物的消化,化为水谷精气,以及对其的吸收、转输和散精作用。其生理机制:①脾协助胃消磨水谷。②脾协助胃和小肠把饮食物化为水谷精微。③吸收水谷精微转输到心肺,经肺气宣发肃降而布散全身经脉、气血运行布散全身。

病理表现:主要表现为纳少,腹胀,便溏,四肢倦怠无力,少气懒言,面色萎黄,舌质淡白。

2.脾主运化水液

脾主运化水液指脾对水液的吸收、转输、布散作用。其生理机制:①脾吸收津液。②将津液转输到肺,通过肺的宣降而布散全身,起濡养作用,转输到肾,膀胱,经膀胱的气化作用而形成尿液。病理表现主要是脾虚失运而致水液停滞,表现内湿。痰饮,水肿,带下,泻泄等。

3.脾主升清

脾主升清指脾具有将水谷精微等营养物质吸收并上输入心肺头目,通过心肺的作用化生气血以营养全身的功能。

病理表现:①升清不及可出现眩晕,腹胀,便溏,气虚的表现。②中气下陷,腹部胀坠,内脏下垂,如胃下垂,脱肛,子宫下垂等。

4.脾主统血

脾主统血指脾有统摄血液在脉内运行,不使其逸出脉外的作用。脾不统血表现有脾气虚,出血,崩漏,尿血,便血,皮下出血等。

(四)肝的主要生理功能及病理表现

1.肝主藏血

肝主藏血指肝具有贮藏血液、调节血量、防止出血的生理功能。

病理表现。①机体失养:如头目失养,视力模糊,夜盲,目干涩,眩晕;筋脉失养:肢体拘急,麻木,屈伸不利;胞宫失养:月经后期,量少,闭经,色淡,清稀。②血证:肝血虚,肝火旺盛,热迫血行。③肝肾阴虚:肝阳上亢,阳亢生风,眩晕,上重下轻,头胀痛,四肢麻木。④月经过多,崩漏。

2.肝主疏泄

肝主疏泄指肝具有疏通、宣泄、升发、调畅气机等综合生理功能,

病理表现。①疏泄不及:气郁,气滞,胸胁、乳房、少腹胀痛。②疏泄太过:气逆,面红目赤,心烦易怒,头目胀痛。③气滞则血瘀,胸胁刺痛,痛经,闭经。④气滞则水停,鼓胀水肿。⑤肝失疏泄还可引起肝脾不调、肝胃不和致腹胀,恶心,呕吐,嗳气,返酸。⑥肝胆气郁则口苦,恶心,呕吐,黄疸等。⑦肝气郁结:闷闷不乐,多疑善虑,喜太息。⑧肝气上逆,情志亢奋,急躁易怒,失眠多梦。肝失疏泄可引起气血不和,冲任失调,经带胎产异常,不孕不育。

(五)肾的主要生理功能及病理表现

1.肾藏精

肾藏精是指肾具有封藏精气、促进人体生长发育和生殖功能,以及调节机体的代谢和生殖活动的作用。

肾精包括先天之精和后天之精。先天之精指禀受于父母的生殖之精,后天之精即水谷精微和脏腑之精,二者之间的关系是后天之精依赖于先天之精活力资助,才能不断化生,先天之精依赖于后天之精的培育充养。肾精可化生肾气,肾气有助于封藏肾精。肾中精气按其功能类别可划分为肾阴、肾阳。肾阴是指肾中精气对各脏腑组织器官起滋养濡润作用的生理效应。肾阳指肾中精气对各脏腑组织器官起推动温煦作用的生理效应。

病理表现:①肾中精气不足,可导致生长发育障碍,生殖繁衍能力减弱,发生某些遗传性或先天性疾病。②肾阴阳失调,肾阳虚可致虚寒证,肾阴虚可致虚热证。

2.肾主水液

肾主水液指肾主持和调节人体的水液代谢平衡。人体代谢水液经三焦下行归肾,肾将含废物成分多的水液下注膀胱。通过肾及膀胱气化作用而排出体外,以维持体内水液代谢的平衡。

病理表现:肾气(阳)虚(肾气不化)可致气化失常,导致水液代谢障碍,津液停滞,尿少,痰饮水肿,癃闭;津液流失(肾气不固),尿频,尿多。

3.肾主纳气

肾主纳气指肾具有摄纳肺所吸入的清气,以防止呼吸表浅的作用。

病理表现:呼吸表浅微弱,呼多吸少,动辄气喘。

三、六腑

(一)胆的生理功能

(1)藏泻精汁助消化。

(2)主决断,指胆在精神意识活动中具有准确判断做出决定的作用。

（二）胃的生理功能

1.主受纳，腐熟水谷

主受纳，腐熟水谷指胃具有接受容纳饮食物，消化饮食物成为食糜，吸收水谷精微和津液的功能。

2.胃主通降，以通降为和

胃主通降，以通降为和指胃气下行降浊特点而言，主要是指胃受纳水谷并将食糜下传入小肠的作用，同时也概括了胃气协助小肠将食物残渣下传入大肠协助大肠传化糟粕的功能。

（三）小肠的生理功能

1.主受盛化物

主受盛化物指小肠具有接受由胃下降的食糜并将其进一步消化，化为水谷精微的功能。

2.主分清别浊

主分清别浊指小肠将食糜进一步分别为水谷精微，津液和食物残渣，剩余水分的功能。

（四）大肠的生理功能

主传化糟粕，具有接受食物残渣，吸收水分，将食物残渣化为粪便，排除大便的功能。

（五）膀胱的主要生理功能

膀胱的主要生理功能是贮藏津液排泄小便。

（六）三焦的概念及生理功能

三焦的概念其一是指脏腑的外围组织，是分布于胸腹腔的大腑，又称孤腑，其主要功能如下。①通行元气：元气通过三焦而至五脏六腑，推动和激发各脏腑生理功能活动。②决渎行水：具有疏通水道，通行水液的功能，是水液、津液运行输布的道路。

三焦的概念其二是指人体上中下三个部位及其相应脏腑功能的概括。上焦指横膈以上，即心、肺、心包络、头面部、上肢。中焦指横膈以下脐以上，包括脾、胃、肝脏等。下焦指脐以下，包括肝、肾、大小肠、膀胱、精室、子女胞、下肢。其中肝按功能特点可划归下焦，按部位分类划归中焦。三焦的主要生理功能："上焦如雾"，指上焦心肺布散全身津液，营养周身的作用，如同雾露弥散一样。"中焦如沤"，是指中焦脾胃消化饮食物，吸收水谷精微，津液的作用，如同酿酒一样。"下焦如渎"，是指胃、大肠、小肠，膀胱传导糟粕，排泄废物作用，如同沟渠必需疏通流畅。

四、脏与脏之间的关系

（一）心和肺

心和肺主要表现在气血互根互用。肺主气司呼吸，生成宗气，主宣降，肺朝百脉，助心行血，促进心主血脉的生理功能。心行血，肺脏得养，血为清气载体而布散全身，促进肺主宣降的生理功能。

（二）心和脾

心和脾主要表现在血液的化生、运行上的相辅相成。脾运化水谷精微，则心血充盈。心脏化赤生血，则脾得血养。脾主统血，防止血逸脉外，心气维持心脏的正常搏动，推动血行脉中。

（三）心和肝

心和肝主要反映在血液运行，精神活动的相辅相成。心气维持心脏的正常活动；肝主疏泄则气机条畅，促进血液运行，肝主藏血，调节人体部分血量，有助于血液的正常运行。在精神活动方面，心藏神，产生和主宰人的精神活动，调节人体脏腑生理功能，肝主疏泄，调畅人的精神情志活动,肝藏魂,主谋虑。

（四）心和肾

心和肾主要表现在心肾相交。肾阴上济于心,以滋心阴,则心火不亢,心火下降于肾,以温肾阳,则肾水不寒。

（五）肺与脾

肺与脾主要表现在气的生成,津液输布代谢的协同作用。脾为生气之源,脾主运化水谷精微功能旺盛,则水谷精气来源充足。肺为主气之枢,肺在自然界中吸入清气和脾主运化水谷精气,合称宗气。肺的宣降作用推动全身气血正常运行。在代谢方面,脾主运化水液,上输布于肺,经肺的宣降而输布全身,肺主宣降,通调水道,防止内湿痰饮。

（六）肺与肝

肺与肝主要表现在气机升降协调,气血运行的协同作用。肺主肃降,肝主升发,升降相因,则气机协调,肺朝百脉助心行血,促进气血运行,肝主疏泄,气机条畅,促进血液运行,肝主藏血,调节血量,有助于血液的正常运行。

（七）肺与肾

肺与肾主要表现在水液代谢,呼吸运动。脏阴互资的协同作用。肾主水液,升清降浊,肺主宣发肃降,通调水道,维持水液代谢平衡。肺司呼吸,肺主气,肾主纳气,摄纳肺从自然界吸入之清气,防止呼吸表浅,肾阴是一身阴液之根本,肾阴充养肺阴,肺主肃降下输清气,水谷精气,滋养肾阴。

（八）肝与脾

肝与脾主要表现在对饮食物消化。血液的生成运行方面的协同作用:"土得木而达",脾属土,肝属木,肝主疏泄,气机条畅,促进脾纳腐运化,促进脾升胃降,疏泄胆汁,进入小肠,有助消化。"木赖土以培之",脾胃功能健旺,气血生化有源,促进肝藏血,藏魂。脾主运化水谷精微,气血生成有源,肝主疏泄,气机条畅,促进血液运行,肝主藏血,调节血量。脾主统血,防止血逸脉外。

（九）肝与肾

肝与肾主要表现在肝肾同源。肝藏血,肾藏精,精血同源于水谷精微,且精血互化。

（十）脾与肾

脾与肾主要表现在水液代谢中的协同作用(见前述)和先后天的资生促进作用。肾阳温煦脾阳,脾运化水谷精微充养肾精。

由于六腑是以传化物为其生理特点,故六腑之间的相互关系主要体现于饮食物的消化吸收和排泄过程中的相互联系和密切配合。

五脏与六腑之间的关系,实际上就是阴阳表里的关系,由于脏属阴,腑属阳,脏为里,腑为表,一脏一腑,一阴一阳,一里一表,相互配合,并有经脉相互络属,从而构成脏腑之间的密切联系。

（王艳妮）

第四节　经　络　学　说

经络是经脉和络脉的总称,是人体运行全身气血,联络脏腑形体官窍,沟通上下内外的通道。

经络学说是研究人体经络系统的组织结构,生理功能,病理变化及其与脏腑形体官窍,气血津液等相互关系的学说,是中医理论体系的重要组成部分。

一、经络系统

经脉是人体气血循行的主要通道,经脉包括十二正经,奇经八脉和十二经别。经脉有固定的循行路线,且循行部位一般较深,多纵行分布于人体上下。十二正经包括手、足三阴经和手、足三阳经。奇经包括督脉、任脉、冲脉、带脉、阴跷脉、阳跷脉、阴维脉、阳维脉,十二经别是十二经脉的较大分支,起于四肢,循行于脏腑深部,上出于颈项浅部。

络脉也是经脉的分支,但多无一定的循行路径,纵横交错,网络全身,多布于人体浅表。络脉有别络,浮络和孙络之分,其中别络的主要功能是加强相为表里的两条经脉之间在体表的联系。

经脉外连经筋和皮部,经脉络脉内络属脏腑,联系全身的组织、器官,散布于体表各处,同时深入体内,连属各个脏腑。经络的基本生理功能是运行全身气血,营养脏腑组织,联络脏腑器官,沟通上下内外,感应传导信息,调节功能平衡。

二、十二经脉

(一)经脉的命名与分布

经脉的命名主要是根据阴阳、手足、脏腑三个方面而定的。人体各部位按阴阳分类,脏为阴,腑为阳,内侧为阴,外侧为阳,手经循于上肢,足经循于下肢。阴经属脏,循行于四肢内侧,阳经属腑,循行于四肢外侧。

十二经脉命名及分布规律见表 2-4。

表 2-4　十二经脉命名及分布规律

			(前)	(中)	(后)
十二经脉	阴经	手	肺	心包	心
		(内侧)	太阴	厥阴	少阴
		足	脾	肝	肾
	阳经	手	大肠	三焦	小肠
		(外侧)	阳明	少阳	太阳
		足	胃	胆	膀胱

(二)走向规律

手之三阴,从胸走手;手之三阳,从手走头;足之三阳,从头走足;足之三阴,从足走腹胸。阴经向上,阳经向下。

(三)交接规律

阴阳经交于四肢末端,阳经交于头面部,阴经交于内脏,即手三阴经与手三阳经交于上肢末端,手三阳经与足三阳经交于头面部,足三阳经与足三阴经交于下肢末端,足三阴经与手三阴经交于内脏。

(四)表里关系

主要与脏腑的表里关系有关,如手太阴肺经,属肺络大肠,手阳明大肠经,属大肠络肺,其特点是四肢内外侧相对的两条经互为表里。如手太阴肺经分布于上肢内侧前部,手阳明大肠经分布于上肢外侧前部。

(五)流注次序

手太阴肺经→食指端→手阳明大肠经→鼻翼旁→足阳明胃经→足大趾端→足太阴脾经→心中手少阴心经→小指端→手太阳小肠经→目内眦→足太阳膀胱经→足小指端→足少阴肾经→胸中→手厥阴心包经→无名指端→手少阳三焦经→目外眦→足少阳胆经→足大趾→足厥阴肝经→肺中→手太阴肺经。

三、奇经八脉

奇经八脉是督、任、冲、带、阴跷、阳跷、阴维、阳维脉的总称。其主要功能是可加强十二经脉之间的联系,调节十二经脉气血,参与肝、肾、女子胞、脑、髓等重要脏器生理功能。其中督脉为阳脉之海,总督一身之阳经。任脉为阴脉之海,总督一身之阴经,冲脉为血海,调节十二经脉气血。

(满忠慧)

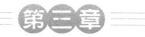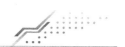

中医诊断方法

第一节　望　诊

望诊是医师运用视觉观察患者的神色形态、局部表现,舌象、分泌物和排泄物色质的变化来诊察病情的方法。望诊应在充足的光线下进行,以自然光线为佳。

一、全身望诊

全身望诊主要是望患者的精神、面色、形体、姿态等,从而对病性的寒热虚实,病情的轻重缓急,形成总体的认识。

(一)望神

神,广义是指高度概括的人体生命活动的外在表现,狭义是指神志、意识、思维活动。望神即是通过观察人体生命活动的整体表现来判断病情。

1.得神

得神多见精力充沛,神志清楚,表情自然,言语正常,反应灵敏,面色明润含蓄,两目灵活明亮,呼吸顺畅,形体壮实,肌肉丰满等。

2.少神

少神多见于神气不足,精神倦怠,动作迟缓,气短懒言,反应迟钝,面色少华等。

3.失神

失神多见于神志昏迷,或烦躁狂乱,或精神萎靡;目睛呆滞或晦暗无光,转动迟钝;形体消瘦,或全身水肿;面色晦暗或鲜明外露;还可见到呼吸微弱,或喘促鼻扇,甚则猝然仆倒,目闭口开,手撒遗尿,或搓空理线,寻衣摸床等。

4.假神

假神多见大病、久病、重病之人,精神萎靡,面色暗晦,声低气弱,懒言少食,病未好转,突然见精神转佳,两颊色红如妆,语声清亮,喋喋多言,思食索食等。也称"回光返照""残灯复明"。

(二)望色

望色是指通过观察皮肤色泽变化以了解病情的方法。能了解脏腑功能状态和气血盛衰、病邪的性质及邪气部位。

1.常色

正常的面色与皮肤色,包括主色与客色。

(1)主色:终生不变的色泽。

(2)客色:受季节、气候、生活和工作环境、情绪及运动的因素影响所致气色的短暂性改变。

2.病色

病色包括五色善恶与五色变化。五色善恶主要通过色泽变化反映出来,明润光泽而含蓄为善;晦暗枯槁而显露为恶色。五色变化主要表现有青、赤、黄、白、黑五色,主要反映主病、病位、病邪性质和病机。

(1)青色:主寒证、痛证、惊风、血瘀。

(2)赤色:主热。

(3)黄色:主湿、虚、黄疸。

(4)白色:主虚、寒,失血。

(5)黑色:主肾虚、水饮、瘀血。

(三)望形体

形体指患者的外形和体质。

1.胖瘦

主要反映阴阳气血的偏盛偏衰的状态。

2.水肿

面浮肢肿而腹胀为水肿证;腹胀大如裹水,脐突、腹部有青筋是臌胀之证。

3.瘦瘪

大肉消瘦,肌肤干瘪,形肉已脱,为病情危重之恶病质。小儿发育迟缓,面黄肌瘦,或兼有胸廓畸形,前囟迟闭等,多为疳积之证。

(四)望动态

动态指患者的行、走、坐、卧、立等体态。

1.动静

阳证、热证、实证者多以动为主;阴证、寒证、虚证者多以静为主。

2.咳喘

呼吸气粗,咳嗽喘促,难于平卧,坐而仰首者,是肺有痰热,肺气上逆之实证;喘促气短,坐而俯首,动则喘甚,是肺虚或肾不纳气;身肿心悸,气短咳喘,喉中痰鸣,多为肾虚水泛,水气凌心射肺之证。

3.抽搐

多为动风之象。手足拘挛,面颊牵动,伴有高热烦渴者,为热盛动风。伴有面色萎黄,精神萎靡者为血虚风动;手指震颤蠕动者,多为肝肾阴虚,虚风内动。

4.偏瘫

猝然昏仆,不省人事,偏侧手足麻木,运动不灵,口眼㖞斜,为中风偏枯。

5.痿痹

关节肿痛,屈伸不利,沉重麻木或疼痛者多是痹证;四肢痿软无力,行动困难,多是痿证。

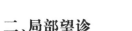

二、局部望诊

局部望诊是对患者的某些局部进行细致的观察,而了解病情的方法。

(一)望头面

头部过大过小均为异常,多由先天不足而致;囟门陷下或迟闭,多为先天不足或津伤髓虚;面肿者,或为水湿泛溢,或为风邪热毒;腮肿者,多为风温毒邪,郁阻少阳;口眼㖞斜者,或为风邪中络,或为风痰阻络,或为中风。

(二)望五官

1.望眼

眼部内应五脏,可反映五脏的情况。其中目眦血络属心,白睛属肺,黑睛属肝,瞳子属肾,眼胞属脾。望眼主要包括望眼神、色泽、形态的变化以了解人体气血盛衰的变化。

2.望耳

耳主要反映肾与肝胆情况。

3.望鼻

鼻主要反映肺与脾胃的情况。

4.望口唇

口唇主要反映脾胃的情况。

5.望齿龈

齿龈主要反映肾与胃的情况。

(三)望躯体

见瘿瘤者,为肝气郁结,气结痰凝;见瘰疬者,为肺肾阴虚,虚火灼津,或感受风火时毒,郁滞气血;项强者,为风寒外袭,经气不利,或为热极生风;鸡胸者,多为先天不足,或为后天失养;腹部深陷,多为久病虚弱,或为新病津脱;腹壁青筋暴露者,多属肝郁血瘀。

(四)望皮肤

主要观察皮肤的外形变化及斑疹、痘疮、痈疽、疔疖等情况。

(五)望毛发

主要为色泽、分布及有无脱落等情况。

三、望排出物

望排出物包括望排泄物和分泌物。如痰、涎、涕、唾,呕吐物,大小便等,通过观察性状、色泽、量的多少等辨别疾病的寒热虚实,脏腑的盛衰和邪气的性质。

四、望小儿指纹

望小儿指纹适用于3岁以内的小儿,与成人诊寸口脉具有相同的诊断意义。小儿指纹是手太阴肺经的分支,按部位可分为风、气、命三关。示指第一节为风关,第二节为气关,第三节为命关。正常指纹为红黄隐隐于示指风关之内。其临床意义可概括为纹色辨寒热,即红紫多为热证,青色主惊风或疼痛,淡白多为虚证;淡滞定虚实,即色浅淡者为虚证,色浓滞者为实证;浮沉分表里,即指纹浮显者多表证,指纹深沉者多为里证;三关测轻重,即指纹突破风关,显至气关,甚至显于命关,表明病情渐重,若直达指端称为"透关射甲",为临床危象。

五、望舌

舌诊对了解疾病本质,指导辨证论治有重要意义。

望舌时应注意光线充足,以自然光线为佳。患者应自然伸舌,不可太过用力。并注意辨别染苔。正常舌象可概括为淡红舌,薄白苔,即舌质淡红明润,胖瘦适中,柔软灵活;舌苔薄白均匀,干湿适中,不黏不腻,揩之不去。

(一)望舌质

1.舌色

(1)淡白舌:舌色红少白多,色泽浅淡,多为阳气衰弱或气血不足,为血不盈舌,舌失所养而致。主虚证、寒证。

(2)红舌:舌色鲜红或正红,多由热邪炽盛,迫动血行,舌之血脉充盈所致。主热证。

(3)绛舌:舌色红深,甚于红舌。主邪热炽盛,主瘀。

(4)青紫舌:色淡紫无红者为青舌,舌深绛而暗是紫舌,二者常常并见。青舌主阴寒,瘀血;紫舌主气血壅滞,瘀血。

2.望舌形

(1)老嫩:舌质粗糙,坚敛苍老,主实证或热证,多见于热病极期;浮胖娇嫩,或边有齿痕,主虚证或寒证,多见于疾病后期。

(2)胖瘦:舌体肥大肿胀为胖肿舌,舌体瘦小薄瘪为瘦瘪舌。

(3)芒刺:舌乳头增生、肥大高起,状如草莓星点,为热盛之象。

(4)裂纹:舌面有裂沟,深浅不一,浅如划痕,深如刀割,常见于舌面的前半部及舌尖侧,多因阴液耗伤。

(5)齿印:舌边有齿痕印记称为齿痕舌,多属气虚或脾虚。

(6)舌疮:以舌边或舌尖为多,形如粟粒,或为溃疡,局部红痛,多因心经热毒壅盛而成。

(7)舌下络脉:舌尖上卷,可见舌底两侧络脉,呈青紫色。若粗大迁曲,兼见舌有瘀斑瘀点,多为有瘀血之象。

3.望舌态

(1)痿软:舌体痿软无力,伸卷不灵,多为病情较重。

(2)强硬:舌体板硬强直,活动不利,言语不清,称舌强。

(3)震颤:舌体震颤抖动,不能自主。常因热极生风或虚风内动所致。

(4)歪斜:舌体伸出时,舌尖向左或向右偏斜,多为风中经络,或风痰阻络而致。

(5)卷缩:舌体卷缩,不能伸出,多为危重之证。

(6)吐弄:舌体伸出,久不回缩为吐舌。舌体反复伸出舐唇,旋即缩回为弄舌,为心脾经有热所致。

(7)麻痹:舌体麻木,转动不灵称舌麻痹。常见于血虚风动或肝风挟痰等证。

(8)舌纵:舌体伸出,难以收回称为舌纵,多属危重凶兆。

(二)望舌苔

1.苔质

(1)厚薄:透过舌苔能隐约见到舌质者为薄,不见舌质者为厚。苔质的厚薄可反映病邪的浅深和轻重。苔薄者多邪气在表,病轻邪浅;苔厚者多邪入脏腑,病较深重。由薄渐厚,为病势渐增;由厚变薄,为正气渐复。

(2)润燥:反映津液之存亡。苔润表示津液未伤;太过湿润,水滴欲出者为滑苔,主脾虚湿盛或阳虚水泛。苔燥多为津液耗伤,或热盛伤津,或阴液亏虚。舌质淡白,口干不渴,或渴不欲饮,多为阳虚不运,津不上承。

(3)腐腻:主要反映中焦湿浊及胃气的盛衰情况。颗粒粗大,苔厚疏松而厚,易于刮脱者,称为腐苔,多为实热蒸化脾胃湿浊所致;颗粒细小,状如豆腐渣,边缘致密而黏,中厚或糜点如渣,多为湿热或痰热所致;苔厚,刮之不脱者,称为腻苔,多为湿浊内蕴,阳气被遏所致。

2.苔色

(1)白苔:多主表证、寒证、湿证。

(2)黄苔:多主里证、热证。黄色越深,热邪越重。

(3)灰苔:多主痰湿、里证。

(4)黑苔:主里证,多见于病情较重者。苔黑干焦而舌红,多为实热内炽;苔黑燥裂,舌绛芒刺,为热极津枯;苔薄黑润滑,多为阳虚或寒盛。

3.苔形

舌苔布满全舌者为全苔,分布于局部者为偏苔,部分剥脱者为剥苔。全苔主痰湿阻滞;偏苔,多属肝胆病证;苔剥多处而不规则称花剥苔,主胃阴不足;小儿苔剥,状如地图者,多见于虫积;舌苔光剥,舌质绛如镜面,为肝肾阴虚或热邪内陷。

(周　彬)

第二节　闻　诊

闻诊是通过听声音和嗅气味来诊察疾病的方法。

一、听声音

(一)声音

实证和热证,声音重浊而粗、高亢洪亮、烦躁多言;虚证和寒证,声音轻清、细小低弱,静默懒言。

(二)语言

1.谵语

神志不清,语无伦次,语意数变,声音高亢。多为热扰心神之实证。

2.郑声

神志不清,声音细微,语多重复,时断时续。为心气大伤,精神散乱之虚证。

3.独语

喃喃自语,喋喋不休,逢人则止。属心气不足之虚证,或痰气郁结清窍阻蔽所致。

4.狂言

精神错乱,语无伦次,不避亲疏。多为痰火扰心。

5.言謇

舌强语謇,言语不清。多为中风证。

(三)呼吸

1.呼吸

呼吸主要与肺肾病变有关。呼吸声高气粗而促,多为实证和热证;呼吸声低气微而慢,多为虚证和寒证。呼吸急促而气息微弱,为元气大伤的危重证候。

2.气喘

呼吸急促,甚则鼻翼翕动,张口抬肩,难以平卧,多为肺有实邪或肺肾两虚所致。

3.哮

呼吸时喉中有哮鸣音。哮证有冷热之别,多时发时止,反复难愈,多为缩痰内状,或外邪所诱发。

4.上气

气促咳嗽,气逆呕呃。多为痰饮内停,或阴虚火旺,气道壅塞而致。

5.太息

时发长吁短叹,以呼气为主。多为情志抑郁,肝不疏泄。

(四)咳嗽

有声无痰为咳,有痰无声为嗽,有痰有声为咳嗽。暴咳声哑为肺实;咳声低弱而少气,或久咳暗哑,多为虚证。

(五)呕吐

胃气上逆,有声有物自口而出为呕吐,有声无物为干呕,有物无声为吐。虚证或寒证,呕吐来势徐缓,呕声低微无力;实证或热证,呕吐来势较猛,呕声响亮有力。

(六)呃逆

气逆于上,自咽喉出,其声呃呃,不能自主,俗称"打呃"。虚寒者,呃声低沉而长,气弱无力;实热者,呃声频发,高亢而短,响而有力。

二、嗅气味

(一)口气

酸馊是胃有宿食;臭秽者,是脾胃有热,或消化不良;腐臭者,可为牙疳或内痈。

(二)汗气

汗有腥膻味为湿热蕴蒸;腋下汗臭者,多为狐臭。

(三)痰涕气味

咳唾浊痰脓血,味腥臭者为肺痈;鼻流浊涕,黄稠有腥臭为肺热鼻渊。

(四)二便气味

大便酸臭为肠有积热;大便溏薄味腥为肠寒;失气奇臭为宿食积滞;小便臭秽黄赤为湿热;小便清长色白为虚寒。

(五)经带气味

白带气味臭秽,多为湿热;带下清稀腥臊多为虚寒。

(周　彬)

第三节 问 诊

问诊包括询问一般情况、主诉、既往史、个人生活史、家族史并围绕主诉重点询问现在证候等。

一、问寒热

（一）恶寒发热
恶寒与发热同时出现，多为外感病初期，是表证的特征。

（二）但寒不热
多为里寒证。新病畏寒为寒邪直中；久病畏寒为阳气虚衰。

（三）但热不寒
高热不退，为壮热，多为里热炽盛；按时发热，或按时热盛为潮热（日晡潮热者，为阳明腑实证；午后潮热，入夜加重，或骨蒸痨热者，为阴虚）。

（四）寒热往来
恶寒与发热交替而发，为正邪交争于半表半里，见于少阳病和疟疾。

二、问汗

主要诊察有是否汗出，汗出部位、时间、性质、多少等。

（一）表证辨汗
表实无汗，多为外感风寒；表证有汗，为表虚证或表热证。

（二）里证辨汗
汗出不已，动则加重者为自汗，多因阳气虚损，卫阳不固；睡时汗出，醒则汗止为盗汗，为阴虚内热；身大热大汗出，为里热炽盛，迫津外泄；汗热味咸，脉细数无力，为亡阴证；汗凉味淡，脉微欲绝者，为亡阳证。

（三）局部辨汗
头汗可因阳热或湿热；半身汗出者，多无汗部位为病侧，可因痰湿或风湿阻滞，或中风偏枯；手足心汗出甚者，多因脾胃湿热，或阴经郁热而致。

三、问疼痛

（一）疼痛的性质
新病疼痛，痛势剧烈，持续不解而拒按者为实证；久病疼痛，痛势较轻，时痛时止而喜按者为虚证。

（二）疼痛的部位
头痛，痛连项背，病在太阳经；痛在前额或连及眉棱骨，病在阳明经；痛在两颞或太阳穴附近，为少阳经病；头痛而重，腹满自汗，为太阴经病；头痛连及脑齿，指甲微青，为少阴经病；痛在巅顶，牵引头角，气逆上冲，甚则作呕，为厥阴经病。胸痛多为心肺之病。常见于热邪壅肺，痰浊阻肺，气滞血瘀,肺阴不足及肺痨、肺痈、胸痹等证。胁痛,多与肝胆病关系密切,可见于肝郁气滞、肝胆湿热、肝胆火盛、瘀血阻络及水饮内停等病证。脘腹痛,其病多在脾胃。可因寒凝、热结、气滞、血瘀、食积、虫积、气虚、血虚、阳虚所致。喜暖为寒,喜凉为热,拒按为实,喜按为虚。腰痛,或为寒湿痹证,或为湿热阻络,或为瘀血阻络,或为肾虚所致。四肢痛,多见于痹证。疼痛游走者,为行痹;剧痛喜暖者,为寒痹;重着而痛者,为湿痹;红肿疼痛者,为热痹。足跟或胫膝酸痛为气血亏虚,经气不利常见。

四、问饮食口味

主要问食欲好坏,食量多少,口渴饮水,口味偏嗜,冷热喜恶,呕吐与否等情况,以判断胃气有无及脏腑虚实寒热。

五、问睡眠

主要有失眠与嗜睡。不易入睡,或睡而易醒不能再睡,或睡而不酣,易于惊醒,甚至彻夜不眠者为失眠,为阳不入阴,神不守舍所致。时时欲睡,眠而不醒,精神不振,头沉困倦者为嗜睡,多见于痰湿内盛、困阻清阳、阳虚阴盛或气血不足。

六、问二便

主要了解二便的次数、便量、性状、颜色、气味以及便时有无疼痛、出血等方面。

七、问小儿及妇女

(一)问小儿

主要应了解出生前后的情况,及预防接种和传染病史与传染病接触史,小儿常见致病因素有易感外邪、易伤饮食、易受惊吓等。

(二)问妇女

应了解月经的初潮、月经周期、行经天数、经量、经色、经质、末次月经,或痛经、带下、妊娠、产育以及有无经闭或绝经年龄等情况。

(周　彬)

第四节　切　　诊

一、脉诊的部位和方法

脉诊的常用部位是手腕部的寸口脉,并分为寸、关、尺三部。通常以腕后高骨为标记,其内侧为关,关前(腕侧)为寸,关后(肘侧)为尺。其临床意义大致为左手寸候心、关候肝胆,右手寸候肺、关候脾胃,两手尺候肾。

以中指定关位,示指切寸位,环指(无名指)切尺位。诊脉时用轻力切在皮肤上称为浮取或轻取;用力不轻不重称中取;用重力切按筋骨间称为沉取或重取。诊脉时,医师的呼吸要自然均匀,以医师正常的一呼一吸的时间去计算患者的脉搏数。切脉的时间必须在 50 秒以上。

二、正常脉象

正常脉象：三部有脉，沉取不绝，一息 4 至（每分钟 70～80 次），不浮不沉，不大不小，从容和缓，流畅有力。临床所见斜飞脉、反关脉均为脉道位置的变异，不属于病脉。

三、常见病脉及主病

(一)浮脉

1.脉象

轻取即得，重按反减；举之有余，按之稍弱而不空。

2.主病

主表证，为卫阳与邪气交争，脉气鼓动于外而致。也见于虚证，多因精血亏损，阴不敛阳或气虚不能内守，脉气浮散于外而致。内伤里虚见浮脉，为虚象严重。

(二)洪脉

1.脉象

脉形宽大，状如波涛，来盛去衰。

2.主病

气分热盛。证属实证，乃邪热炽盛，正气抗邪有力，气盛血涌，脉道扩张而致。

(三)大脉

1.脉象

脉体阔大。但无汹涌之势。

2.主病

邪盛病进，又主正虚。根据脉之有力与无力，辨别邪正的盛衰。

(四)沉脉

1.脉象

轻取不应，重按始得。

2.主病

里证。里实证可见于气滞血瘀、积聚等，为邪气内郁，气血困阻，阳气被遏，不能浮应于外而致，多脉沉而有力按之不衰。里虚证，为气血不足，阳气衰微，不能运行营气于脉外所致，多脉沉无力。

(五)弱脉

1.脉象

轻取不应，重按应指细软无力。

2.主病

气血不足，元气耗损。阳气衰微鼓动无力而脉沉。阴血亏虚，脉道空豁而脉细无力。

(六)迟脉

1.脉象

脉来缓慢，一息脉动不足四至。

2.主病

寒证。脉迟无力，为阳气衰微的里虚寒证。脉迟有力，为里实寒证。

(七)缓脉

1.脉象

一息四至,应指徐缓。

2.主病

湿证、脾虚、亦可见正常人。

(八)结脉

1.脉象

脉来缓中时止,止无定数。

2.主病

主阴盛气结,寒痰瘀血,气血虚衰。实证者脉实有力,迟中有止,为实邪郁遏,心阳被抑,脉气阻滞而致。虚证者脉虚无力,迟中有止,为气虚血衰,脉气不相顺接所致。

(九)数脉

1.脉象

脉来急促,一息五至以上(每分钟90次以上)。

2.主病

热证。若数而有力,多因邪热鼓动,气盛血涌,血行加速而致。数而无力,多因精血亏虚、虚阳外越、致血行加速、脉搏加快。

(十)促脉

1.脉象

往来急促,数而时止,止无定数。

2.主病

实证多为阳盛热实或邪实阻滞,见脉促有力。前者因阳热亢盛,追动血行而脉数,热灼阴津,津血衰少,致急行血气不相接续,故脉有歇止。后者由气滞、血瘀、痰饮、食积等有形之邪阻闭气机,脉气不相接续而致;虚证多为脏气衰败,可见脉促无力。多因阴液亏耗,真元衰惫,气血不相接续而致。

(十一)虚脉

1.脉象

举之无力,按之空虚,应指软弱。

2.主病

虚证,多见于气血两虚。因气虚则血行无力,血少则脉道空虚而致。

(十二)细脉

1.脉象

脉细如线,应指明显,按之不绝。

2.主病

主气血两虚,诸虚劳损;又主伤寒、痛甚及湿证。虚证因营血亏虚,脉道不充,血运无力而致。实证因暴受寒冷或疼痛,则脉道拘急收缩,细而弦紧。湿邪阻遏脉道,则见脉象细缓。

(十三)代脉

1.脉象

脉来迟缓力弱,时发歇止,止有定数。

2.主病

虚证多脉代而无力,良久不能自还,为脏气衰微,脉气不复所致。实证多脉代而有力,多为痹证、痛证、七情内伤、跌打损伤等邪气阻遏脉道,血行涩滞而致。

(十四)实脉

1.脉象

脉来坚实,三部有力,来去俱盛。

2.主病

实证。乃邪气亢盛,正气不衰,正邪剧烈交争,气血涌盛,脉道坚满而致。若虚证见实脉则为真气外越之险候。

(十五)滑脉

1.脉象

往来流利,应指圆滑,如盘走珠。

2.主病

痰饮、食积、实热。为邪正交争,气血涌盛,脉行通畅所致。脉滑和缓者,可见于青壮年的常脉和妇人的孕脉。

(十六)弦脉

1.脉象

形直体长,如按琴弦。

2.主病

肝胆病、诸痛、痰饮、疟疾。弦为肝脉,以上诸因致使肝失疏泄,气机失常,经脉拘急而致;老年人脉象多弦硬,为精血亏虚,脉失濡养而致。此外,春令平脉亦见弦象。

(十七)紧脉

1.脉象

脉来绷紧有力,屈曲不平,左右弹指,如牵绳转索。

2.主病

寒证、痛证、宿食。乃邪气内扰,气机阻滞,脉道拘急紧张而致。

(十八)濡脉

1.脉象

浮而细软。

2.主病

主诸虚,又主湿。

(十九)涩脉

1.脉象

脉细行迟,往来艰涩不畅,如轻刀刮竹。

2.主病

气滞血瘀,伤精血少,痰食内停。

四、按诊

按诊是医师用手直接触摸或按压患者某些部位,以了解局部冷热、润燥、软硬、压痛、肿块或其他异常变化,从而推断疾病部位、性质和病情轻重等情况的一种诊病方法。

(一)按胸胁

主要了解心、肺、肝的病变。

(二)按虚里

虚里位于左乳下心尖冲动处,反映宗气的盛衰。

(三)按脘腹

主要检查有无压痛及包块。腹部疼痛,按之痛减,局部柔软者为虚证;按之痛剧,局部坚硬者为实证。

(四)按肌肤

主要了解寒热、润燥、肿胀等内容。肌肤灼热为热证,清冷为寒证。

(五)按手足

诊手足的冷暖,可判断阳气的盛衰。

(六)按俞穴

通过按压某些特定俞穴以判断脏腑的病变。

（周　彬）

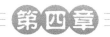

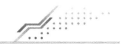

第四章

脑系病证诊疗

第一节　头　痛

头痛是以患者自觉头部疼痛为特征的一种常见病证,可以发生在多种急慢性疾病中,有时亦是某些相关疾病加重或恶化的先兆。临床表现以头痛为主症,一侧、双侧或全头部疼痛,呈跳痛、灼痛、胀痛、重痛、针刺痛等,甚则伴恶心呕吐,难以忍受。本病外感六淫、内伤七情均可引发,其中由肝阳上亢、痰瘀互结导致头部持续性疼痛、反复发作、经久不愈者又称为头风。头痛病位在头,与肝、脾、肾密切相关。

中医治疗头痛有其特色与优势,除以药物治疗为主外,还可配合针灸、推拿、熨敷及饮食调护等。根据络脉气血通则不痛的特性,头痛的治疗原则在于"通络"。实证以祛邪通络为主,具体的治法包括疏风散寒、疏风清热、祛风胜湿、活血化瘀、化痰降浊、平肝潜阳等;虚证以扶正通络为主,具体的治法包括补肾养阴、气血双补等。

本节重点论述头风头痛,西医学中的偏头痛、三叉神经性头痛等,均可参照本节辨证论治。

一、诊断标准

(一)中医诊断标准

(1)头痛部位多在头部一侧额颞、前额、巅顶,或左或右辗转发作,或呈全头痛。头痛的性质多为跳痛、刺痛、胀痛、昏痛、隐痛,或头痛如裂等。头痛每次发作可持续数分钟、数小时、数天,也有持续数周者。

(2)隐袭起病,逐渐加重或反复发作。

(3)查血常规,测血压,必要时做腰椎穿刺、脑电图。有条件时做经颅多普勒、CT、磁共振等检查,以明确头痛的病因,排除器质性疾病。

(二)西医诊断标准

1.偏头痛的典型先兆的诊断标准

(1)至少2次发作符合下列标准。

(2)至少有下列的一种表现、没有运动无力症状:①完全可逆的视觉症状,包括阳性症状(如闪烁的光、点、线)或阴性症状(视觉丧失);②完全可逆的感觉症状,包括阳性症状(如针刺感)或阴性症状(麻木感);③完全可逆的语言功能障碍。

（3）至少满足下列的两项：同向视觉症状或单侧感觉症状。至少一种先兆症状在≥5分钟内逐渐发展，不同的先兆症状在≥5分钟内相继发生。每个症状持续5～60分钟。

2.无先兆偏头痛的诊断标准

（1）至少有符合无先兆偏头痛的诊断标准（2）～（4）的5次发作。

（2）每次头痛发作（未经治疗或治疗无效的）持续4～72小时。

（3）至少有下列中的两项头痛特征：①单侧性；②搏动性；③中或重度疼痛；④日常活动会使头痛加剧或因此而避免此类日常活动（如走路或爬楼梯）。

（4）头痛过程中至少伴随下列一项：①恶心或呕吐；②畏光和畏声。

（5）不能归因于其他疾病。

3.有先兆偏头痛的诊断标准

（1）典型先兆偏头痛：具有偏头痛的典型先兆症状；在先兆症状同时或在先兆发生后60分钟内出现头痛，头痛符合无先兆偏头痛诊断标准（2）～（4）项；不能归因于其他疾病。

（2）典型先兆伴非偏头痛性头痛：具有偏头痛的典型先兆症状；头痛不符合无先兆偏头痛特点，在先兆同时或先兆后的60分钟内发生；不是因其他疾病造成的继发性头痛。

（3）典型先兆不伴头痛：只有偏头痛的典型先兆症状，但不伴有头痛。

（4）家族性偏瘫型偏头痛：多在儿童期发病，偏瘫可与其他偏头痛先兆同时发生，亦可单独发生。

（5）散发性偏瘫型偏头痛：一旦先兆中出现肢体无力，称偏瘫型偏头痛，如果其一级亲属中有类似发作，则诊断为家族性偏瘫型偏头痛，否则诊断为散发性偏瘫型偏头痛。

（6）基底型偏头痛：当先兆中有两项以上症状提示后颅窝受累且同时没有肢体无力表现时，诊断为基底型偏头痛。这些症状包括构音障碍、眩晕、耳鸣、听力下降、复视、双鼻侧或双颞侧视野同时出现的视觉症状、共济失调、意识水平下降、双侧同时出现的感觉异常等。

4.头痛分期

有先兆的偏头痛分为前驱期、先兆期、头痛期、头痛后期；无先兆的偏头痛前驱症状不明显，先兆可表现为短暂而轻微的视物模糊。

（1）前驱期：精神症状如抑郁、欣快、不安和嗜睡等，神经症状如畏光、畏声、嗅觉过敏等，以及厌食、腹泻、口渴等，出现在发作前数小时到数天。

（2）先兆期：视觉先兆，如闪光、暗点、视野缺损、视物变形和物体颜色改变等；躯体感觉先兆，如一侧肢体和/或面部麻木、感觉异常等；运动障碍性先兆较少。先兆症状可持续数分钟到1小时，复杂性偏头痛病例的先兆可持续时间较长。

（3）头痛期：多为一侧眶后或额颞部搏动性头痛或钻痛，可扩展到一侧头部或全头部。不经治疗或治疗无效，头痛可持续4～72小时，儿童持续2～8小时；常伴有恶心、呕吐、畏光、畏声症状。头痛可因活动或摆动头颈部而加重，睡眠后减轻。

（4）头痛后期：头痛消退后常有疲劳、倦怠、烦躁、注意力不集中、不愉快感等症状。

二、鉴别诊断

（一）类中风头痛

类中风病多见于中老年人，常有眩晕反复发作；若有头痛突然加重，兼有肢体麻木、活动不灵，口舌㖞斜，或言謇语塞，甚则神志昏迷，不识人事等。颅脑CT或MRI检查有梗死或出血灶。

而头痛多反复发作,发作时痛势剧烈,久治不愈,但发作过后不遗留肢体活动或言语障碍,颅脑CT 或 MRI 检查无异常,可资鉴别。

(二)真头痛

真头痛多呈突然剧烈头痛,常表现为持续钝痛,并阵发性加剧,咳嗽、喷嚏、大便用力等均可使头痛加重。头痛以清晨时明显,或可在夜间痛醒,可伴恶心呕吐,病重时甚至呕吐如喷不已,以至肢厥、抽搐,且发夕死,夕发旦死,抢救不及,立致死亡。头痛发作时也可剧烈头痛,且反复发作,头痛多在睡眠后减轻。临床上可根据病史、脑 CT、脑血管造影、磁共振成像等进行鉴别。

(三)外感头痛

外感头痛多由风寒湿邪,阻滞经络,络脉不通而引起,其痛势一般较轻,且伴有恶寒发热、咽痛、肢痛、咳嗽咳痰等外感表证的症状,且头痛随病愈而止,多无反复发作。头风头痛可由外邪诱发,但痛势剧烈,其他表证症状不明显,且持续时间久,同一外邪可引起头痛反复发作,部位、症状相似,可以鉴别。

三、病因

(一)原发病因

1.外感六淫

起居不慎,坐卧当风。风性轻扬,且为六淫之首,多夹寒、热、湿邪为患。若夹寒者,寒凝血滞,络脉不畅,绌急而痛;若夹热邪,风热上炎,扰乱气血,气血逆乱,清窍被扰;热邪耗灼精血,络脉失荣而痛;若夹湿邪,风伤于巅,湿困清阳,蒙蔽清窍,脑髓络脉失充而成。

2.情志所伤

忧郁过度,肝失条达,或恼怒伤肝,气郁化火,或邪热上犯清窍,或灼津炼液生痰,或火伤肾阴,阴虚阳亢,均可上扰清窍,使气血逆乱而致头痛。

3.饮食所伤

饥饱失宜,过食生冷,损伤中阳,则中焦温化不利,气血化生乏源,遂致清窍、络脉失于充养而痛;或过食肥甘,饮酒无度,脾失健运,聚湿成痰,蒙蔽清窍,致使清阳不升,浊阴不降,痰瘀痹阻,络脉不通而致头痛。

4.劳倦过度

久坐伏案,气血运行不畅,清窍失养;或房事不节,淫欲过度,损伤肾精,精气不足,髓海空虚;或思虑过度,耗伤脾气,清气不升,清浊升降失序,皆可导致头痛。

(二)继发病因

吐血、崩漏、便血或产后出血过多等,导致营血亏损,气随血脱而成气血两虚。气虚则清阳不升,血虚则络脉失充,脑髓失养,皆可导致头痛。

不论何种原因引起的头痛,皆可因外感六淫、内伤七情、饮食不节、劳倦过度、大病之后而诱发或加重头痛发作。

四、病机

(一)发病

由外感六淫、情志所伤所引起的头痛,一般呈现急性发作;由劳倦失宜、久病失血所致头痛,多为缓慢性发作,但可有阵发性加剧的发病特点。

(二)病位

本病病位在头,与肝、脾、肾密切相关。

(三)病性

本病有外感、内伤之分。外感头痛多由外邪引起,尤以风邪为主,夹寒、热、湿邪为患,其证属实;内伤头痛,有以气血亏虚、肝肾不足为主属虚证者,亦有肝阳上扰、瘀血痰浊闭阻清窍,属实或虚实夹杂者。

(四)病势

发作期及发病初期以风、火、痰、瘀标实证表现为主;病久或缓解期,则虚证逐渐显露,由肝及脾,进而及肾,终致肝、脾、肾三脏俱虚。

(五)病机转化

外感头痛,一般病程短,治疗较易,预后较好。内伤头痛,一般病程较长,反复不愈,治疗较难。在发病过程中,各种病因病机可以相互影响,相互转化,形成虚实夹杂;或阴损及阳,阴阳两虚;或肝风痰火,上蒙清窍,阻滞经络,并发中风、眩晕、偏盲等病。本病一般表现为本虚标实;在早期及发作期标实证候突出,如肝阳上亢、痰浊中阻、瘀血内停等;病证后期或缓解期,本虚证候表现逐渐明显,如气血不足、脑髓不充、肾精亏损等。

五、辨证论治

(一)辨证思路

1.辨久暂

暂病之头痛,多因外邪所致,大多痛势较剧,多表现为掣痛、跳痛、灼痛、胀痛、重痛、痛无休止;久病之头痛,多因内伤所致,大多痛势较缓。多表现为隐痛,空痛,昏痛,病势悠悠、遇劳则剧、时作时止。若瘀血头痛,痛处固定不移,痛如锥刺。

2.辨虚实

大抵外感头痛如风寒头痛、风湿头痛、风热头痛及内伤头痛之肝郁化火头痛多属实证;内伤头痛之肝肾阴虚头痛、阴血亏虚头痛多属于虚证,往往平素体虚。至于痰浊、瘀血所致者,则又虚中有实,自当分别施治。

3.辨部位

头为诸阳之会,三阳经均循头面,厥阴经亦上会于额顶。辨别头痛,若能根据经脉循行部位加以判断,则对审因论治,均有所帮助。太阳头痛:多在头后部,下连于项。阳明头痛:多在前额及眉棱。少阳头痛:多在头之两侧,连及耳部。厥阴头痛:在巅顶部位,或连于目系。

头痛的治疗原则在于"通络"。实证以祛邪通络为主,具体的治法包括疏风散寒、疏风清热、祛风胜湿、活血化瘀、化痰降浊、平肝潜阳等;虚证以扶正通络为主,具体的治法包括补肾养阴、气血双补等。

(二)分证论治

1.外感头痛

(1)风寒:头痛起病较急,其痛如破,连及项背,恶风寒,遇风尤剧,口不渴,苔薄白,脉多浮紧。

病机分析:本症为外感头痛之风寒证。头为诸阳之会,素体卫气不足,卫外不固或将养失宜,感受风寒,风性清扬善犯阳位;寒性凝敛,闭阻经脉阳气,风邪夹寒循太阳经上犯巅顶,清阳之气被遏,头痛乃作。太阳经主一身之表,其经脉上行巅顶,循项背,故其痛连及项背;风寒阻于肌表,卫阳被郁,失于温煦而不得宣达,故恶风寒;寒属阴邪,得温则减,故头痛遇风加剧,喜裹喜温;无热则口不渴;苔薄白,脉浮紧,俱为风寒在表之象。

治法:疏风散寒,通络止痛。

常用方:川芎茶调散(《太平惠民和剂局方》)加减。川芎、荆芥、防风、羌活、白芷、细辛、薄荷。

加减:若寒犯厥阴,引起巅顶头痛,伴干呕、吐涎,甚则四肢逆冷、苔白脉弦,治当温散厥阴寒邪,方用吴茱萸汤(《伤寒论》)加减。组成:吴茱萸、人参、生姜、大枣。阳虚恶寒较甚,加炙麻黄、熟附子以温阳散寒。寒凝痛甚者,加蜈蚣、制川乌以散寒止痛。

针灸:风池,外关,丰隆,足三里。

操作:风池进针时,针尖稍向上方斜刺,用捻转法,使针感向额部放散;其他各穴均用提插法,以加强针感;各穴均可配合灸法以增强温散的作用。每天1次。10次为1个疗程。

方解:风寒夹痰,阻滞于头部三阳经络,络道不通,因而致痛,故取风池、外关以疏散外受之风邪;取丰隆、足三里以疏通阻滞之痰浊,风祛痰化,络脉畅通。更应根据疼痛部位,结合对症取穴,以疏通局部气血而收止痛之效。

临证参考:本证以风寒入络、阳气郁闭的邪实为主,故以祛邪为主。治疗方药,多选辛温散寒、疏风通络之品。因风药走散,久服伤气;风药药性偏颇,易伤阴津,故应中病即止,不宜久服。风药性升,对有阳亢征象之人要慎用;对气血不足、阴虚精亏之人亦应慎用,或适当配伍养血润燥之品如当归、熟地黄等药;总之宜把握用药时机,旨在祛邪而不伤正。

(2)风热:头痛而胀,甚则头痛如裂,发热或恶风,口渴欲饮,面红目赤,便秘尿黄,舌红苔黄,脉浮数。

病机分析:热为阳邪,其性上炎,风热中于阳络,上扰清窍,故头痛而胀,甚则头痛如裂。面红目赤,亦为热邪上炎之征;风热之邪郁遏卫气故发热,邪气在表故恶风;热盛伤津,可见口渴欲饮、便秘尿黄;舌质红、苔黄、脉浮数均为风热邪盛之象。

治法:疏风清热,通络止痛。

常用方:芎芷石膏汤(《医宗金鉴》)加减。川芎、白芷、菊花、羌活、生石膏、薄荷、栀子。

加减:若热盛伤津,症见舌红少津,可加知母、石斛、天花粉清热生津;大便秘结,口鼻生疮,腑气不通者,可合用黄连上清丸以苦寒降火、通腑泄热。

针灸:商阳,关冲,少泽,曲池,合谷,丰隆。

方义:风热夹痰,阻塞经络,经气不利,则为疼痛,并伴见痰热症状,故治宜疏风散热。取手三阳经之井穴点刺出血,以宣泄三阳经之风热;取曲池、合谷以清手足阳明之热;配丰隆以去痰浊,痰热得去,疼痛可望缓解;结合对症取穴,可以加强止痛效果。

临证参考:本证由素体阳热亢盛又感受风热外邪而诱发,也有风寒日久化热者。治疗应分清热邪之在表、在里。表热重者,加强疏风清热之功,使邪自表而解;里热甚者,重在通腑泄热,使热邪自二便而去。

(3)风湿:头痛如裹,肢体困重,胸闷纳呆,小便不利,大便或溏,苔白腻,脉濡滑。

病机分析:湿为阴邪,受风邪裹夹上犯巅顶,闭阻清阳,清窍阳气不展,故头痛如裹;脾司运化而主四肢,内外之邪同气相求,湿邪中阻,困遏脾阳,故见四肢困重、纳呆胸闷;湿邪内蕴,不能分清泌浊,故小便不利、大便溏泄;苔白腻,脉濡均为湿浊中阻之象。

治法:祛风胜湿。

常用方:羌活胜湿汤(《内外伤辨惑论》)加减。羌活、独活、防风、藁本、川芎、蔓荆子、甘草。

加减:胸闷纳呆、便溏,可加苍术、厚朴、陈皮;恶心呕吐者,可加生姜、半夏、藿香;若见身热汗出不扬胸闷口渴者,为暑湿所致,用黄连香薷饮加藿香、佩兰等。

针灸:风池、头维、三阳络、足三里。

操作:风池进针时,针尖稍向上方斜刺,用捻转法,使针感向额部放散;其他各穴均用提插法,以加强针感。每天1次。10次为1个疗程。

方解:风湿阻滞于头部三阳经络,络道不通,因而致痛,故取风池、头维以疏散外受之风邪;取三阳络、足三里以疏通阻滞之痰浊,风去痰化,络脉畅通。更应根据疼痛部位,结合对症取穴,以疏通局部气血而收止痛之效。

临证参考:湿邪属阴邪,借风邪上扬之力到达巅顶,闭阻清阳,非温阳通达不能除之。治疗多选辛开温化之剂,但不可过用温燥及辛香走窜之品,以防伤及阴液。如有化热倾向,见身热不扬、口苦咽燥、小便短赤、舌红苔黄者,当佐清泄之剂。应注意风药的运用在治疗中必不可少,因"高巅之上,惟风药可及",湿邪赖风邪裹夹才能上犯,因此只有祛除风邪,湿邪才能尽去。

2.内伤头痛

(1)肝阳:头胀痛而眩,心烦易怒,胁痛,夜眠不宁,口苦,舌红苔薄黄,脉沉弦有力。

病机分析:由于肝肾阴虚,肝阳偏亢,阴阳失去相对平衡,形成了上盛下虚的病理状态;肝主疏泄,最喜条达,若郁怒忧思,致气郁不畅,郁而化火,风火相煽,上扰清窍,自然可见头痛眩晕,肝火偏亢,扰乱心神,则心烦易怒,夜眠不宁;肝胆气郁化火上炎,可见面红耳赤、口苦咽干等症,如邪热充斥三焦,还可见尿赤便干;舌质红或红绛是阴液不足的表现,舌苔薄黄系风阳化热,脉弦有力则为肝风内盛的征象。

治法:平肝潜阳。

常用方:天麻钩藤饮(《杂病证治新义》)加减。天麻、钩藤、石决明、黄芩、栀子、牛膝、杜仲、桑寄生、夜交藤、茯神、生龙骨、生牡蛎。

加减:肝肾阴虚而头痛朝轻暮重,或遇劳而剧,脉弦细,舌红苔薄少津者,酌加生地黄、何首乌、女贞子、枸杞子、墨旱莲、石斛滋养肝肾;如头痛甚剧、胁痛者,加郁金、龙胆草、夏枯草等。

针灸:太冲、太阳、风池、阳辅、中封、头维。

方义:太冲为肝经原穴,配经外奇穴太阳和少阳与阳维之会风池,有平肝潜阳、清头目之效;中封、阳辅分别为肝、胆经之经穴,又为清泻肝胆热之对穴,配足阳明胃经与足少阳胆经之交会穴头维,是治疗肝阳上亢头痛的特效穴。

临证参考:风阳火邪上扰清窍是本证的基本病机,以邪热标实为急;本型又常有肝火上扰的前驱征象,因此,祛邪是治疗的关键。当疏肝理气、清热降火以调理气血;风火之邪易夹血上逆,每加用凉血降逆之品,以引血下行。邪热上扰神明,进一步发展有邪闭脑窍,发展为中风病的趋势。因此,祛邪以防闭窍、养阴以治根本及预防变证在治疗中不容忽视。

(2)痰浊:头痛昏蒙,胸脘满闷,呕恶痰涎,舌胖大有齿痕,苔白腻,脉沉弦或沉滑。

病机分析:素蕴痰湿,遇情志劳累等诱因使气机逆乱于心胸,进而痰湿郁积中焦或肝阳素盛,又兼平时饮食不节,嗜酒过度或劳倦内伤致使脾失健运,聚湿生痰,上蒙清窍;脾运力薄,清阳不升,则可发生头痛、眩晕,并见痰多等症;痰阻胸膈,则胸脘满闷,痰浊上逆,故呕恶痰涎。舌苔白腻、脉沉滑均属痰浊内停之象。

治法:健脾化痰,降逆止痛。

常用方:半夏白术天麻汤(《医学心悟》)加减。半夏、天麻、生白术、茯苓、陈皮、生姜、大枣。

加减：口苦便秘，加竹茹、枳实、黄芩清热燥湿。

针灸取穴：丰隆、太阳、上星透百会、阴陵泉、中脘、头维。

方义：丰隆为胃经之络，阴陵泉为脾经之合，中脘为胃之募，三穴有健中州、化痰浊之功，上星透百会可醒神清脑；头维、太阳善治偏正头痛及昏蒙。

临证参考：此证乃饮食不节，损伤脾胃，痰湿内生，上蒙清窍；痰湿之邪流窜经络，引动宿疾，风、痰、湿、瘀互阻，脑窍不利所致。痰湿郁久化热，伴见口苦、大便不畅、苔黄腻、脉滑数者，去白术加黄芩、枳实、竹茹；伴眩晕昏蒙较甚、耳鸣重听、神志不宁者，加胆南星、石菖蒲、远志；痛甚者，加白芷、细辛、全蝎、蜈蚣。

（3）瘀血：头痛经久不愈，其痛如刺，固定不移，舌紫或有瘀斑、苔薄白，脉沉细或细涩。

病机分析：久病入络，瘀血内停，脉络不畅，故头痛经久不愈，痛有定处，且如锥刺，是瘀血疼痛的特点；舌质紫或有瘀斑，脉细涩是瘀血内阻之征。

治法：通窍活络化瘀。

常用方：通窍活血汤（《医林改错》）加减。人工麝香、生姜、葱白、桃仁、红花、川芎、赤芍。

加减：头痛甚者，加入全蝎、蜈蚣；久病气血虚明显者，加黄芪、当归。

针灸取穴：风池、血海、率谷、三阴交、阿是穴、太冲、太阳刺络拔罐。

方义：太冲、血海、三阴交相配行气活血，佐风池、率谷通调胆经以助其疏利，阿是穴及太阳刺络拔罐可活血化瘀止痛。

临证参考：久病入络、久痛入络，血瘀证可以出现在头痛的各类证候中，应辨证论治，灵活配用其他药物，如理气活血常配香附、橘红、砂仁；益气活血常重用黄芪、党参；养血活血常重用当归、川芎、熟地黄；凉血活血常配牡丹皮、生地黄、羚羊角；温阳活血常配炮附子、干姜、鹿茸；育阴活血常配何首乌、白芍、女贞子等。以上药物可根据正邪偏重，选择应用。

（4）肾虚：头痛而空，每兼眩晕，腰痛酸软，神疲乏力，遗精，带下，耳鸣少寐，舌红少苔，脉细无力。

病机分析：脑为髓海，其主在肾，现肾虚髓不上荣，脑海空虚，故头脑空痛、眩晕耳鸣；腰为肾之府，肾虚精关不固而遗精，女子则带脉不束而带下；少寐、舌红少苔、脉细无力是肾阴不足、心肾不交之象。

治法：补肾养阴。

常用方：大补元煎（《景岳全书》）加减。熟地黄、山茱萸、山药、枸杞子、人参、当归、杜仲。

加减：虚热重，加知母、地骨皮、桑椹子；盗汗，加煅龙骨、煅牡蛎。

针灸取穴：风池、完骨、天柱、肾俞、命门、太溪。

方义：风池、完骨、天柱益髓充脑，肾俞、命门、太溪补肾填精，共疗肾精亏虚之头痛。

临证参考：头痛日久不愈，应注意病久及肾，肾精亏虚，治当填精补髓，重视如紫河车、何首乌等药物的应用。对于下焦虚寒，寒气上逆的"肾厥头痛"，即头痛具有每发于子夜，或子夜较甚、头热足冷、其脉浮弦、而沉按无力、舌淡等辨证特点，可选用玉真丸。玉真丸是在半硫丸（半夏、硫黄）的基础上，加石膏、硝石而成。硫黄味辛性热有毒，温肾散寒；半夏温胃而降逆气；硝石咸寒以石膏同用，能入肾精，而石类重降，与半夏、硫黄相配，起到寒热拮抗，协同降逆的作用。近年来有医者用医门黑锡丹代替玉真丸。黑锡丹由硫黄、黑锡二味组成，当偏头痛具有上述辨证特点且多方治疗无效果时可以选用。

（5）气血虚：头痛而晕，心悸不宁，遇劳则重，自汗，气短，畏风，神疲乏力，面色㿠白，舌淡苔白,脉沉细而弱。

病机分析:头为清窍,赖气血之充养。素体气血亏虚或失血、亡血之后,气随血脱,成气血双虚之证。血虚脑脉失养故头痛,遇劳尤甚;虚火上扰,可见头晕;血不足则心神失养,故心悸易慌;气虚则神疲乏力,自汗气短,面色㿠白。舌淡苔白,脉沉细而弱,为气血两虚之象。

治法:气血双补。

常用方:八珍汤(《丹溪心法》)加减。当归、熟地黄、白芍、川芎、人参、白术、茯苓、甘草、菊花、蔓荆子。

加减:畏风怕冷加黄芪、党参、细辛;耳鸣心烦、少寐加制首乌、枸杞子、黄精、炒酸枣仁等。

临证参考:本证多发生于久病或产后或体虚之人。此乃正气虚弱,脑窍脉络失养,痰瘀伏邪羁留不去,乘虚作祟所致。临床应分清气虚、血虚的偏重不同用药,偏气虚者用四君子汤,偏血虚者用四物汤,气血双亏者用八珍汤,气血阴阳俱虚者用十全大补汤,随症加减搜痰、化瘀、通络、止痛之品,以达益气养血、滋阴扶阳、活血化瘀、祛痰利窍、缓急止痛之效。

六、西医治疗

西医治疗偏头痛分为发作期终止疼痛和缓解期预防性治疗。急性发作期以控制症状为目的,给予镇痛、血管收缩药等,尚没有特效疗法。

急性发作期治疗常用药物包括血管收缩剂如麦角胺制剂,是多年以来治疗偏头痛的基本药物之一。包括麦角胺咖啡因,前驱期或发作初期用;酒石酸麦角胺注射液,用于头痛严重时;5-羟色胺受体激动剂,如曲普坦类;前列腺素抑制剂,如阿司匹林、对乙酰氨基酚等,可显著缩短发作持续时间;镇静剂地西泮、阿司匹林和对乙酰氨基酚等,对早期患者有明显效果,经常服用效果越来越差。麻醉止痛剂可卡因、吗啡、哌替啶止痛作用强,吸收好,但易成瘾,头痛严重且治疗效果不好时,一般尽量不用;封闭疗法,偏头痛发作期可用1%普鲁卡因2 mL加1:1 000肾上腺素1~2滴对太阳穴或阿是穴进行封闭,常可止痛。

发作间歇期预防性治疗可选用5-HT对抗剂,如甲基麦角酰胺,苯噻啶;β-受体阻滞剂普萘洛尔;α受体激动剂可乐定;单胺氧化酶抑制剂,包括苯乙肼,阿米替林等及小剂量抗抑郁药可减少偏头痛发作。此外,内分泌障碍所致偏头痛,用激素治疗效佳。如月经性偏头痛患者可用己烯雌酚1~2 mg睡前服,可防止发作。对药物治疗无效的病例,可采用手术治疗:沿浅大神经切断、脑膜中动脉切断结扎术;血管-神经-肌肉联合手术或血管-神经联合切除术。

偏头痛发作期的治疗以控制症状为目的,在发作先兆期迅速给予药物以图阻止发作,在发作期给予药物以图减轻头痛的程度和缩短发作持续时间,临床上尚能达到一定的疗效。但顽固性的偏头痛疼痛剧烈时,需多次重复使用止痛药,或长期使用预防性治疗药物,这些药物都不同程度地存在着一些不良反应,如:①由于血管收缩剂的使用,可使患者更易发生心肌梗死、肾动脉狭窄、脑梗死、外周小动脉闭塞引起坏疽,或部分患者可发生纤维化疾病;②前列腺素抑制剂,主要有胃肠道刺激症状,长期大量应用可引起慢性中毒;③若使用可卡因、吗啡、哌替啶等麻醉止痛剂,止痛效果较好但易成瘾,导致其使用受到限制。

七、其他中医疗法

(一)推拿

推拿是临床医疗保健的常用法之一,是中医学的重要组成部分。具有活血化瘀、止痛、消肿、解痉以及调理气血和内脏的作用。人类的各种病理性疼痛与循环障碍、机械压迫以及炎症刺激有关。实验研究表明,推拿能通过被动活动,改善肌肉的伸展性,促使被牵拉的肌肉放松,从而大大改善肌体的血液循环;同时,推拿手法虽然作用于体外,但压力能传递到血管壁,使血管有节律地压瘪、复原,驱动血液流动,起到活血化瘀的作用,因而,推拿具有良好的止痛作用。

常用手法包括:抹法、拇指揉法、按法等。临证操作:患者平卧,医者立于床头,先用抹法,以拇指腹从印堂开始,向上至上星沿病侧前额发际至头维、太阳,反复3～4遍;改拇指揉法2～3遍,部位同前;再用指按法,取上星、头维、太阳、风池、百合。三法共操作10分钟;最后以手按揉患者头部,放松肌肉。

(二)耳针

耳部是全身经络汇集之处,五脏六腑、十二经脉皆络于耳。耳部不但通过经络与脏腑有着密切的关系,同时耳又与脏腑的生理、病理直接相关。耳针疗法,通过针刺相关穴位,可以起到激发和疏通经气、运行气血、调整脏腑功能。

常用穴位:取枕、额、皮质下、神门、交感、肾上腺、内分泌、肝,每次取穴2～3对,以皮肤针刺,留针30分钟至1小时或埋针3～5天。也可以冰片压耳穴神门、脑、皮质下,持续2～3天,止痛效果更好。

(三)穴位注射疗法

穴位注射疗法将穴位的治疗作用和药物的性能结合起来,综合性发挥经穴和药物对疾病的治疗效能,从而达到治病目的。经络内联脏腑、外络肢节,运行气血于全身各部。穴位是分布于经络上的气血聚集点,穴位通过经络与机体某个部位或脏腑、组织、器官保持内在的联系。穴位注射药物,一方面通过针和药物对穴位的刺激,调节脏腑功能,疏通经络气血,平衡机体阴阳;另一方面是药物沿着经络系统直达病所,充分发挥药效,以此达到经、穴与药效协同作用,充分发挥了二者的共同治疗作用,达到治病目的。同时,因穴位注射后,药物在穴内存留时间较长,故可加强和延续穴位的治疗效能。

常用穴:风池、天柱、阿是穴(疼痛处触到圆形结节)。

操作:用3％～5％川芎嗪注射液,或3％～5％防风注射液,刺2～3分,每穴注入0.5～1 mL,每天治疗1次。

(周　彬)

第二节　眩　晕

眩晕是以头晕、眼花为主症的一类病证。眩即眼花或眼前黑矇;晕即头晕,感觉到自身或外界景物旋转,两者常同时并见,故统称为"眩晕"。其轻者闭目可止,重者如坐舟船,旋转不定,不能站立,或伴有恶心、呕吐、汗出、面色苍白等症状,严重者可突然仆倒。眩晕为临床常见的病证之一,多见于中老年人,亦可发于青年人。本病可反复发作,妨碍正常工作及生活,严重者可发展为中风或厥证、脱证,甚至危及生命。

引起眩晕的病因通常可分为外感、内伤两大方面。本节主要讨论风邪上扰、少阳邪郁、肝阳上亢、痰浊上蒙、气血亏虚、肝肾阴虚、瘀血内阻等所致眩晕。治疗以疏散外风、和解少阳、平肝息风、燥湿化痰、补益气血、滋养肝肾、化瘀通络为法。中医药在预防和治疗眩晕方面有着悠久的历史，积累了丰富经验，有其独特的优势，中医通过辨证论治根据不同证型设立不同治法方药，并且结合针灸、推拿、药物熏洗、气功和康复训练等方法进行系统全面的治疗。临床上用中医药防治眩晕，对控制眩晕的发生、发展有较好的疗效。

眩晕为临床常见的症状，临床上将眩晕分为前庭系统性眩晕(亦称真性眩晕、系统性眩晕)及非前庭系统性眩晕(亦称头晕、非系统性眩晕)。前者由前庭神经系统病变(包括末梢器、前庭神经及其中枢)所引起，为真性眩晕，表现为运动幻觉的眩晕，例如感觉旋转、摇晃、移动感。后者通常也可由心血管疾病，全身中毒性、代谢性疾病，眼病，贫血等疾病所引起，为假性眩晕，表现为头重脚轻、眼花等主诉，但并无外境或自身旋转的运动感觉，即头昏。真性眩晕与假性眩晕可有相同的致病原因。本节就真性眩晕与假性眩晕进行综合论述。上述疾病临床表现以眩晕为主要症状者，均可参照本节进行辨证论治。

一、诊断标准

(一)中医诊断标准
(1)头晕目眩，视物旋转，轻则闭目即止，重者如坐舟船，甚则仆倒。
(2)可伴恶心呕吐、眼球震颤、耳鸣耳聋、汗出、面色苍白等。
(3)慢性起病，逐渐加重，或急性起病，或反复发作。
(4)测血压，查血红蛋白、红细胞计数及心电图，电测听，脑干诱发电位、眼球震颤图及颈椎X线摄片、经颅多普勒等有助明确诊断。有条件做CT、MRI等进一步检查。
(5)应注意除外肿瘤、严重血液病等。

(二)西医诊断标准
眩晕在现代医学中只是临床常见的一种症状，引起眩晕的疾病有很多，现将临床上经常可以见到的引起眩晕的梅尼埃病、椎-基底动脉供血不足、前庭神经元炎、脑动脉硬化、贫血、低血压、高血压病、脑外伤后综合征、颈源性眩晕、神经衰弱和良性阵发性位置性眩晕的诊断要点介绍如下。

1.梅尼埃病
(1)反复发作的旋转性眩晕，持续20分钟至数小时，至少发作2次。常伴恶心、呕吐、平衡障碍。无意识丧失。可伴水平或水平旋转型眼震。
(2)至少1次纯音测听为感音神经性听力损失。早期低频听力下降，听力波动，随病情进展听力损失逐渐加重。可出现重振现象。
(3)耳鸣。间歇性或持续性，眩晕发作前后多有变化。
(4)可有耳胀满感。
(5)排除其他疾病引起的眩晕，如位置性眩晕、前庭神经元炎、药物中毒性眩晕、突发性耳聋伴眩晕、椎-基底动脉供血不足和颅内占位性病变等引起的眩晕。
(6)甘油试验、重振试验可呈阳性，有条件建议做ENG、EcochG及ABR等检测。

2.前庭神经元炎
(1)多见于中青年。
(2)为突然发作的眩晕，病前常有上呼吸道感染史或腹泻史。
(3)发病突然，眩晕严重，伴有恶心、呕吐、出冷汗、脸色苍白，患者不敢睁眼，卧床仍有眩晕感,但无耳鸣和听力减退。

(4)检查可发现眼球震颤,多为水平性,听力检查正常,前庭功能则减退或消失,可为一侧性或双侧性。

(5)眩晕在3~4周逐渐消失,很少复发。

3.椎-基底动脉供血不足

(1)年龄多在45岁以上。

(2)多有脑动脉硬化或颈椎病等病史。

(3)眩晕多为突发性的,可持续一定时间,卧位时减轻,站立时加重,可反复发作,可自发,也可因转换体位、头颈部屈伸和转动而诱发。

(4)眩晕发作时可伴有视力障碍、共济失调、头痛、意识障碍等症状,常有恶心呕吐、面色苍白、冷汗等自主神经症状。

(5)伸颈试验阳性,颈椎X线片、经颅多普勒等检查有助于诊断。

4.颈源性眩晕

(1)三联疾病的存在,即动脉粥样硬化、颈椎病、血压偏低。

(2)眩晕的严重程度与疾病存在着明显的因果关系。

(3)颈椎X线摄片、CT等检查发现颈椎增生性改变;椎动脉造影发现椎动脉和基底动脉有狭窄、闭塞、扭曲、变形、移位和先天性异常等。

5.脑外伤后综合征

(1)有脑部外伤、重力打击脑部史。

(2)眩晕可为旋转性或其他性质,常描述其本身或周围环境有运动,同时感觉很不稳,常与体位改变有关,转头或向上看等动作常可使之加重,眩晕轻重程度不一。

(3)可伴有头痛、健忘、失眠、耳鸣、心悸、恶心欲吐、饮食欠佳、记忆力减退、精神不振等症状。

(4)神经系统检查一般无明显异常。

(5)脑电图等检查有助于诊断。如脑电图可出现α波频率变慢、波幅增高,且不稳定,以及出现病理性慢波等。

(三)眩晕轻重分级标准

1.轻度

自觉头晕目眩,无自身或景物之旋转感或晃动感;或单纯头部昏沉而不影响活动。

2.中度

自觉头晕并有自身旋转或晃动感,但不影响生活;或单纯头昏而影响活动,但能坚持工作。

3.重度

自觉头昏并有自身和景物旋转感,头身不敢转动;或单纯头昏,心烦意乱,难以胜任工作。

二、鉴别诊断

本病应与中风、厥病、痫病和头痛相鉴别。

(一)中风

中风是以猝然昏仆,不省人事,伴有口眼㖞斜,语言謇涩,半身不遂为主症的一种疾病;或不经昏仆仅以㖞僻不遂为特征。中风昏仆与眩晕之甚者相似,但眩晕之昏仆无昏迷㖞僻不遂等症,与中风迥然不同。但中年以上患者,肝阳上亢之眩晕,极易化为肝风而演变为中风。

（二）厥病

厥病以突然昏倒，不省人事或伴有四肢逆冷为主，患者一般在短时间内逐渐苏醒，醒后无偏瘫、失语、口眼喝斜等后遗症，但亦有一厥不复而死亡者。眩晕发作严重者，有眩晕欲仆或晕旋仆倒等现象，与厥病十分相似，但无昏仆、不省人事的表现，病者始终神志清醒，与厥病有异。

（三）痫病

痫病以突然仆倒，昏不知人，口吐涎沫，两目上视，四肢抽搐或口中如作猪羊叫声，移时苏醒，醒后一如常人为特点。与眩晕之甚者亦很相似，且发作前常有眩晕、乏力、胸闷等先兆症状，故应与眩晕进行鉴别。而眩晕之重者，虽有仆倒，但无抽搐、两目上视。

（四）头痛

在主症方面，眩晕和头痛可单独出现，亦可同时互见。头痛以头部疼痛为主，临床上可表现为掣痛、灼痛、重痛、胀痛、跳痛、刺疼；或隐痛、空痛，痛势悠悠、缠绵难愈。眩晕则以头晕目眩，视物旋转为主，临床上并可伴有项强、恶心呕吐、眼球震颤、耳鸣耳聋、汗出、面色苍白等。临床上二者可相兼发作，但表现主次不同。在病因方面，头痛可由外感与内伤两方面致病，眩晕则以内伤致病为主。在辨证方面，头痛偏于实证者为多，眩晕则以虚证为主。

三、病因

（一）原发病因

1.外感风邪

风性轻扬，升发向上，且为六淫之首，常夹寒、热、燥或湿邪，易犯巅顶，上扰清窍，导致眩晕。

2.情志所伤

忧郁过度，肝失条达；或恼怒伤肝，肝阳上亢，化火上逆；或气郁化火生痰；或火伤肾阴，阴虚阳亢；或素体阳盛，心肝火旺，复遇怫郁而阳亢化风，均可上扰清窍，而致眩晕；亦有忧思伤脾，气血乏源，日久清窍失养，随之发作眩晕。

3.饮食所伤

饥饱失宜，过食生冷，损伤中气，气血生化乏源，遂致清窍失养而眩晕；或由过食肥甘、辛辣炙煿之品，嗜酒无度，损伤脾胃，脾运失健，聚湿生痰，上蒙清窍，亦致眩晕。

4.劳倦过度

长期久坐伏案，气血运行不畅，清窍失养；或房事不节，淫欲过度，损伤肾精，精气不足，髓海空虚；或劳倦伤脾，清气不升，清浊升降失常，皆可引起眩晕。

5.年老气衰

年迈体弱，肾精亏虚，髓海不足，无以充盈于脑；或体弱多病，损伤肾精肾气；或脾气不充，气血化生乏源，均可致清窍失养，脑髓空虚，而发为眩晕。

（二）继发病因

1.失血、外伤

吐血、崩漏、便血或产后出血过多等，均可引起气血亏虚。气虚则清阳不升，血虚则肝失所养而虚风内动，气虚血脱，脑髓失养，皆可导致眩晕。或跌仆坠损，头颅外伤，瘀血停留，阻滞经脉，致使气血不能上荣头目，亦可发为眩晕。

2.不寐

多为心肾不交之证，肾阴不足，肾水不能上济，心火偏亢，水火失济，虚实兼夹，阴虚脑髓失充,火旺上扰清窍;或痰热郁滞,扰动心神;或气机郁滞化火,上扰清窍。以上引起不寐者,皆可引发眩晕。

3.癫痫

癫痫频频发作,久则肝肾阴虚,气血不足,脑髓失充,清窍失养亦发眩晕。

不论何种原因引起的眩晕,皆可因外感六淫、内伤七情、饮食不节、劳倦过度、大病之后而诱发或加重眩晕发作。

四、病机

(一)发病

由外感风邪、情志所伤、跌仆坠损、失血引起之眩晕,一般呈现急性发作;由老年气虚、久病失血、不寐、癫痫所致之眩晕,多为缓慢性发生,但可呈阵发性加剧。

(二)病位

本病病位在脑,但与肝、脾、肾密切相关,其中又以肝为主。

(三)病性

本病以虚证居多,以气血亏虚、肝肾不足为本,致使清窍失养,脑髓失充,而发眩晕;实证以风、火、痰、瘀为标,外风侵袭,客于肌表,或兼夹寒、热、燥、湿之邪,循经上扰巅顶,邪遏清窍;肝阳风炎,上扰巅顶;痰浊阻遏,升降失调,痰火气逆,上犯清窍;瘀血内阻,络道不通,气血运行不畅,脑失所养,亦可发为眩晕。临床常见虚实标本夹杂。

(四)病势

发作期及发病初期以风、火、痰、瘀标实证表现为主,病久或缓解期,则虚证逐渐显露,由肝及脾,进而及肾,终致肝、脾、肾三脏俱虚。若年老体弱,不能御邪,或病后失治误治,则外邪可由表入里,由外及内,损伤脏腑,加重眩晕病情。

(五)病机转化

眩晕在发病过程中,各种病因病机之间可以相互影响,相互转化,形成虚实夹杂。或外邪侵袭,邪郁不解,入里化热,引动肝风;或阴损及阳、阴阳两虚;或肝风痰火上蒙清窍,阻滞经络,而形成中风;或突发气机逆乱,清窍暂闭或失养,而引起晕厥。本病一般表现为本虚标实,在早期及发作期标实证候突出,如风邪上扰、肝阳上亢、痰浊中阻、瘀血内停等;病证后期或缓解期,本虚证候表现突出,如气血不足、脑髓不充、肾精亏损等。

五、辨证论治

(一)辨证要点

1.辨相关脏腑

眩晕病在清窍,因内伤而致病者多与肝、脾、肾三脏功能失调密切相关,因外感而致病者多与肌表、肺卫有关。肝阳上亢之眩晕兼见头胀痛、面色潮红、急躁易怒、口苦脉弦等症状。脾胃虚弱,气血不足之眩晕,兼有纳呆、乏力、面色㿠白等症状。脾失健运,痰湿中阻之眩晕,兼见纳呆呕恶、头痛、苔腻诸症。肾精不足之眩晕,多兼有腰酸腿软、耳鸣如蝉等症。风邪外袭,客于肌表,上扰清窍之眩晕,根据夹邪之不同,属风寒者,可伴头痛、恶寒发热、鼻塞流涕、舌苔薄白、脉浮;属风热者,伴咽喉红痛、口干口渴、苔薄黄、脉浮数;属风燥者,兼见咽干口燥、干咳少痰、苔薄少津、脉浮细;属风湿者,伴肢体困倦、头重如裹、胸脘闷满、苔薄腻、脉濡。

2.辨虚实

凡病程较长,反复发作,遇劳即发,伴两目干涩,腰膝酸软,或面色㿠白,神疲乏力,脉细或弱者,多属虚证,由精血不足或气血亏虚所致。凡病程短,或突然发作,眩晕重,视物旋转,伴头痛,面赤,呕恶痰涎,形体壮实者,多属实证。其中,肝阳风火所致者,眩晕,面赤,烦躁,口苦,肢麻震颤,甚则昏仆,脉弦有力;痰湿所致者,头重昏蒙,胸闷呕恶,苔腻脉滑;瘀血所致者,头昏头痛,痛点固定,唇舌紫暗,舌有瘀斑。凡有明显的外感病史,急性起病,伴见恶寒发热,鼻塞流涕,或咽喉红肿,或干咳少痰,或头身如裹,脉浮等表证者,属外感眩晕,多属实证。

3.辨标本缓急

眩晕多本虚标实。肝肾阴虚,气血不足为病之本,风、火、痰、瘀,为病之标。肝肾之阴亏虚,阴不敛阳,亢而上扰清窍,及气血不足,不能荣脑益髓,皆可致眩晕发生。风、火、痰、瘀,各有其特点,如风性主动,火性炎上,痰性黏滞,瘀性留着等,都需加以辨识。其中尤以肝风肝火最急,风生火动,两阳相搏,上干清窍,症见眩晕、面赤、口苦,重者昏仆,脉弦数有力,舌红苔黄。因外邪致病者亦可见急性起病,多为实证,风邪外袭,扰乱清空,在出现头目眩晕的同时兼有表证之象,若失治误治,可使表邪入里而引起变证。所以应分清标本缓急,避免造成严重后果。

4.辨外感和内伤

外感引发的眩晕病因多由风邪上扰引起,多为新病,起病急,其症状可见眩晕,头痛,恶寒发热,鼻塞流涕,苔薄白,脉浮等肺卫表证,其中临床症状以恶寒发热,鼻塞流涕,头项强痛,肢体酸痛,舌苔薄白,脉浮紧为主要表现者多属风寒;以鼻塞流浊涕,咽疼,口干欲饮,头疼,苔薄黄,脉浮数为主要表现者多属风热;以干咳少痰,鼻干鼻燥,舌尖红,苔薄黄少津,脉细数为主要表现者多属风燥;以头重如裹,骨节困重,胸脘痞闷,呕恶纳呆,口黏腻,舌苔白腻,脉濡为主要表现者多属风湿。也可见于少阳邪郁而引发的眩晕,其临床症状多以口苦咽干,心烦喜呕,兼寒热往来,胸胁苦满,默默不欲饮食,苔薄,脉弦为主要表现。

内伤眩晕则多为久病,病程长,若伴有头胀痛,易怒,面部潮红,目赤,少寐多梦,舌质红苔黄,脉弦,则见于肝阳上亢型眩晕;若伴有头重如裹,胸闷,舌胖苔浊腻或厚腻而润,脉滑或弦滑,或脉濡缓,则见于痰浊型眩晕;若气短声低,神疲懒言,面色㿠白,唇甲苍白则多见于气血亏虚型眩晕;若见腰膝酸软,齿摇,耳鸣则多见于肾精亏虚型眩晕;若伴有头痛,唇甲紫暗,舌边及舌面有瘀点、瘀斑则见于瘀血内阻型眩晕等,在辨证过程中要仔细的详加辨证分清外感内伤,以明确病因病机,指导用药,提高疗效。

5.辨病与辨证相结合

眩晕以头晕、眼花、视物旋转为主症,从中医学角度认识该病证,其临床表现与其他中医病证差异较大,常不难鉴别。临证时,结合病因病机,常将其分为风邪上扰、少阳邪郁、肝阳上亢、痰浊中阻、气血亏虚、肾精不足、瘀血内阻 7 型,各证型之间辨证要点清晰明了,易对其进行正确的论治。

西医学中许多疾病均可出现眩晕症状,诸如梅尼埃病、椎-基底动脉供血不足、前庭神经元炎、脑动脉硬化、贫血、低血压、高血压等近百种疾病。若单从中医学角度按症状进行辨证施治,而忽略西医学对病因学的认识,常不利于疾病的诊治。诸如肿瘤等发展迅速、预后较差的疾病,仅从眩晕症状给予辨治,而忽视对肿瘤针对性治疗,往往会延误病情,甚至贻误治疗时机。若在疾病早期就明确病因,针对原发病因积极治疗,不仅可以改善症状,亦可控制或延缓疾病进展,对患者预后意义重大。因此,辨西医之病显得不容忽视。

鉴于上述,现代中医学家提出了西医"辨病"与中医"辨证"相结合之观点。采用现代科技,通过实验室及影像学等相关检查,结合询问病史及查体,综合分析,确定导致眩晕的西医病种;在明确西医诊断的同时,采集患者相关信息,从现代中医角度对疾病的病因病机、诊治规律作出系统的分析。这种西医辨病与中医辨证相结合的方式,既有全局观念和整体认识,又有阶段性、现实性和灵活性认识,可以动态把握疾病发生、发展的变化规律,准确辨别疾病病位、性质,明确所患何病、何证,在治疗中更具针对性。

　　中西医结合诊治疾病的基本思路与方法,可以相互补充,提高诊疗效果。辨病有助于提高辨证的预见性、准确性,重点在全过程;辨证又有助于辨病的个体化、针对性,重点在现阶段。二者结合,不仅有利于弥补中西医体系各自的缺陷,且能更加明确疾病的发展、转归、预后,亦更有利于疾病的治疗,值得在临床推广。

　　引起眩晕的病因通常可分为外感、内伤两大方面。本节主要讨论风邪上扰、少阳邪郁、肝阳上亢、痰浊上蒙、气血亏虚、肝肾阴虚、瘀血内阻等所致眩晕。治疗以疏散外风、和解少阳、平肝息风、燥湿化痰、补益气血、滋养肝肾、化瘀通络为法。

(二)分证论治

1.风邪上扰

(1)证候表现:眩晕,头身痛,发热恶寒(或恶风),鼻塞流涕,苔薄。或伴恶寒重发热轻,鼻流清涕,苔薄白,脉浮紧;或伴发热重,微恶风,鼻流浊涕,咽喉红肿,口渴,汗出,溲赤,苔薄黄,脉浮数;或兼见咽干口渴,干咳少痰,苔薄,脉浮细;或伴身重头如裹,胸脘闷满,苔薄腻,脉濡。

(2)病机分析:风为阳邪易袭阳位,风邪外袭,客于肌表,循经上扰巅顶,邪遏清窍,故作眩晕。风邪亦为百病之长,因风致病者,常可兼杂风、寒、燥、湿邪气伤人。风寒束表,则有头身痛,卫阳被郁,则出现恶寒重发热轻;风寒袭肺,肺气不利,则鼻流清涕;苔薄白,脉浮紧均为风寒袭表之象。风热侵袭,则见发热重,微恶风,汗出,鼻流浊涕,咽喉红肿,溲赤;热盛伤津则口干口渴;苔薄黄,脉浮数亦为风热在表之象。风燥袭肺,肺失宣降,则见干咳少痰;燥盛则干,则咽干口燥;苔薄少津,脉浮细亦为风燥外袭之象。风湿袭表,则肢体困倦,头重如裹,风湿内阻,中焦气机不利,则胸脘闷满;苔薄腻,脉濡亦为风湿之象。

(3)治法:风寒表证治以疏风散寒、辛温解表;风热表证治以疏风清热、辛凉解表;风燥眩晕治以轻宣解表,凉润燥热;风湿眩晕,治以疏风祛湿。

(4)常用方:风寒表证用川芎茶调散(《太平惠民和剂局方》)加减。川芎、荆芥、薄荷(后下)、羌活、细辛、白芷、防风、生甘草。风热表证用银翘散(《温病条辨》)加减。风燥表证用桑杏汤(《温病条辨》)加减。风湿眩晕用羌活胜湿汤(《内外伤辨惑论》)加减。

(5)加减:风寒夹湿,伴头痛如裹者,加苍术、藁本、半夏、陈皮以祛风散寒,燥湿健脾;风热夹湿,头昏沉,胸闷口渴者,加藿香、佩兰、黄连以清热化湿;外邪束表,致颈项强酸痛者,加葛根,升麻,芍药以解表缓急止痛;若湿阻中焦,症见纳呆、呕恶者,加白术,半夏,扁豆,香薷以健脾和胃调中。

2.少阳邪郁

(1)证候表现:眩晕,口苦咽干,心烦喜呕,或兼寒热往来,胸胁苦满,默默不欲饮食,苔薄,脉弦。

(2)病机分析:表邪不解,郁于少阳,胆火循经上扰清窍,故时时作眩;胆热扰心则心烦,上炎则口苦,灼津则咽干;正邪分争于半表半里,则见寒热往来;少阳经脉布于两胁,邪郁少阳,经气不利,故胸胁苦满;少阳胆气失于疏泄,郁而化热,邪热扰胃,胃失和降,胃气上逆则吐不欲食;脉弦亦为少阳胆经之病脉。

(3)治法:和解少阳,疏风清利。

(4)常用方:小柴胡汤(《伤寒论》)加减。柴胡、黄芩、姜半夏、党参、旋覆花、代赭石(先煎)、生姜、大枣、生甘草。

(5)加减:若营卫不和,见发热者,去党参,加桂枝以取微汗而解肌;若素有肺寒留饮,见咳嗽者,去党参、生姜、大枣,加紫菀、干姜、炙款冬花以温肺止咳;若痰热壅肺,见痰多者,加瓜蒌、贝母以清热化痰。

3.肝阳上亢证

(1)证候表现:眩晕、头胀痛、易怒、面部潮红、目赤、口苦、少寐多梦、舌质红苔黄、脉弦。

(2)病机分析:情志郁薄,郁而化火,火极生风,风阳上扰或肝肾阴虚,阴不敛阳,肝阳上亢,上冒清窍,故眩晕、耳鸣、头痛且胀,脉见弦象;劳则伤肾,怒则伤肝,致使肝阳更盛,则头晕、耳鸣、头痛加剧,肝阳升发太过,故急躁易怒;肝火扰动心神,故失眠多梦;若肝火偏盛,循经上炎,则兼见面红、目赤、口苦,脉弦且数;火热灼津,故便秘尿赤,舌红苔黄;若属肝肾阴亏,水不涵木,肝阳上亢者,则兼见腰膝酸软,健忘遗精,舌红少苔,脉弦细数。若肝阳亢极化风,则可出现眩晕欲仆,泛泛欲呕,头痛如掣,肢麻震颤,语言不利,步履不正等风动之象。此乃中风之先兆,宜加防范。

(3)治法:平肝潜阳,清火息风。

(4)常用方:天麻钩藤饮(《中医内科杂病证治新义》)加减。天麻、钩藤(后下)、石决明(先煎)、川牛膝、益母草、黄芩、栀子、杜仲、桑寄生、夜交藤、茯神。

(5)加减:肝火偏盛,烦躁易怒,面红、口苦、目赤、咽痛明显者,加龙胆草,牡丹皮、夏枯草以清肝泄热,或改用龙胆泻肝汤加石决明、钩藤等以清肝泻火;兼腑热便秘者,可加大黄,芒硝以通腑泄热;若肝肾阴虚较甚,目涩耳鸣,腰酸膝软,舌红少苔,脉弦细数者,可酌加枸杞子、首乌、生地黄、麦冬、玄参、生白芍以滋补肝肾之阴;若肝阳亢极化风,症见眩晕欲仆、头痛如掣、手足麻木或震颤者,可用羚羊角粉吞服,牡蛎、赭石入煎以镇肝息风,或用羚羊角汤加减,以防中风变证。

4.痰浊中阻

(1)证候表现:头晕不爽,头重如裹,胸闷,恶心而时吐痰涎,少食而多思睡,舌胖苔浊腻或厚腻而润,脉滑或弦滑,或脉濡缓。

(2)病机分析:痰浊中阻,气机阻滞,清阳不升,浊阴不降,痰湿上蒙清窍,故眩晕,头重如裹;痰为湿聚,湿性重浊,阻遏清阳,故倦怠头重如蒙;痰浊中阻,气机不利,故胸闷恶心;胃失和降,胃气上逆,故时吐痰涎;脾阳为痰浊阻遏而不振,故少食多寐;舌胖、苔浊腻或白厚而润,脉滑或弦滑或兼结代,均为痰浊内蕴之征。若为阳虚不化水,寒饮内停,上逆凌心,则兼见心下逆满,心悸怔忡;若痰浊久郁化火,痰火上扰则头目胀痛,口苦;痰火扰心,故心烦而悸;痰火劫津,故尿赤;苔黄腻,脉弦滑而数,均为痰火内蕴之象。若痰浊夹肝阳上扰,则兼头痛耳鸣,面赤易怒,胁痛,脉弦滑。

(3)治法:燥湿祛痰,健脾和胃。

(4)常用药:半夏白术天麻汤(《古今医鉴》)加减。制半夏、白术、天麻、茯苓、生姜、大枣、橘红。

(5)加减:若痰郁化火,壅滞中焦,胃降失和,症见眩晕较甚,呕吐口苦频作者,可加代赭石、旋覆花、胆南星、竹茹、生姜之类以除痰降逆止呕;若水湿潴留,舌苔厚腻者,可合五苓散,使小便得利,湿从下去;若脾虚湿困,见脘闷不食者,加白蔻仁、砂仁化湿醒脾;若气郁不通阻于头窍,见耳鸣重听者,加葱白、郁金、石菖蒲、远志肉以通阳开窍;若痰郁化火,头痛头胀,心烦口苦,渴不欲饮,舌红苔黄腻,脉弦滑者,宜用黄连温胆汤清化痰热。

5.气血亏虚

(1)证候表现:头晕目眩,劳累则甚,气短声低,神疲懒言,面色㿠白,唇甲苍白,发色不泽,心悸少寐,纳少体倦,舌淡胖嫩,且边有齿印,苔少或薄,脉细或虚弱。

(2)病机分析:气虚则清阳不展,血虚则脑失所养,故头晕目眩,劳则气耗,故活动劳累后眩晕加剧,或劳累即发;心主血脉,其华在面,血虚失濡,则面色苍白少华或萎黄,唇甲不华,发色不泽;气虚则神疲懒言;脾胃虚弱,运化失司,则饮食减少;脾肺气虚,故气短声低;营血不足,血不养心,心神失养,故心悸失眠;舌色淡、质胖嫩、边有齿印、苔少或厚、脉细或虚大,均是气虚血少之象。若偏于脾虚气陷,则兼见食后腹胀,大便稀溏;若脾阳虚衰,气血生化不足,则兼见畏寒肢冷,唇甲淡白。

(3)治法:补益气血,健运脾胃。

(4)常用方:十全大补汤(《太平惠民和剂局方》)加减。人参(或党参)、黄芪、当归、炒白术、茯苓、川芎、熟地黄、生白芍、肉桂、枸杞子、怀牛膝、炙甘草。

(5)加减:若气虚自汗,易于感冒者,当重用黄芪,加防风、浮小麦益气固表敛汗;若中气不足,清阳不升,兼见气短乏力,纳少神疲,便溏下坠,脉象无力者,可合用补中益气汤以健运脾胃,升阳举陷;若气虚湿盛,伴有泄泻或便溏者,重用茯苓、白术,加薏苡仁、泽泻、炒扁豆、炒当归以健脾化湿;若血虚较甚,面色㿠白,唇舌色淡者,可加阿胶、紫河车粉(冲服)以益气养血;若血虚心神失养,见心悸怔忡,少寐健忘者,可加柏子仁、合欢皮、夜交藤以养心安神;若阳虚失温,见形寒肢冷,腹中隐痛,脉沉者,可酌加桂枝、干姜以温中助阳;若脾阳虚衰,中焦运化无权,兼见畏寒肢冷、唇甲淡白者,则在上方中去地黄、枸杞子、牛膝,加干姜、熟附片等以温运中阳。

6.肾精不足

(1)证候表现:头晕而空,精神萎靡,失眠,多梦,健忘,腰膝酸软,齿摇,耳鸣,或有遗精滑泄,发枯脱落。偏于阴虚者,五心烦热,颧红,咽干,形瘦,舌嫩红,苔少或光剥,脉细数;偏于阳虚者,四肢不温,形寒怯冷,舌质淡,脉沉细无力。

(2)病机分析:肾精不足,无以生髓,脑髓失充,故眩晕,精神萎靡;肾精不足,心肾不交,故少寐、多梦、健忘;肾主骨,腰为肾之府,齿为骨之余,精虚骨骼失养,故腰膝酸软,牙齿动摇;肾虚封藏固摄失职,故遗精滑泄;肾开窍于耳,肾精虚少,故时时耳鸣;肾其华在发,肾精亏虚,故发易脱落;肾精不足,阴不维阳,虚热内生,故颧红,咽干,形瘦,五心烦热,舌嫩红、苔少或光剥,脉细数;精虚无以化气,肾气不足,日久真阳亦衰,则见面色㿠白或黧黑,形寒肢冷,舌淡嫩,苔白或根部有浊苔,脉弱尺甚。

(3)治法:补肾填精,充养脑髓。

(4)常用方:河车大造丸(《活人心统》)加减。紫河车、龟甲(先煎)、黄柏、杜仲、怀牛膝、天冬、生地黄、麦冬、党参、茯苓。

(5)加减:若肝肾精亏,症见目花、耳鸣、腰酸、眩晕持久者,可加入山茱萸、菟丝子、枸杞子、鹿角胶、女贞子等以填精补髓;若肾失封藏固摄,遗精滑泄者,可选加莲须、芡实、桑螵蛸、沙苑子、覆盆子等以固肾涩精;若阴虚火旺,症见五心烦热,潮热颧红,舌红少苔,脉细数者,可加鳖甲、知母、黄柏、牡丹皮、地骨皮以滋阴清热;若心肾不交,症见失眠,多梦,健忘者,加阿胶、鸡子黄、酸枣仁、柏子仁等交通心肾,养心安神;若阴损及阳,肾阳虚明显,症见四肢不温,形寒怕冷,精神萎靡,舌淡脉沉者,或予右归丸,或酌配巴戟天、淫羊藿、肉桂温补肾阳,填精补髓;若因阳虚水泛,症见下肢浮肿,尿少者,可加桂枝、茯苓、泽泻等温肾利水消肿。

7.瘀血内阻

(1)证候表现:眩晕时作,反复不愈,头痛,唇甲紫暗,舌边及舌面有瘀点、瘀斑;伴有善忘、夜寐不安、心悸、精神不振及肌肤甲错等;脉弦涩或细涩。

(2)病机分析:瘀血阻络,络脉不通,气血不得正常流布,脑失所养,故眩晕时作;瘀血不去,新血不生,阻遏脉道,脉不舍神,心神失养,故可兼见健忘、失眠心悸、精神不振;头痛,面唇紫暗,舌有紫斑瘀点,脉弦涩或细涩,均为瘀血内阻之征。

(3)治法:祛瘀生新,活血通络。

(4)常用方:血府逐瘀汤(《医林改错》)加减。当归、生地黄、桃仁、红花、赤芍、水蛭、北柴胡、桔梗、川牛膝、枳壳、川芎、甘草。

(5)加减:若气虚身倦无力、少气自汗者,宜加黄芪,且应重用(30 g以上)以补气行血;若阳虚失于温煦,症见畏寒肢冷者,可加附子,桂枝以温经活血;若虚热内生,骨蒸潮热,肌肤甲错者,可加牡丹皮、黄柏、知母、玄参,重用干地黄,去桔梗、枳壳耗津之药,以达清热养阴、祛瘀生新的目的。

六、西医治疗

(一)一般治疗

卧床休息,尽可能避免外界环境的各种刺激,饮食以半流质为宜,酌情给予静脉输液以维持营养供应。对内耳眩晕者应限制摄入水与盐分,24小时内摄入水分在1 500 mL左右,禁止食含盐较多的食物,建议每天食盐控制在0.8~1.0 g,对部分患者可有效地控制发作或减轻发作程度。

(二)药物治疗

1.镇静及安定剂

常选用的药物有苯巴比妥、地西泮、异丙嗪等。可以控制患者焦虑不安,抑制前庭敏感度而减轻眩晕,另外且有止呕作用。

2.利尿剂

可有效地利尿脱水,同时影响耳蜗与肾脏的离子交换而维持内耳淋巴电解质平衡。控制内耳性眩晕,常供选择的药物有氢氯噻嗪、呋塞米等。呋塞米因对内耳有毒性,临床应慎用。

3.扩张血管剂

交感神经兴奋性过度导致耳蜗毛细血管收缩缺氧,继而渗透性增高引起内耳性眩晕,故用血管扩张药物改善耳蜗血循环,降低毛细血管渗透性,可控制眩晕发作。常选用地巴唑、罂粟碱、烟酸、倍他司汀、消旋山莨菪碱等。临床上,对于低血压患者,使用此类药物时应注意其血压的变化。

4.抗胆碱能药物

作用于自主神经系统,有明显控制前庭症状的作用,其中首选东莨菪碱,也可选用普鲁苯辛,或阿托品等。

5.抗组胺药物

通过拮抗中枢和周围神经系统乙酰胆碱作用而治疗眩晕,其控制前庭症状最好。常用药物有苯海拉明,异丙嗪,茶苯海明等。可完全控制恶心、头晕症状。

(三)手术治疗

手术治疗适应于反复发作性眩晕,或眩晕无间歇期已长期不能工作者,或听力丧失达 30 db 以上,语言辨别率少于 50％者,经药物等保守治疗半年以上无效。治疗原则为破坏迷路的前庭部分,尽可能保留听力。治疗方法有保守性的,如内淋巴囊分流,减压与切开;半破坏性的,如前庭神经与前庭神经节切断术,适用于两侧或一侧病变而希望保留听力者,可防止眩晕进一步发作而不影响其尚存的听力;破坏性的,如迷路和耳蜗前庭神经切除术,仅适用于单侧病变且听力已严重而持久受损者,双侧病变不宜采用,能持久地缓解眩晕症状,但可导致手术侧耳聋。

(周　彬)

第三节　中　风

中风是由于阴阳失调,气血逆乱,上犯于脑所引起的以卒然昏仆,不省人事,半身不遂,口眼㖞斜,语言不利为主症的病证。病轻者可无昏仆而仅见半身不遂及口眼㖞斜等症状。

由于本病发生突然,起病急骤,"如矢石之中的,若暴风之疾速"。临床见症不一,变化多端而速疾,与自然界"风性善行而数变"的特征相似,故古代医家取类比象而名之为"中风";又因其发病突然,亦称之为"卒中"。

《内经》中有关中风的论述较详。在病名方面,依据症状表现和发病阶段不同而有不同的名称,如在卒中昏迷期间称为仆击、大厥、薄厥;半身不遂者则有偏枯、偏风、身偏不用、风痱等病名。在病因方面,认识到感受外邪、烦劳暴怒可以诱发本病,如《灵枢·刺节真邪》云:"虚邪偏客于身半,其入深,内居营卫,营卫稍衰则真气去,邪气独留,发为偏枯。"《素问·生气通天论》云:"阳气者,大怒则形气绝,而血菀于上,使人薄厥。"此外,还认识到本病的发生与体质、饮食有密切的关系。如《素问·通评虚实论》曾经明确指出:"……仆击,偏枯……肥贵人则膏粱之疾也。"这些论述至今仍有指导意义。

在《内经》之后,历代医家对中风病因和治法的探讨大体可划分为两个阶段。在唐宋以前以"外风"学说为主,多从"内虚邪中"立论;唐宋以后,特别是金元时期,突出以"内风"立论,是中风病因学说的一大转折。刘河间主"心火暴盛",李东垣认为属"正气自虚",朱丹溪主张"湿痰生热"。元代王履提出"真中""类中"病名。明代张景岳认为本病与外风无关而倡导"非风"之说,并提出"内伤积损"的论点。明代医家李中梓将中风中脏腑明确分为闭、脱二证。以内风立论是中风病防治的进步,清代叶天士始明确以"内风"立论,并提出滋液息风、补阴潜阳以及开闭、固脱等法。王清任指出中风半身不遂、偏身麻木是由于气虚血瘀所致,立补阳还五汤治疗偏瘫,至今仍为临床常用。近代医家张伯龙、张山雷等总结前人经验,进一步探讨发病机制,认识到本病的发生主要在于肝阳化风,气血上逆,直冲犯脑,中风的病因病机和治法认识渐趋深化。

根据中风的临床表现特征,西医学的急性脑血管疾病与之相近,包括缺血性中风和出血性中风,其他如短暂性脑缺血发作、局限性脑梗死、原发性脑出血和蛛网膜下腔出血等,均可参照本节进行辨证论治。

一、病因病机

本病多是在气血阴阳亏损的基础上,复因劳逸失度、情志不遂、饮酒饱食或外邪侵袭等触发,引起脏腑阴阳失调,血随气逆,肝阳暴涨,内风旋动,夹痰夹火,横窜经脉,蒙蔽神窍,从而发生卒然昏仆、半身不遂诸症。

(一)内伤积损

素体阴亏血虚,阳盛火旺,风火易炽,或久患消渴、眩晕之病或年老体衰,肝肾阴虚,肝阳偏亢,复因将息失宜,致使阴虚阳亢,气血上逆,上蒙神窍,突发本病。正如《景岳全书·非风》所言:"卒倒多有昏聩,本皆内伤积损颓败而然。"

(二)劳欲过度

《素问·生气通天论》言:"阳气者,烦劳则张。"人身之阳气若扰动太过,则亢奋不敛,烦劳过度,形神失养,耗气伤阴,易使阳气暴涨,引动风阳上旋,血随气逆,壅阻清窍;纵欲过度,房事不节,耗伤肾水,水亏于下,火旺于上,水不制火,则阳亢风动。

(三)饮食不节

饮食无节制,嗜食肥甘厚味、辛香炙煿之物,或饮酒过度,致使脾失健运,聚湿生痰,痰湿生热,热极生风,导致风火痰热内盛,窜犯络脉、上阻清窍而发病。此即《丹溪心法·论中风》所言:"湿土生痰,痰生热,热生风也。"

(四)情志所伤

五志过极,心火暴盛,可引动内风而发卒中,临床上以郁怒伤肝为多。平素忧郁恼怒,情志不畅,肝气不舒,气郁化火,则肝阳暴亢,引动心火,气血上冲于脑,神窍闭阻,遂致卒倒。或长期烦劳过度,精神紧张,阴精暗耗,虚火内燔,日久导致肝肾阴虚、阳亢风动。此外,素体阳盛、心肝火旺之青壮年人亦有遇怫郁而阳亢化风,以致突然发病者。

(五)气虚邪中

气血不足,脉络空虚,尤其在气候突变之际,风邪乘虚入中,气血痹阻,或痰湿素盛,形盛气衰,外风引动内风,痰湿闭阻经络而致㖞僻不遂。

(六)气候变化

本病虽一年四季均可发病,但发病常与气候骤变有关,一是入冬骤然变冷,寒气入侵,寒伤阳气,凝滞血脉,使气血逆乱、脑脉失养、脑络痹阻而发病;二是春季厥阴风木主令,内应于肝,风阳易动,气血逆乱而易导致本病发生。

中风的形成虽有上述各种原因,但其基本病机总属阴阳失调,气血逆乱。病位在脑,与肝、肾密切相关;病理基础则为肝肾阴虚,因肝肾之阴下虚,则肝阳易于上亢,复加饮食起居不当、情志刺激或感受外邪,气血上冲于脑,神窍闭阻,故卒然昏仆,不省人事。

中风的病理因素主要为风、火、痰、气、瘀,其形成与脏腑功能失调有关。如肝肾阴虚,阳亢化火生风,或五志化火动风;脾失健运,痰浊内生,或火热炼液为痰;暴怒使血菀于上,或气虚无力推动,皆可致瘀血停滞。五者之间可互相影响或兼见同病,如风火相煽、痰瘀互结等。严重时风阳痰火与气血阻于脑窍,横窜经络,出现昏仆、失语、㖞僻不遂。

病理性质多属本虚标实。肝肾阴虚、气血衰少为致病之本,风、火、痰、气、瘀为发病之标,两者可互为因果。发病之初邪气鸱张,风阳痰火炽盛,气血上菀,故以标实为主;如病情剧变,在病邪的猛烈攻击下,正气急速溃败,可以正虚为主,甚则出现正气虚脱。后期因正气未复而邪气独留,可留后遗症。

由于病邪所阻病位浅深以及病情轻重的不同,在病理变化和临床表现上又有中经络和中脏腑之别,轻者中经络,重者中脏腑。若肝风夹痰横窜经络,血脉瘀阻,气血不能濡养机体,则见中经络之证,表现为半身不遂,口眼㖞斜,不伴神志障碍;若风阳痰火蒙蔽神窍,气血逆乱,上冲于脑,则见中脏腑重证,络损血溢、瘀阻脑络而致卒然昏倒、不省人事。中脏腑者因邪正虚实的不同而有闭、脱之分及由闭转脱的演变。

中风的发生病机虽然复杂,但归纳起来不外乎虚(阴虚、血虚)、火(肝火、心火)、风(肝风、外风)、痰(风痰、湿痰)、气(气逆、气滞)、瘀(血瘀)六端。

二、诊断

(一)诊断要点

1.病史

多发于40岁以上年龄段的人群,发病前多有头晕、头痛、肢体一侧麻木等先兆症状,常有眩晕、头痛、心悸等病史,发病多有情志失调、饮食不当或劳累等诱因。

2.证候特征

具有突然昏仆,不省人事,半身不遂,偏身麻木,口眼㖞斜,言语謇涩等特定的临床表现。轻证仅见眩晕,偏身麻木,口眼㖞斜,半身不遂等。

3.辅助检查

中风与西医急性脑血管病相近,临床可作脑脊液、眼底及 CT、MRI 等检查。短暂性脑缺血发作检查无明显异常。局限性脑梗死患者脑脊液压力不高,常在正常范围,蛋白质含量可升高,头颅 CT 和 MRI 可显示梗死区。出血性中风在起病后1周 CT 能正确诊断大脑内直径在1 cm或更大的血肿。对于脑干内小的血肿或血块已变为和脑组织等密度时,MRI 的诊断比 CT 可靠。原发性蛛网膜下腔出血主要原因为动脉瘤破裂和动静脉血管畸形,早期 CT 扫描可显示破裂附近脑池或脑裂内有无凝血块、脑内或硬膜下血肿,以及是否合并脑出血。MRI 对原发性蛛网膜下腔出血的诊断并不可靠,在无 CT 的条件下,可谨慎进行脑脊液检查。

(二)类证鉴别

1.中风与口僻

口僻俗称吊线风,主要症状是口眼㖞斜,但常伴耳后疼痛、口角流涎、言语不清,而无半身不遂或神志障碍等表现,多因正气不足,风邪入脉络,气血痹阻所致,不同年龄人群均可罹患。

2.中风与厥证

厥证也有突然昏仆、不省人事之表现。一般而言,厥证神昏时间短暂,发作时常伴有四肢逆冷,移时多可自行苏醒,醒后无半身不遂、口眼㖞斜、言语不利等表现。

3.中风与痉证

痉证以四肢抽搐、项背强直,甚至角弓反张为主症,发病时也可伴有神昏,须与中风闭证相鉴别。但痉证之神昏多出现在抽搐之后,而中风患者多在起病时即有神昏,而后可以出现抽搐。痉证抽搐时间长,中风抽搐时间短。痉证患者无半身不遂、口眼㖞斜等症状。

4.中风与痿证

痿证可以有肢体瘫痪、活动无力等类似中风之表现;中风后半身不遂日久不能恢复者,亦可见肌肉瘦削、筋脉弛缓,两者应予以区别。但痿证一般起病缓慢,以双下肢瘫痪或四肢瘫痪,或肌肉萎缩,筋惕肉瞤为多见;而中风的肢体瘫痪多起病急骤,且以偏瘫不遂为主。痿证起病时无神昏,中风则常有不同程度的神昏。

5.中风与痫病

痫病发作时起病急骤,突然昏仆倒地,与中风相似。但痫病为阵发性神志异常的疾病,卒发仆地时常口中作声如猪羊啼叫,四肢频抽而口吐白沫;中风则仆地无声,一般无四肢抽搐及口吐涎沫的表现。痫病之神昏多为时短暂,移时可自行苏醒,醒后一如常人,但可再发;中风患者昏仆倒地,其神昏症状严重,持续时间长,难以自行苏醒,须及时治疗方可逐渐清醒。中风多伴有半身不遂、口眼㖞斜等症,亦与痫病不同。

三、辨证论治

(一)辨证要点

1.辨病期

根据病程长短,分为三期。急性期为发病后2周以内,中脏腑者可至1个月;恢复期指发病2周后或1个月至半年内;后遗症期指发病半年以上。

2.辨中经络、中脏腑

中经络者虽有半身不遂、口眼㖞斜、语言不利,但意识清楚;中脏腑则昏不知人,或神志昏糊、迷蒙,伴见肢体不用。

3.辨闭证与脱证

闭证属实,因邪气内闭清窍所致,症见神志昏迷、牙关紧闭、口噤不开、两手握固、肢体强痉等。其中阳闭有瘀热痰火之象,如身热面赤、气粗鼻鼾、痰声如拽锯、便秘溲黄、舌苔黄腻、舌绛干,甚则舌体卷缩,脉弦滑而数;阴闭有寒湿痰浊之征,如面白唇紫、痰涎壅盛、四肢不温、苔白腻、脉沉滑等。脱证属虚,乃五脏真阳散脱、阴阳即将离绝之候,临床可见神志昏聩无知、目合口开、四肢松懈瘫软、手撒肢冷汗多、二便自遗、鼻息低微等。此外,还有阴竭阳亡之分,并可相互关联。

4.辨病理性质

急性期重在辨别标实证候。若素患头痛、眩晕等症,突然发生半身不遂,甚或神昏,抽搐,肢体强痉拘急,属内风动越;若发病后咯痰较多,或神昏而喉中痰鸣,舌苔厚腻,属痰浊壅盛;若面红目赤,口干口苦,甚或项强身热,燥扰不宁,大便秘结,小便黄赤,则以邪热为主;若肢体拘挛疼痛,痛处不移,舌质紫暗,有瘀点瘀斑,面色黧黑,多属血瘀。恢复期及后遗症期重在辨识本虚。若见肢体瘫软,手足肿胀,气短自汗者,多属气虚;若有畏寒肢冷,多为阳气虚衰的表现;若见心烦少寐,口干咽干,手足心热,舌红少苔,多属阴虚内热。

(二)治疗原则

中经络者以平肝息风、化痰祛瘀通络为主。中脏之闭证治当息风清火、豁痰开窍、通腑泄热;脱证急宜救阴回阳固脱;对内闭外脱之证,则须醒神开窍与扶正固脱兼用。恢复期及后遗症期多为虚实兼夹,当扶正祛邪,标本兼顾,平肝息风,化痰祛瘀与滋养肝肾、益气养血并用。

(三)分证论治

1.中经络

(1)风痰入络证:肌肤不仁,手足麻木,突发口眼㖞斜,言语不利,口角流涎,舌强语謇,甚则半身不遂;或兼见肢体拘挛,关节酸痛等症;舌质暗红,舌苔薄白、脉浮数,或见舌苔黄腻,脉滑数。

证候分析:本证以脉络空虚,风痰乘虚入中,气血闭阻为基本病机。患者素体气血不荣络脉,使络脉空虚,故见肌肤不仁,手足麻木;在此基础上由于风痰搏结于络脉则成"真气去,邪气独留"之状,使血脉闭阻、气血不通而突发口眼㖞斜,言语不利,口角流涎,舌强语謇,甚则半身不遂;经络不畅,气血不濡筋脉,故见肢体麻木,关节酸痛;舌质暗红为络脉不和之象,脉浮数示风痰阻于络脉,如脉见滑数则为痰浊内盛化热,热极生风,风痰阻于络脉。本证以肌肤不仁,手足麻木,突发半身不遂,肢体拘急,口眼㖞斜为辨证要点。

治法:祛风化痰通络。

方药:大秦艽汤。语言不清者,再加石菖蒲、远志祛痰宣窍;痰瘀交阻,舌紫有瘀斑,脉细涩者,可酌加丹参、桃仁、红花、赤芍等活血化瘀;若烦躁不安,舌苔黄腻,脉滑数者,可加黄芩、栀子以清热泻火。

(2)风阳上扰证:平素头晕头痛,耳鸣目眩,突然发生口眼㖞斜,舌强语謇,或手足重滞,甚则半身不遂;面红目赤,心烦易怒,口苦咽干,便秘尿黄;舌质红苔黄,脉弦或弦数。

证候分析:本证以阳亢化风、横窜络脉为基本病机。素体肝旺,肝阳偏亢,故时有头晕头痛,耳鸣目眩;如逢情志不遂,肝郁化火,或过食辛辣烟酒刺激之品,致肝阳骤亢,阳化风动,夹痰横窜经络,可致半身不遂,肢体强痉,口舌歪斜,言语不利;风阳上扰清窍,则见面红目赤;肝经郁热则见口苦咽干,易怒,便秘尿黄;肝火扰心则心中烦热易怒;舌质红或绛,苔黄或黄燥,脉弦或弦数均为肝阳上亢、肝经实火之征。本证以头晕头痛,面红目赤,心烦易怒,舌红脉弦为辨证要点。

治法:平肝潜阳,活血通络。

方药:天麻钩藤饮加减。夹有痰浊,胸闷,恶心,苔腻,加陈胆星、郁金;头痛较重,加羚羊角(现用山羊角)、夏枯草以清肝息风;腿足重滞,加杜仲、桑寄生补益肝肾。

(3)阴虚风动证:半身不遂,口眼㖞斜,言语不利,手足心热,肢体麻木;五心烦热,失眠,眩晕耳鸣;舌质红或暗红,苔少或光剥无苔,脉弦细或弦细数。

证候分析:本证以肝肾阴虚,风阳内动,风痰瘀阻经络为基本病机。肝为刚脏,体阴而用阳,内寄相火,赖肾水以濡养。若房劳过度,精血暗耗,或久病失养,或操劳过度,精神紧张,耗伤真阴,皆令阴不足而阳有余,阴不制阳,相火妄动,虚风内生,虚风上扰,横窜经络,故见半身不遂,口眼㖞斜,言语不利;阴血不足,经脉失养,则肢体麻木;阴虚则生内热,虚热内扰,则心烦不寐,五心烦热;肾精不足,脑髓不充,则头晕耳鸣;舌质红、苔少或无苔、脉弦细数为阴虚内热之象,舌暗为挟瘀血之征。本证以眩晕耳鸣,五心烦热,舌红苔剥为辨证要点。

治法:滋阴潜阳,镇肝息风。

方药:镇肝息风汤。痰热较重,苔黄腻,泛恶,加胆南星、竹沥、川贝母清热化痰;阴虚阳亢,肝火偏旺,心中烦热,加栀子、黄芩清热除烦。

2.中腑脏

(1)闭证:闭证的主要症状是突然昏仆,不省人事,牙关紧闭,口噤不开,两手握固,大小便闭,肢体强痉。

1)阳闭(痰火闭窍证):突然昏仆,不省人事,半身不遂,肢体强痉拘急,口舌㖞斜;鼻鼾痰鸣,面红目赤,或见抽搐,两目直视,项背身热,躁扰不宁,大便秘结;舌质红或红绛,苔黄腻或黄厚干,脉滑数有力。

证候分析:本证以痰火壅盛,气血上逆,神窍闭阻为基本病机。患者素有肝阳偏盛或素体肥胖,痰湿内盛,日久痰湿郁而化热,复因劳累、饮食偏嗜、情感过极等致心火炽盛,痰随火升,上逆闭阻清窍而发病。痰火闭窍,故见昏倒,不省人事,半身不遂,肢体强痉拘急,口舌㖞斜,面红目赤,两目直视,甚则抽搐;痰火上扰,气道受阻,故鼻鼾痰鸣;痰火扰心则躁扰不宁;痰火内结阳明,腑气不通,故项背身热,大便秘结;舌质红、苔黄腻或黄厚干、脉滑数有力为痰火内盛之象。本证以鼻鼾痰鸣,面红目赤,项背身热,大便秘结,舌红或绛,舌苔黄腻或厚干为辨证要点。

治法:清热涤痰,醒神开窍。

方药:羚羊角汤配合安宫牛黄丸鼻饲。痰热盛者加鲜竹沥汁、胆南星、猴枣散以清热化痰;火盛者加黄芩、栀子、石膏以清热泻火;烦扰不宁者加石菖蒲、郁金、远志、珍珠母以化痰开窍、镇心安神;大便秘结,口臭,腹胀满,日晡潮热者,合大承气汤以通腑泻热。安宫牛黄丸有辛凉开窍醒脑之效,每6～8小时灌服或鼻饲1～2丸。或用清开灵注射液40 mL加入5％葡萄糖液中静脉滴注,每天2～3次。合而有清热息风、育阴潜阳、开窍醒神之功。

2)阴闭(痰湿蒙窍证):突然昏仆,不省人事,半身不遂,肢体松懈,口舌㖞斜;痰涎壅盛,面白唇暗,四肢不温,甚则逆冷;舌质暗淡,苔白腻,脉沉滑或缓。

证候分析:本证以痰浊偏盛,上壅清窍,内蒙心神,神机闭塞为基本病机。患者素体气弱痰盛,或年老体衰,气不化津,致痰湿内生,复因劳累、过食辛辣烟酒及情志不调而引动痰湿,痰湿上犯,蒙蔽清窍,故见昏仆,不省人事;痰湿流窜经络而见半身不遂,口舌歪斜;湿性黏滞重着,故见肢体松懈;痰湿之邪易伤阳气,阻遏气机,阳气受郁,故见四肢不温,甚则逆冷;卫阳之气不充肌肤,故面白唇暗;舌质暗淡、苔白腻、脉沉滑或沉缓为阳气不足、湿痰内盛之征。本证以痰涎壅盛,面白唇暗,四肢不温,舌质暗淡,苔白腻为辨证要点。

治法:燥湿化痰,醒神开窍。

方药:涤痰汤配合苏合香丸鼻饲。苏合香丸每天3～4次,每次1～2丸,与涤痰汤合用有燥湿化痰、醒神开窍之效。舌暗有瘀斑,脉涩者加桃仁、红花、丹参以活血化瘀;四肢厥冷者加制附子、桂枝、细辛以温阳散寒;兼有风象者可加天麻、钩藤以平肝息风。

(2)脱证(阴竭阳亡):突然昏仆,不省人事,汗出如珠,目合口张,肢体瘫软,手撒肢厥,气息微弱,面色苍白,瞳神散大,二便失禁;舌质淡紫,或舌体卷缩,苔白腻,脉微欲绝。

证候分析:本证多由中风闭证转化而来,邪实而正衰,元气衰微,阴阳欲绝是本证的基本病机。久病脏腑精气已衰,复因情志失调、饮食不节等诱因,突致阳浮于上,阴竭于下,阴阳离决。元气已脱,神志失守,故见神昏;五脏精气藏于内而开窍于外,五脏真气脱,四肢百骸皆无真气充养而失用,冷汗淋漓为心气绝,目合口开为脾气绝,舌卷囊缩、瞳孔散大为肝气绝,气息低微为肺气绝,二便自遗为肾气绝;肢体瘫软,手撒肢厥,面色苍白,舌质淡紫为真阳外脱、阴寒凝滞之征;阳气大虚,脉道鼓动乏力,故见脉微欲绝。本证以昏仆不省人事,汗出,目合口张,肢体瘫软,瞳神散大为辨证要点。

治法:益气回阳,扶正固脱。

方药:参附汤。汗出不止者加黄芪、煅龙骨、煅牡蛎、五味子以敛汗固脱;兼有瘀滞者,加丹参、赤芍;真阴不足,阴不敛阳致虚阳外越,或上证使用参附汤后见面赤足冷、虚烦不安、脉极虚弱或突现脉大无根者,是阳气稍复而真阴不足,此为阴虚阳脱之证,当以地黄饮子填补真阴、温壮肾阳。本证可用参麦注射液或生脉注射液静脉滴注。如生脉注射液20～40 mL静脉注射,15分钟一次,直至厥脱恢复。本证为中风临终证候,病情多凶险,应采用综合治疗措施救治。

3.恢复期

中风急性阶段经抢救治疗,若神志渐清,痰火渐平,饮食稍进,渐入恢复期,但后遗症有半身不遂、口眼㖞斜、言语謇涩或失声等。此时仍须积极治疗并加强护理。

针灸与药物治疗并进可以提高疗效。药物治疗根据病情可采用标本兼顾或先标后本等治法,治标宜搜风化痰、通络行瘀;肝阳偏亢者可采用平肝潜阳法。治本宜补益气血、滋养肝肾或阴阳并补。

(1)风痰瘀阻证:口眼㖞斜,舌强语謇或失语,半身不遂,肢体麻木;苔滑腻,舌暗紫,脉弦滑。

证候分析:本证以风痰阻络,经脉瘀阻为基本病机。风痰阻络,则口眼㖞斜;阻于心络,则舌强语謇,甚或失语;风痰流窜经络,血脉运行不利,故半身不遂,肢体麻木;苔滑腻、舌暗紫、脉弦滑皆为风、痰、瘀留阻所致。本证以肢体麻木,舌暗红,苔滑腻,脉弦滑为辨证要点。

治法:搜风化痰,行瘀通络。

方药:解语丹加减。若痰热偏盛者,加全瓜蒌、竹茹、川贝母清化痰热;兼有肝阳上亢,头晕头痛,面赤,苔黄舌红,脉弦劲有力,加钩藤、石决明、夏枯草平肝息风潜阳;咽干口燥者加天花粉、天冬养阴润燥。

(2)气虚络瘀证:肢体偏枯不用,肢软无力,面色萎黄;舌质淡紫或有瘀斑,苔薄白,脉细涩或细弱。

证候分析:本证以气血亏虚,络脉瘀阻为基本病机。气虚不能推动血液运行,血郁成瘀,脉阻络痹,则肢体偏废不用;气血亏虚,肌肤失荣,故面色萎黄;舌淡、脉细弱为气虚之征;舌有紫斑、脉细涩则为血瘀之象。本证以肢软无力,面色萎黄,舌淡紫或有瘀斑,脉细涩为辨证要点。

治法:益气养血,化瘀通络。

方药:补阳还五汤加减。若血虚甚,加枸杞、鸡血藤、制首乌以补血;肢冷,阳失温煦者,加桂枝温经通脉;腰膝酸软者加川续断、桑寄生、杜仲以壮筋骨、强腰膝。

(3)肝肾亏虚证:半身不遂,患肢僵硬拘挛变形,舌强不语,或偏瘫,肢体肌肉萎缩;舌红脉细,或舌淡红,脉沉细。

证候分析:本证以肝肾亏虚,经脉失养为基本病机。肝肾亏虚,阴血不足,筋脉失养,则患侧肢体拘挛变形;肾虚精气不能上承,则舌暗不语;精血虚衰,筋脉失养,则肌肉渐见萎缩;舌红、脉细为肝肾精血耗伤之征;若舌质淡红、脉沉细,则为肾之阴阳皆虚。本证以患肢僵硬拘挛变形,肌肉萎缩,舌红脉细为辨证要点。

治法:滋养肝肾。

方药:左归丸、地黄饮子加减。若腰酸腿软较甚,加杜仲、桑寄生、牛膝补肾壮腰;肾阳虚,加巴戟天、肉苁蓉补肾益精;加附子、肉桂引火归原;夹有痰浊,加石菖蒲、远志、茯苓化痰开窍。

四、其他疗法

(一)中成药

1.清开灵注射液

清热解毒,化痰通络,醒神开窍。肌内注射,每天2～4 mL。静脉滴注可用20～40 mL加入5％葡萄糖注射液250～500 mL中,每天1～2次。

2.醒脑静注射液

清热泻火,凉血解毒,开窍醒神。肌内注射,每天1～2次,每次2～4 mL。静脉滴注可用10～20 mL加入5％葡萄糖注射液250～500 mL中,每天1次。

3.灯盏细辛注射液

活血通络。肌内注射,每次4 mL,每天2～3次;或静脉滴注,可用20～40 mL加入0.9％氯化钠注射液 250～500 mL 中,每天 1 次,14 天为 1 个疗程。

4.安宫牛黄丸

清热解毒,镇惊开窍,适用于阳闭证。每次 1 丸,每天 1 次,口服或鼻饲。

5.苏合香丸

芳香开窍,行气止痛。适用于脑卒中属阴闭证者。每次 1 丸,每天 1～2 次口服。

6.速效牛黄丸

清热解毒,开窍镇惊,适用于痰火内盛的阳闭证。每次 1 丸,每天 2 次口服。

7.醒脑再造丸

化痰醒脑,祛风活络。适用于神志不清,语言謇涩,肾虚痿痹,筋骨酸痛,手足拘挛,半身不遂。每次1丸,每天 2～3 次口服。

8.麝香抗栓胶囊

通络活血,醒脑散瘀。适用于中风半身不遂,言语不清,手足麻痹,头痛,目眩等。每次 4 粒,每天 3 次口服。

(二)针灸治疗

1.神昏

闭证者可刺人中,或十宣放血;属脱证者灸关元、气海、神阙。

2.半身不遂

上肢针曲池、外关、合谷等;下肢针环跳、委中、阳陵泉、足三里、太冲等。

3.言语謇涩或不语

针刺廉泉、哑门等。

(三)推拿

推拿适用于中风急性期或恢复期的半身不遂,尤其是半身不遂的重症。其手法为推、揉、按、捻、搓、拿、擦。取穴有风池、肩井、天宗、肩髃、瞳子髎、手三里、合谷、环跳、阳陵泉、委中、承山。以患侧颜面、背、四肢为重点。

(四)功能训练

功能训练是中风病治疗中的重要措施之一,特别是早期规范的功能康复治疗对患者肢体功能的恢复有十分重要的作用,功能训练主要针对患者的半身不遂、语言障碍和唇缓流涎等功能障碍而设。

1.肢体训练

在急性期即应当把患者的肢体置于功能位,并定期翻身,清洁皮肤,适当地轻揉患肢,并进行肢体的被动训练。此时除按上肢、下肢规定的康复动作训练外,还须注意动作要轻柔、和缓,不可勉强拉扯,以免伤及肢体的肌肉和关节,双侧肢体做同样的动作。还要依照先上肢后下肢、先大关节后小关节的顺序练习。对神志清醒患者,要在被动训练的基础上进行主动训练,一定要按照医师的要求,定时完成每天规定的动作和次数。对动作不规范者,医护人员要及时予以纠正。一般经过一段时间的综合训练,大多数患者就可在他人的帮助下起床下地或行走,但要掌握循序渐进的原则。合理选用各类助行工具也是非常必要的,可使足下垂、膝后屈得以减轻。

2.语言训练

待患者神志清醒后即应鼓励患者讲话,若患者言语障碍,要首先向患者交代清楚病情,动员其配合治疗,并与之约定一些必要的信号,如喝水则张口,不喝水则摇头等,有书写能力者可令其写出要求,然后即开始语言训练。先教患者发"啊""喔"等元音,而后逐渐成词,最后成句。语言康复必须有耐心,掌握循序渐进的原则。

3.唇缓流涎者的训练

每天坚持做鼓腮、示齿等动作,并自我或由他人按摩患侧。

（刘　丹）

第四节　痴　呆

痴呆是多由髓减脑消或痰瘀痹阻脑络,神机失用而引起在无意识障碍状态下,以呆傻愚笨、智能低下、善忘等为主要临床表现的一种脑功能减退性疾病。轻者可见神情淡漠,寡言少语,反应迟钝,善忘等;重者为终日不语,或闭门独居,或口中喃喃,言词颠倒,或举动不经,忽笑忽哭,或不欲食,数日不知饥饿等。

《左传》对本病有记载,曰:"成十八年,周子有兄而无慧,不能辨菽麦,不知分家犬","不慧,盖世所谓白痴。"晋代《针灸甲乙经》以"呆痴"命名。唐代孙思邈在《华佗神医密传》中首载"痴呆"病名。明代《景岳全书·杂证谟》有"癫狂痴呆"专篇,指出本病由多种病因渐致而成;临床表现具有"千奇百怪""变易不常"的特点;病位在心以及肝胆二经;若以大惊猝恐,一时偶伤心胆而致失神昏乱者,宜七福饮或大补元煎主之;本病"有可愈者,有不可愈者,亦在乎胃气元气之强弱"。陈士铎《辨证录》立有"呆病门",认为"大约其始也,起于肝气之郁;其终也,由于胃气之衰",对呆病症状描述也甚详,且提出"开郁逐痰、健胃通气"为主的治法,用洗心汤、转呆丹、还神至圣汤等。《石室秘录》曰:"治呆无奇法,治痰即治呆也。"王清任《医林改错·脑髓说》曰:"高年无记性者,脑髓渐空。"另外,古人在中风与痴呆的因果关系方面也早有认识,《灵枢·调经论》曰:"血并于上,气并于下,乱而善忘。"《临证指南医案》指出:"中风初起,神呆遗尿,老人厥中显然。"《杂病源流犀烛·中风》进而指出:"有中风后善忘。"是中医较早有关血管性痴呆的记载。

西医学诊断的老年性痴呆、脑血管性痴呆及混合性痴呆、代谢性脑病、中毒性脑病等,可参考本篇进行辨证论治。

一、病因病机

痴呆有因老年精气亏虚,渐成呆傻,亦有因情志失调、外伤、中毒等引起者。虚者多因气血不足,肾精亏耗,导致髓减脑消,脑髓失养;实者常见痰浊蒙窍、瘀阻脑络、心肝火旺,终致神机失用而致痴呆。临床多见虚实夹杂证。

(一)脑髓空虚

脑为元神之府,神机之源,一身之主,而肾主骨生髓通于脑。老年肝肾亏损或久病血气虚弱,肾精日亏,则脑髓空虚,心无所虑,精明失聪,神无所依而使灵机记忆衰退,出现迷惑愚钝,反应迟钝,发为痴呆。此类痴呆发病较晚,进展缓慢。

(二)气血亏虚

《素问·灵兰秘典论》:"心者,君主之官,神明出焉。"《灵枢·天年》曰:"六十岁心气始衰,苦忧悲。"年迈久病损伤于中,或情志不遂木郁克土,或思虑过度劳伤心脾,或饮食不节损伤脾胃,皆可致脾胃运化失司,气血生化乏源。心之气血不足,不能上荣于脑,神明失养则神情涣散,呆滞善忘。

(三)痰浊蒙窍

《石室秘录》云:"痰气最盛,呆气最深。"久食肥甘厚味,肥胖痰湿内盛;或七情所伤,肝气久郁克伐脾土;或痫、狂久病积劳,均可使脾失健运,痰湿上扰清窍,脑髓失聪而致痴呆。

(四)瘀阻脑络

七情久伤,肝气郁滞,气滞则血瘀;或中风、脑部外伤后瘀血内阻,均可瘀阻脑络,脑髓失养,神机失用,发为痴呆。

(五)心肝火旺

年老精衰,髓海渐空,复因烦恼过度,情志相激,水不涵木,肝郁化火,肝火上炎;或水不济火,心肾不交,心火独亢,扰乱神明,发为痴呆。

总之,痴呆病位在脑,与肾、心、肝、脾四脏功能失调相关,尤以肾虚关系密切。其基本病机为髓减脑消,痰瘀痹阻,火扰神明,神机失用。其证候特征以肾精、气血亏虚为本,以痰瘀痹阻脑络邪实为标。其病性不外乎虚、痰、瘀、火。

虚,指肾精、气血亏虚,髓减脑消;痰,指痰浊中阻,蒙蔽清窍;瘀,指瘀血阻痹,脑脉不通;火,指心肝火旺,扰乱神明。痰、瘀、火之间相互影响,相互转化,如痰浊、血瘀相兼而致痰瘀互结;肝郁、痰浊、血瘀均可化热,而形成肝火、痰热、瘀热,上扰清窍;若进一步发展耗伤肝肾之阴,水不涵木,阴不制阳,则肝阳上亢,化火生风,风阳上扰清窍,使痴呆加重。虚实之间也常相互转化,如实证的痰浊、瘀血日久,损伤心脾,则气血不足,或伤及肝肾,则阴精不足,均使脑髓失养,实证由此转化为虚证;虚证病久,气血亏乏,脏腑功能受累,气血运行失畅,或积湿为痰,或留滞为瘀,又可因虚致实,虚实兼夹而成难治之候。

二、诊断

(1)痴呆是一种脑功能减退性疾病,临床以呆傻愚笨、智能低下、善忘等为主要表现。本病记忆力障碍是首发症状,先表现为近记忆力减退,进而表现为远记忆力减退。

(2)起病隐匿,发展缓慢,渐进加重,病程一般较长。患者可有中风、头晕、外伤等病史。

三、相关检查

神经心理学检查,颅脑 CT、MRI、脑电图、生化等检查,有助于明确病性。

四、鉴别诊断

(一)郁病

郁病是以情志抑郁不畅,胸闷太息,悲伤欲哭或胸胁、胸背、脘胁胀痛,痛无定处,或咽中如有异物不适为特征的疾病;主要因情志不舒、气机郁滞所致,多见于中青年女性,也可见于老年人,尤其是中风过后常并发郁病,郁病无智能障碍症状。而痴呆可见于任何年龄,虽亦可由情志因素引起,但其以呆傻愚笨为主,常伴有生活能力下降或人格障碍,症状典型者不难鉴别。

部分郁病患者常因不愿与外界沟通而被误认为痴呆,取得患者信赖并与之沟通后,两者亦能鉴别。

(二)癫证

癫证是以沉默寡言、情感淡漠、语无伦次、静而多喜为特征的精神失常疾病,俗称"文痴",可因气、血、痰邪或三者互结为患,以成年人多见。痴呆则属智能活动障碍,是以神情呆滞、愚笨迟钝为主要表现的脑功能障碍性疾病。另一方面,痴呆的部分症状可自制,治疗后有不同程度的恢复;重证痴呆患者与癫证在临床证候上有许多相似之处,临床难以区分,CT、MRI 检查有助于鉴别。

(三)健忘

健忘是指记忆力差,遇事善忘的一种病证,其神识如常,晓其事却易忘,但告知可晓,多见于中老年患者;由于外伤、药物所致健忘,一般经治疗后可以恢复。而痴呆老少皆可发病,以神情呆滞或神志恍惚,不知前事或间事不知、告知不晓为主要表现,虽有善忘但仅为兼伴症,其与健忘之"善忘前事"有根本区别。

健忘可以是痴呆的早期临床表现,这时可不予鉴别,健忘病久也可转为痴呆,CT、MRI 检查有助于两者的鉴别。

五、辨证论治

(一)辨证要点

本病乃本虚标实之证,临床上以虚实夹杂者多见。本虚者不外乎精髓、气血;标实者不外乎痰浊、瘀血、火邪。无论为虚为实,都能导致脏腑功能失调以及髓减脑消。因而辨证当以虚实或脏腑失调为纲领,分清虚实,辨明主次。

1.辨虚实

本病病因虽各有不同,但终不出虚实两大类。虚者,以神气不足、面色失荣、形体枯瘦、言行迟弱为特征,并结合舌脉、兼症,分辨气血、肾精亏虚;实者,智能减退、反应迟钝,兼见痰浊、瘀血、风火等表现。由于病程较长,证情顽固,还需注意虚实夹杂的病机属性。

2.辨脏腑

本病病位主要在脑,但与心、肝、脾、肾相关。若年老体衰、头晕目眩、记忆认知能力减退、神情呆滞、齿枯发焦、腰膝酸软、步履艰难,为病在脑与肾;若兼见双目无神,筋惕肉瞤,毛甲无华,为病在脑与肝肾;若兼见食少纳呆,气短懒言,口涎外溢,四肢不温,五更泻泄,为病在脑与脾肾;若兼见失眠多梦,五心烦热,为病在脑与心肾。

(二)治疗原则

虚者补之,实者泻之。补虚益损,解郁散结是其治疗大法。脾肾不足,髓海空虚之证,宜培补先天、后天,以冀脑髓得充,化源得滋;对于气郁血瘀痰滞者,气郁应开,血瘀应散,痰滞应清,以冀气充血活,窍开神醒。

(三)分证论治

1.髓海不足

主症:耳鸣耳聋,记忆模糊,失认失算,精神呆滞。

兼症:发枯齿脱,腰脊酸痛,骨痿无力,步履艰难,举动不灵,反应迟钝,静默寡言。

舌脉:舌瘦色淡或色红,少苔或无苔,多裂纹;脉沉细弱。

分析:肾主骨生髓,年高体衰,肾精渐亏,脑髓失充,灵机失运,故见精神呆滞,举动不灵,反应迟钝,记忆模糊,失认失算等痴呆诸症。肾开窍于耳,其华在发,肾精不足,故耳鸣耳聋,发枯易脱。腰为肾府,肾主骨,精亏髓少,骨骼失养,故见腰脊酸痛,骨痿无力、步履艰难;齿为骨之余,故齿牙动摇,甚则早脱。舌瘦色淡或色红,苔少或无苔,多裂纹,脉沉细弱为精亏之象。

治法:补肾益髓,填精养神。

方药:七福饮加减。方中重用熟地黄滋阴补肾,营养先天之本;合当归养血补肝;人参、白术、炙甘草益气健脾,强壮后天之本;远志、杏仁、宣窍化痰。本方填补脑髓之力尚嫌不足,应选加鹿角胶、龟板胶、阿胶、紫河车、猪骨髓等血肉有情之品,还可以本方加减制蜜丸或膏剂以图缓治,或可用参茸地黄丸或河车大造丸补肾益精。

若肝肾阴虚,年老智能减退,腰膝酸软,头晕耳鸣者,可去人参、白术、紫河车、鹿角胶,加怀牛膝、生地黄、枸杞子、女贞子、制首乌;若兼言行不一,心烦溲赤,舌质红,少苔,脉细而弦数,是肾精不足,水不制火而心火妄亢,可用六味地黄丸加丹参、莲子心、石菖蒲等清心宣窍;也有舌质红而苔黄腻者,是内蕴痰热,干扰心窍,可加用清心滚痰丸去痰热郁结,俟痰热化净,再投滋补之品;若肾阳亏虚,症见面白无华,形寒肢冷,口中流涎,舌淡者,加热附片、巴戟天、益智仁、淫羊藿、肉苁蓉等。

2.气血亏虚

主症:呆滞善忘,倦怠嗜卧,神思恍惚,失认失算。

兼症:少气懒言,口齿含糊,词不达意,心悸失眠,多梦易惊,神疲乏力,面唇无华,爪甲苍白,纳呆食少,大便溏薄。

舌脉:舌质淡胖边有齿痕;脉细弱。

分析:心主神明,心之气血亏虚,神明失养,故见呆滞善忘,神思恍惚,失认失算等痴呆症状。心血不足,心神失养,故心悸失眠、多梦易惊;血虚不荣肌肤爪甲,故面唇无华、爪甲苍白。气虚则少气懒言,神疲乏力,倦怠嗜卧;脾气不足,胃气亦弱,故纳呆食少;脾气亏虚,水湿不化,故大便溏薄。气血亏虚,脉道失充,故脉细弱。

治法:益气养血,安神宁志。

方药:归脾汤加减。方中以人参、黄芪、白术、甘草补脾益气;当归养肝血而生心血;茯神、枣仁、龙眼肉养心安神;远志交通心肾而定志宁心;木香理气醒脾,以防益气补血之药滋腻滞气。

纳呆食少,加谷芽、麦芽、鸡内金、山楂等消食;纳呆伴头重如裹,时吐痰涎,头晕时作,舌苔腻,加陈皮、半夏、生薏苡仁、白豆蔻健脾化湿和胃;纳呆伴舌红少苔,加天花粉、玉竹、麦冬、生麦芽养阴生津;失眠多梦,加夜交藤、合欢皮;若舌质偏暗,舌下有青筋者,加入川芎、丹参等以养血活血;若伴情绪不宁,易忧善愁者,可加郁金、合欢皮、绿萼梅、佛手等理气解郁之品。

3.痰浊蒙窍

主症:终日无语,表情呆钝,智力衰退,口多涎沫。

兼症:头重如裹,纳呆呕恶,脘腹胀痛,痞满不适,哭笑无常,喃喃自语,呆若木鸡。

舌脉:舌质淡胖有齿痕,苔白腻,脉滑。

分析:痰浊壅盛,上蒙清窍,脑髓失聪,神机失运,而致表情呆钝、智力衰退、呆若木鸡等症。痰浊中阻,中焦气机不畅,脾胃受纳运化失司,故脘腹胀痛、痞满不适、纳呆呕恶。痰阻气机,清阳失展,故头重如裹。口多涎沫舌质淡胖有齿痕,苔腻,脉滑均为痰涎壅盛之象。

治法:健脾化浊,豁痰开窍。

方药:洗心汤加减。方中党参、甘草培补中气;半夏、陈皮健脾化痰;附子助阳化痰;茯神、枣仁宁心安神,神曲和胃。

若纳呆呕恶,脘腹胀痛,痞满不适以脾虚明显者,重用党参、茯苓,可配伍黄芪、白术、山药、麦芽、砂仁等健脾益气之品;若头重如裹,哭笑无常,喃喃自语,口多涎沫以痰湿重者,重用陈皮、半夏,可配伍制南星、莱菔子、佩兰、白豆蔻、全瓜蒌、贝母等理气豁痰之品;痰浊化热,上扰清窍,舌质红,苔黄腻,脉滑数者,将制南星改用胆南星,并加瓜蒌、栀子、黄芩、天竺黄、竹沥;若伴有肝郁化火,灼伤肝血心阴,症见心烦躁动,言语颠倒,歌笑不休,甚至反喜污秽,或喜食炭灰,宜用转呆丹加味,本方在洗心汤基础上,加用当归、白芍柔肝养血,丹参、麦冬、天花粉滋养心胃阴液,用柴胡合白芍疏肝解郁,用柏子仁合茯苓、枣仁加强养心安神之力;属风痰瘀阻,症见眩晕或头痛,失眠或嗜睡,或肢体麻木阵作,肢体无力或肢体僵直,脉弦滑,可用半夏白术天麻汤;脾肾阳虚者,用金匮肾气丸,加干姜、黄芪、白豆蔻等。

4.瘀血内阻

主症:言语不利,善忘,易惊恐,或思维异常,行为古怪。

兼症:表情迟钝,肌肤甲错,面色黧黑,甚者唇甲紫暗,双目暗晦,口干不欲饮。

舌脉:舌质暗,或有瘀点瘀斑;脉细涩。

分析:瘀阻脑络,脑髓失养,神机失用,故见表情迟钝,言语不利,善忘,思维异常,行为古怪等痴呆症状。瘀血内阻,气血运行不利,肌肤失养,故肌肤甲错,面色黧黑,甚者唇甲紫暗。口干不欲饮,舌质暗或有瘀点瘀斑,脉细涩均为瘀血之象。

治法:活血化瘀,通络开窍。

方药:通窍活血汤加减。方中麝香芳香开窍,活血散结通络;桃仁、红花、赤芍、川芎活血化瘀;葱白、生姜合石菖蒲、郁金以通阳宣窍。

如瘀血日久,血虚明显者,重用熟地黄、当归,再配伍鸡血藤、阿胶、鳖甲、制首乌、紫河车等以滋阴养血;气血不足,加党参、黄芪、熟地黄、当归益气补血;气虚血瘀为主者,宜补阳还五汤加减;若见肝郁气滞,加柴胡、枳实、香附疏肝理气以行血;久病血瘀化热,致肝胃火逆,症见头痛、呕恶等,应加钩藤、菊花、夏枯草、栀子、竹茹等清肝和胃之品;若痰瘀交阻伴头身困重,口流涎沫,纳呆呕恶,舌紫暗有瘀斑,苔腻,脉滑,可酌加胆南星、半夏、莱菔子、瓜蒌以豁痰开窍;病久入络者,宜加蜈蚣、僵蚕、全蝎、水蛭、地龙等虫类药以疏通经络,同时加用天麻、葛根;兼见肾虚者,可加益智仁、补骨脂、山药。

5.心肝火旺

主症:急躁易怒,善忘,判断错误,言行颠倒。

兼症:眩晕头痛,面红目赤,心烦不寐,多疑善虑,心悸不安,咽干口燥,口臭口疮,尿赤便干。

舌脉:舌质红,苔黄;脉弦数。

分析:脑髓空虚,复因心肝火旺,上扰神明,故见善忘,判断错误,言行颠倒,多疑善虑等痴呆之象。心肝火旺,上犯巅顶,故头晕头痛;气血随火上冲,则面红目赤。肝主疏泄,肝性失柔,情志失疏,故急躁易怒。心肾不交则心烦不寐、心悸不安。口臭口疮、口干舌燥、尿赤便干为火甚伤津之象,舌质红、苔黄,脉弦数均为心肝火旺之候。

治法:清热泻火,安神定志。

方药:黄连解毒汤加减。方中黄连可泻心火;黄芩、栀子清肝火;黄柏清下焦之火。加用生地黄清热滋阴,石菖蒲、远志、合欢皮养心安神,柴胡疏肝。本方大苦大寒,中病即止,不可久服,脾肾虚寒者慎用。

若心火偏旺者用牛黄清心丸;大便干结者加大黄、火麻仁。

六、预后转归

痴呆的病程一般较长。虚证患者,若长期服药,积极接受治疗,部分精神症状可有明显改善,但不易根治;实证患者,及时有效地治疗,待实邪去,方可获愈。虚中夹实者,病情往往缠绵,更需临证调理,方可奏效。

(刘 丹)

第五节 癫 狂

一、定义

癫病以精神抑郁,表情淡漠,沉默痴呆,语无伦次,静而少动为特征;狂病以精神亢奋,狂躁刚暴,喧扰不宁,毁物打骂,动而多怒为特征。癫病与狂病都是精神失常的疾病,两者在临床上可以互相转化,故常并称。

二、历史沿革

癫之病名最早见于马王堆汉墓出土的《足臂十一脉灸经》"数瘨疾"。癫狂病名出自《内经》。该书对于本病的症状、病因病机及治疗均有较详细的记载。

在症状描述方面,如《灵枢·癫狂》篇说:"癫疾始生,先不乐,头重痛,视举,目赤,甚作极,已而烦心""狂始发,少卧,不饥,自高贤也,自辨智也,自尊贵也,善骂詈,日夜不休。"

在病因病机方面,《素问·至真要大论》篇言:"诸躁狂越,皆属于火。"《素问·脉要精微论》篇言:"衣被不敛,言语善恶,不避亲疏者,此神明之乱也。"《素问·脉解》篇又载:"阳尽在上,而阴气从下,下虚上实,故狂癫疾也。"指出了火邪扰心和阴阳失调可以发病。《灵枢·癫狂》篇又有"得之忧饥""得之大恐""得之有所大喜"等记载。明确指出情志因素也可以导致癫狂的发生。《素问·奇病论》篇言:"人生而有病癫疾者,此得之在母腹中时。"指出本病具有遗传性。

在治疗方面,《素问·病能论》篇言:"帝曰:有病怒狂者,其病安生?岐伯曰:生于阳也。帝曰:治之奈何?岐伯曰:夺其实即已,夫食入于阴,长气于阳,故夺其食则已,使之服以生铁落为饮,夫生铁落者,下气疾也。"至《难经》则明确提出癫与狂的鉴别要点,如《二十难》记有"重阳者狂,重阴者癫",而《五十九难》对癫狂二证则从症状表现上加以区别,其曰:"狂癫之病何以别之?然:狂疾之始发,少卧而不饥,自高贤也,自辨智也,自倨贵也,妄笑好歌乐,妄行不休是也。癫疾始发,意不乐,僵仆直视,其脉三部阴阳俱盛是也。"对两者的鉴别可谓要言不烦。

汉代张仲景《金匮要略·五脏风寒积聚病脉证治》言:"邪哭(作"入"解)使魂魄不安者,血气少也,血气少者属于心,心气虚者,其人则畏;合目欲眠,梦远行而精神离散,魂魄妄行。阴气衰者为癫,阳气衰者为狂。"对本病的病因做进一步的探讨,提出因心虚而血气少,邪乘于阴则为癫,邪乘于阳则为狂。

唐宋以后,对癫狂的证候描述更加确切,唐代孙思邈《备急千金要方·风癫》曰:"示表癫邪之端,而见其病,或有默默而不声,或复多言而漫说,或歌或哭,或吟或笑,或眠坐沟渠,瞰于粪秽,或裸形露体,或昼夜游走,或嗔骂无度,或是蜚蛊精灵,手乱目急。"对癫狂采用针药并用的治疗方式。

金元时期对癫狂的病因学说有了较大的发展。如金代刘完素《素问玄机原病式·五运主病》言:"经注曰多喜为癫,多怒为狂,然喜为心志,故心热甚则多喜而为狂,况五志所发,皆为热,故狂者五志间发。"元代朱丹溪《丹溪心法·癫狂》篇云:"癫属阴,狂属阳……大率多因痰结于心胸间。"提出了癫狂的发病与"痰"有关的理论,并提出"痰迷心窍"之说,对于指导临床实践具有重要意义,也为后世许多医家所遵循。此时不仅对病因病机的认识更臻完善,而且从实践中也积累了一些治疗本病的经验。如治癫用养心血、镇心神、开痰结,治狂用大吐下之法。此外,《丹溪心法》还记有精神治疗的方法。

及至明清两代,不少医家对本病证治理法的研究多有心得体会。如明代楼英《医学纲目》卷二十五记有:"狂之为病少卧,少卧则卫独行,阳不行阴,故阳盛阴虚,令昏其神。得睡则卫得入于阴,而阴得卫镇,不虚,阳无卫助,不盛,故阴阳均平而愈矣。"对《内经》狂病,由阴阳失调而成的理论有所发挥。再如李梴、张景岳等对癫狂二证的区别,分辨甚详。明代李梴《医学入门·癫狂》言:"癫者异常也,平日能言,癫则沉默;平日不言,癫则呻吟,甚则僵卧直视,心常不乐""狂者凶狂也,轻则自高自是,好歌好舞,甚则弃衣而走,逾垣上屋,又甚则披头大叫,不避水火,且好杀人。"明代张介宾《景岳全书·癫狂痴呆》言:"狂病常醒,多怒而暴;癫病常昏,多倦而静。由此观之,则其阴阳寒热,自有冰炭之异。"明代王肯堂《证治准绳》中云:"癫者,俗谓之失心风。多因抑郁不遂……精神恍惚,言语错乱,喜怒不常。"这一时期的医家肯定了癫狂痰迷心窍的病机,治疗多主张治癫宜解郁化痰、宁心安神为主;治狂则先夺其食,或降其火,或下其痰,药用重剂,不可畏首畏尾。明代戴思恭《证治要诀·癫狂》提出:"癫狂由七情所郁,遂生痰涎,迷塞心窍。"明代虞抟《医学正传》以牛黄清心丸治癫狂,取其豁痰清心之意。至王清任又提出了血瘀可病癫狂的论点,并认识到本病与脑有着密切的关系。如王清任《医林改错》癫狂梦醒汤谓:"癫狂一证……乃气血凝滞脑气,与脏腑气不接,如同做梦一样。"清代何梦瑶《医碥·狂癫痫》剖析狂病病机为火气乘心,劫伤心血,神不守舍,痰涎入踞。清代张璐《张氏医通·神志门》集狂病治法之大成:"上焦实者,从高抑之,生铁落饮,阳明实则脉伏,大承气汤去厚朴加当归、铁落饮,以大利为度;在上者,因而越之,来苏膏,或戴人三圣散涌吐,其病立安,后用洗心散、凉膈散调之;形证脉气俱实,当涌吐兼利,胜金丹一服神效……《经》云:喜乐无极则伤魂,魄伤则狂,狂者意不存,当以恐胜之,以凉药补魄之阴,清神汤。"

综上,历代医家则对癫狂的病因、病机、临床症状及治疗进行了较多的论述,对后世有较大的影响。

三、范围

癫病与狂病都是精神失常的疾病,其表现类似于西医学的某些精神病,精神分裂症的精神抑郁型、心境障碍中躁狂抑郁症的抑郁型、抑郁发作大致相当于癫病。精神分裂症的紧张性兴奋型及青春型、心境障碍中躁狂抑郁症的躁狂型、躁狂发作、急性反应性精神病的反应兴奋状态大致相当于狂病。凡此诸病出现症状、舌苔、脉象等临床表现与本节所述相同者,均可参考本节进行辨证论治。

四、病因病机

癫狂发生的原因,总与七情内伤密切相关,或以思虑不遂,或以悲喜交加,或以恼怒惊恐,皆能损伤心、脾、肝、胆,导致脏腑功能失调和阴阳失于平秘,进而产生气滞、痰结、火郁、血瘀等,蒙蔽心窍而引起神志失常。狂病属阳,癫病属阴,病因病机有所不同。如清代叶天士《临证指南医案》龚商年按:"狂由大惊大恐,病在肝胆胃经,三阳并而上升,故火炽则痰涌,心窍为之闭塞。癫由积忧积郁,病在心脾包络,三阴蔽而不宣,故气郁则痰迷,神志为之混淆。"

癫狂发生的存在原发病因、继发病因和诱发因素。原发病因有禀赋不足,情志内伤和饮食不节;继发病因有气滞、痰结、火郁、血瘀等;诱发因素有情志失节,人事佛意,突遭变乱及剧烈的情志刺激。癫病起病多缓慢,渐进发展,癫病病位在肝、脾、心、脑,病之初起多表现为实证,后转换为虚实夹杂,病程日久,损伤心、脾、脑、肾,转为虚证。狂病急性发病,狂病病位在肝、胆、胃、心、脑,病之初起为阳证、热证、实证,渐向虚实夹杂转化,终至邪去正伤,渐向癫病过渡。

兹从气、痰、火、瘀四个方面对本病的病因病机列述如下。

(一)气机阻滞

《素问·举痛论》篇有"百病皆生于气"之说,平素易怒者,由于郁怒伤肝,肝失疏泄,则气机失调,气郁日久,则进一步形成气滞血瘀,或痰气互结,或气郁化火,阻闭心窍而发为癫狂。正如《证治要诀·癫狂》所说:"癫狂由七情所郁,遂生痰涎,迷塞心窍。"

(二)痰浊蕴结

自从金元时期朱丹溪提出癫狂与"痰"有关的论点以后,不少医家均宗其说。如明代张景岳《景岳全书·癫狂痴呆》言:"癫病多由痰气,凡气有所逆,痰有所滞,皆能壅闭经络,格塞心窍。"近代张锡纯《医学衷中参西录·医方》明确指出"癫狂之证,乃痰火上泛,瘀塞其心与脑相连窍络,以致心脑不通,神明皆乱"。由于长期的忧思郁怒造成气机不畅,肝郁犯脾,脾失健运,痰涎内生,以致气血痰结。或因脾气虚弱,升降失常,清浊不分,浊阴蕴结成痰,则为气虚痰结。无论气郁痰结或气虚痰结,总由"痰迷心窍"而病癫病。若因五志之火不得宣泄,炼液成痰,或肝火乘胃,津液被熬,结为痰火;或痰结日久,郁而化火,以致痰火上扰,心窍被蒙,神志遂乱,也可发为狂病。

(三)火郁扰神

《内经》早就指出狂病与火有关。如《素问·至真要大论》篇指出:"诸躁狂越,皆属于火。"《素问·阳明脉解》篇又曰:"帝曰:病甚则弃衣而走,登高而歌,或至不食数日,逾垣上屋,所上之处,皆非其素所能也,病反能者何也?岐伯曰:四肢者,诸阳之本也,阳盛则四肢实,实则能登高也""帝曰:其妄言骂詈不避亲疏而歌者何也?岐伯曰:阳盛则使人妄言骂詈,不避亲疏而不欲食,不欲食故妄走也。"因阳明热盛,上扰心窍,以致心神昏乱而发为狂病。《景岳全书·癫狂痴呆》说:"凡狂病多因于火,此或以谋为失志,或以思虑郁结,屈无所伸,怒无所泄,以致肝胆气逆,木火合邪,是诚东方实证也,此其邪盛于心,则为神魂不守,邪乘于胃,则为暴横刚强。"

综上所述,胃、肝、胆三经实火上升扰动心神,皆可发为狂病。

(四)瘀血内阻

由于血瘀使脑气与脏腑之气不相连接而发狂。如清代王清任《医林改错》言:"癫狂一证,哭笑不休,詈骂歌唱,不避亲疏,许多恶态,乃气血凝滞,脑气与脏腑气不接,如同做梦一样。"并自创癫狂梦醒汤治疗本病。另外,王清任还创立脑髓说,其曰:"灵机记性在脑者,因饮食生气血,长肌肉,精汁之清者,化而为髓""小儿无记性者,脑髓未满,高年无记性者,脑髓渐空。"联系本病的发生,如头脑发生血瘀气滞,使脏腑化生的气血不能正常的充养元神之府,或因血瘀阻滞脉络,气血不能上荣脑髓,则可造成灵机混乱,神志失常发为癫狂。

综上所述,气、痰、火、瘀均可造成阴阳的偏盛偏衰,而历代医家多以阴阳失调作为本病的主要病机。如《素问·生气通天论》篇言:"阴不胜其阳,则脉流薄疾,并乃狂。"又《素问·宣明五气论》篇言:"邪入于阳则狂,邪入于阴则痹,搏阳则为癫疾。"《难经·二十难》言:"重阳者狂,重阴者癫。"所谓重阴重阳者,医家论述颇不一致。有说阳邪并于阳者为重阳,阴邪并于阴者为重阴;有说三部阳阴脉皆洪盛而牢为重阳,三部阴阳脉皆沉伏而细为重阴;还有认为气并于阳而阳盛气实者为重阳,血并于阴而阴盛血实者为重阴。概言之,两种属阳的因素重叠相加称为重阳,如平素好动、性情暴躁,又受痰火阳邪,此为重阳而病狂;两种属阴的因素重叠相加,称为重阴,如平素好静,情志抑郁,又受痰郁阴邪,此为重阴而病癫。此后在《诸病源候论》《普济方》以及明清许多医家的著述中,也都说明机体阴阳失调,不能互相维系,以致阴虚于下,阳亢于上,心神被扰,神明逆乱而发癫狂。

此外,张仲景《伤寒论》尚有蓄血发狂的记载,应属血瘀一类;由于思虑太过,劳伤心脾,气血两虚,心失所养也可致病。《医学正传·癫狂痫证》言:"癫为心血不足。"癫狂病的发生还与先天禀赋有关,若禀赋充足,体质强壮,阴平阳秘,虽受七情刺激也只是短暂的情志失畅;反之禀赋素虚,肾气不足,复因惊骇悲恐,意志不遂等七情内伤,则每可引起阴阳失调而发病。禀赋不足而发病者往往具有家族遗传性,其家族可有类似的病史。

五、诊断与鉴别诊断

(一)诊断

1.发病特点

本病发生与内伤七情密切相关,性格暴躁、抑郁、孤僻、易于发怒、胆怯疑虑等,是发病的常见因素;头颅外伤、中毒病史对确定诊断也有帮助。但其主要诊断依据是灵机、情志、行为三方面的失常。所谓灵机即记性、思考、谋虑、决断等方面的功能表现。

2.临床表现

本病的临床症状大致可分为4类,兹分述于后。

(1)躁狂症状:如弃衣而走,登高而歌,数天不食而能逾垣上屋,所上之处,皆非其力所能,妄言骂詈,不避亲疏,妄想丛生,毁物伤人,甚至自杀等,其证属实热,为阳气有余的症状。

(2)抑郁症状:如精神恍惚,表情淡漠,沉默痴呆,喃喃自语或语无伦次,秽洁不知,颠倒错乱,或歌或笑,悲喜无常,其证多偏于虚。为阴气有余的症状,或为痰气交阻。

(3)幻觉症状:幻觉是患者对客观上不存在的事物,却感到和真实的一样,可有幻视、幻听、幻嗅、幻触等症。如早在《灵枢·癫狂》就对幻觉症状有明确的记载:"目妄见,耳妄闻……善见鬼神。"再如明代李梴《医学入门·癫狂》记有:"视听言动俱妄者,谓之邪祟,甚则能言平生未见闻事及五色神鬼。"此处所谓邪祟,即为幻觉症状。

(4)妄想症状:妄想是与客观实际不符合的病态信念,其判断推理缺乏令人信服的根据,但患者坚信其正确而不能被说服。正如《灵枢·癫狂》所说:"自高贤也,自辨智也,自尊贵也。"《中藏经·癫狂》也说:"有自委曲者,有自高贤者。"此外,还可有疑病、自罪、被害、嫉妒等妄想症状。

这些临床症状不是中毒、热病所致,头颅CT扫描及其他辅助检查没有阳性发现。

总之,癫病多见抑郁症状,呆滞好静,其脉多沉伏细弦;狂病多见躁狂症状,多怒好动,其脉多洪盛滑数,这是两者的区别。至于幻觉症状和妄想症状则既可见于癫病,也可见于狂病。

(二)鉴别诊断

1.痫病

痫病是以突然仆倒,昏不知人,四肢抽搐为特征的发作性疾病,与本病不难区分。但自秦汉至金元时期,往往癫、狂、痫同时并称,常常混而不清,尤其是癫病与痫病始终未能明确分清,及至明代王肯堂才明确提出癫狂与痫病的不同。如《证治准绳·癫狂痫总论》中有"癫者或狂或愚,或歌或笑,或悲或泣,如醉如痴,言语有头无尾,秽洁不知,积年累月不愈""狂者病之发时猖狂刚暴,如伤寒阳明大实发狂,骂詈不避亲疏,甚则登高而歌,弃衣而走,逾垣上屋,非力所能,或与人语所未尝见之事""痫病发则昏不知人,眩仆倒地,不省高下,甚而瘛疭抽掣,目上视,或口眼㖞斜,或口作六畜之声"。至此已将癫狂与痫病截然分开,为后世辨证治疗指出了正确方向。

2.谵语、郑声

谵语是因阳明实热或温邪入于营血,热邪扰乱神明,而出现神志不清、胡言乱语的重症。郑声是指疾病晚期心气内损,精神散乱而出现神识不清,不能自主,语言重复,语声低怯,断续重复而语不成句的垂危征象。狂病与谵语、郑声在症状表现上是不同的,如《东垣十书·此事难知集·狂言谵语郑声辨》记有"狂言声大开自与人语,语所未尝见事,即为狂言也。谵语者,合目自语,言所日用常见常行之事,即为谵语也。郑声者,声战无力,不相接续,造字出于喉中,即郑声也"。

3.脏躁

脏躁好发于妇人,其症为悲伤欲哭,数欠伸,像如神灵所作,但可自制,一般不会自伤及伤害他人,与癫狂完全丧失自知力的神志失常不同。

六、辨证

(一)辨证要点

1.癫病审查轻重

精神抑郁,表情淡漠,寡言呆滞是癫病的一般症状,初发病时常兼喜怒无常,喃喃自语,语无伦次,舌苔白腻,此为痰结不深,证情尚轻。若病程迁延日久,则见呆若木鸡,目瞪如愚,灵机混乱,舌苔渐变为白厚而腻,乃痰结日深,病情转重。久则正气日耗,脉由弦滑变为滑缓,终至沉细无力。倘使病情演变为气血两虚,而症见神思恍惚,思维贫乏,意志减退者,则病深难复。

2.狂病明辨虚实

狂病应区分痰火、阴虚的主次先后,狂病初起是以狂暴无知,情感高涨为主要表现,概由痰火实邪扰乱神明而成。病久则火灼阴液,渐变为阴虚火旺之证,可见情绪焦躁,多言不眠,形瘦面赤舌红等症状。这一时期,分辨其主次先后,对于确定治法处方是很重要的。一般说,亢奋症状突出,舌苔黄腻,脉弦滑数者,是痰火为主,而焦虑、烦躁、失眠、精神疲惫,舌质红少苔或无苔,脉细数者,是阴虚为主。至于痰火、阴虚证候出现的先后,则需对上述证候,舌苔、脉象的变化作动态的观察。

(二)证候

1.癫病

(1)痰气郁结:精神抑郁,表情淡漠,寡言呆滞,或多疑虑,语无伦次,或喃喃自语,喜怒无常,甚则忿不欲生,不思饮食。舌苔白腻,脉弦滑。

病机分析：因思虑太过，所愿不遂，使肝气被郁，脾失健运而生痰浊。痰浊阻蔽神明，故出现抑郁、呆滞、语无伦次等症；痰扰心神，故见喜怒无常，忿不欲生，又因痰浊中阻，故不思饮食。苔腻、脉滑皆为气郁痰结之征。

（2）气虚痰结：情感淡漠，不动不语，甚则呆若木鸡，目瞪如愚，傻笑自语，生活被动，灵机混乱，甚至目妄见，耳妄闻，自责自罪，面色萎黄，便溏溲清。舌质淡，舌体胖，苔白腻，脉滑或脉弱。

病机分析：癫久正气亏虚，脾运力薄而痰浊益甚。痰结日深，心窍被蒙，故情感淡漠而呆若木鸡，甚至灵机混乱，出现幻觉症状；脾气日衰故见面色萎黄，便溏、溲清诸症。舌淡胖，苔白腻，脉滑或弱皆为气虚痰结之象。

（3）气血两虚：病程漫长，病势较缓，面色苍白，多有疲惫不堪之象，神思恍惚，心悸易惊，善悲欲哭，思维贫乏，意志减退，言语无序，魂梦颠倒。舌质淡，舌体胖大有齿痕，舌苔薄白，脉细弱无力。

病机分析：癫病日久，中气渐衰，气血生化乏源，故面色苍白，肢体困乏，疲惫不堪；因心血内亏，心失所养，可见神思恍惚，心悸易惊，意志减退诸症。舌胖，脉细是气血俱衰之征。

2.狂病

（1）痰火扰心：起病急，常先有性情急躁，头痛失眠，两目怒视，面红目赤，突然狂暴无知，情感高涨，言语杂乱，逾垣上屋，气力逾常，骂詈叫号，不避亲疏，或毁物伤人，或哭笑无常，登高而歌，弃衣而走，渴喜冷饮，便秘溲赤，不食不眠。舌质红绛，苔黄黄腻，脉弦滑数。

病机分析：五志化火，鼓动阳明痰热，上扰清窍，故见性情急躁，头痛失眠；阳气独盛，扰乱心神，神明昏乱，症见狂暴无知，言语杂乱，骂詈不避亲疏；四肢为诸阳之本，阳盛则四肢实，实则登高、逾垣、上屋，而气力超乎寻常。舌绛苔黄腻，脉弦而滑数，皆属痰火壅盛，且有伤阴之势。以火属阳，阳主动，故起病急骤而狂暴不休。

（2）阴虚火旺：狂病日久，病势较缓，精神疲惫，时而躁狂，情绪焦虑、紧张，多言善惊，恐惧而不稳，烦躁不眠，形瘦面红，五心烦热。舌质红，少苔或无苔，脉细数。

病机分析：狂乱躁动日久，必致气阴两伤，如气不足则精神疲惫，仅有时躁狂而不能持久。由于阴伤而虚火旺盛，扰乱心神，故症见情绪焦虑，多言善惊，烦躁不眠，形瘦面红等。舌质红，脉细数，也为阴虚内热之象。

（3）气血凝滞：情绪躁扰不安，恼怒多言，甚则登高而歌，弃衣而走，或目妄见，耳妄闻，或呆滞少语，妄思离奇多端，常兼面色暗滞，胸胁满闷，头痛心悸，或妇人经期腹痛，经血紫暗有块。舌质紫暗有瘀斑，舌苔或薄白或薄黄，脉细弦，或弦数，或沉弦而迟。

病机分析：本证由血气凝滞使脑气与脏腑气不相接续而成，若瘀兼实热，苔黄，脉弦致，多表现为狂病；若瘀兼虚寒，苔白，脉沉弦而迟，多表现为癫病。但是无论属狂属癫，均以血瘀气滞为主因。

七、治疗

（一）治疗原则

1.解郁化痰，宁心安神

癫病多虚，为重阴之病，主于气与痰，治疗宜解郁化痰，宁心安神，补养气血为主要治则。

2.泻火逐痰，活血滋阴

狂病多实，为重阳之病，主于痰火、瘀血，治疗宜降其火，或下其痰，或化其瘀血，后期应予滋养心肝阴液,兼清虚火。

概言之,癫病与狂病总因七情内伤,使阴阳失调,或气并于阳,或血并于阴而发病,故治疗总则以调整阴阳,以平为期,如《素问·生气通天论》篇所言:"阴平阳秘,精神乃治。"

(二)治法方药

1.癫病

(1)痰气郁结。

治法:疏肝解郁,化痰开窍。

方药:逍遥散合涤痰汤加减。药用柴胡配白芍疏肝柔肝,可加香附、郁金以增理气解郁之力,其中茯苓、白术可以健脾化浊。涤痰汤为二陈汤增入胆南星、枳实、人参、石菖蒲、竹茹而成,胆南星、竹茹辅助二陈汤化痰,石菖蒲合郁金可以开窍,枳实配香附可以理气,人参可暂去之。

单用上方恐其效力不达,须配用十香返生丹,每服1丸,日服两次,是借芳香开窍之力,以奏涤痰散结之功;若癫病因痰结气郁而化热者,症见失眠易惊,烦躁不安而神志昏乱,舌苔转为黄腻,舌质渐红,治当清化痰热,清心开窍,可用温胆汤送服至宝丹。

(2)气虚痰结。

治法:益气健脾,涤痰宣窍。

方药:四君子汤合涤痰汤加减。药用人参、茯苓、白术、甘草四君益气健脾以扶正培本。再予半夏、胆南星、橘红、枳实、石菖蒲、竹茹涤除痰涎,可加远志、郁金,既可理气化痰,又能辅助石菖蒲宣开心窍。

若神思迷惘,表情呆钝,症情较重,是痰迷心窍较深,治宜温开,可用苏合香丸,每服1丸,日服两次,以豁痰宣窍。

(3)气血两虚。

治法:益气健脾,养血安神。

方药:养心汤加减。方中人参、黄芪、甘草补脾益气;当归、川芎养心血;茯苓、远志、柏子仁、酸枣仁、五味子宁心神;更有肉桂引药入心,以奏养心安神之功。

若兼见畏寒蜷缩,卧姿如弓,小便清长,下利清谷者,属肾阳不足,应加入温补肾阳之品,如补骨脂、巴戟天、肉苁蓉等。

2.狂病

(1)痰火扰心。

治法:泻火逐痰,镇心安神。

方药:泻心汤合礞石滚痰丸加减。方中大黄、黄连、黄芩苦寒直折心肝胃三经之火,知母滋阴降火而能维护阴液,佐以生铁落镇心安神。礞石滚痰丸方用青礞石、沉香、大黄、黄芩、朴硝,逐痰降火,待痰火渐退,礞石滚痰丸可改为包煎。

胸膈痰浊壅盛,而形体壮实,脉滑大有力者,可采用涌吐痰涎法,三圣散治之,方中瓜蒂、防风、藜芦三味,劫夺痰浊,吐后如形神俱乏,当以饮食调养。阳明热结,躁狂谵语,神志昏乱,面赤腹满,大便燥结,舌苔焦黄起刺或焦黑燥裂,舌质红绛,脉滑实而大者,宜先服大承气汤急下存阴,再投凉膈散加减清以泻实火;病情好转而痰火未尽,心烦失眠,哭笑无常者,可用温胆汤送服朱砂安神丸。

(2)阴虚火旺。

治则:滋阴降火,安神定志。

方药:选用二阴煎加减,送服定志丸。方中生地黄、麦门冬、玄参养阴清热;黄连、木通、竹叶、灯心草泻热清心安神;可加用白薇、地骨皮清虚热;茯神、炒酸枣仁、甘草养心安神。定志丸方用人参、茯神、石菖蒲、甘草,其于健脾养心,安神定志,可用汤药送服,也可布包入煎。

若阴虚火旺兼有痰热未清者,仍可用二阴煎适当加入全瓜蒌、胆南星、天竺黄等。

(3)气血凝滞。

治则:活血化瘀,理气解郁。

方药:选用癫狂梦醒汤加减,送服大黄䗪虫丸。方中重用桃仁合赤芍活血化瘀,还可加用丹参、红花、水蛭以助活血之力;柴胡、香附理气解郁;青陈皮、大腹皮、桑白皮、苏子行气降气;半夏和胃,甘草调中。

如蕴热者可用木通加黄芩以清之;兼寒者加干姜、附子助阳温经。大黄䗪虫丸方用大黄、黄芩、甘草、桃仁、杏仁、芍药、干生地黄、干漆、虻虫、水蛭、蛴螬、䗪虫。可祛瘀生新,攻逐蓄血,但需要服用较长时期。

(三)其他治法

1.单方验方

(1)黄芫花:取花蕾及叶,晒干研粉,成人每天服1.5～6.0 g,饭前1次服下,10～20天为1个疗程,主治狂病属痰火扰心者。一般服后有恶心、呕吐、腹泻等反应,故孕妇、体弱、素有胃肠病者忌用。

(2)巴豆霜:1～3 g,分2次间隔半小时服完,10次为1个疗程,一般服用2个疗程,第1个疗程隔天1次,第2个疗程隔两日1次。主治狂病,以痰火扰心为主者。

2.针灸

取穴以任督二脉、心及心包经为主,其配穴总以清心醒脑,豁痰宣窍为原则,其手法多采用三人或五人同时进针法,狂病多用泻法,大幅度捻转,进行强刺激,癫病可用平补平泻的手法。

(1)癫病主方:①中脘、神门、三阴交;②心俞、肝俞、脾俞、丰隆。两组可以交替使用。

(2)狂病主方:①人中、少商、隐白、大陵、丰隆;②风府、大椎、身柱;③鸠尾、上脘、中脘、丰隆;④人中、风府、劳宫、大陵。每次取穴一组,4组穴位可以轮换使用。狂病发作时,可独取两侧环跳穴,用四寸粗针,行强刺激,可起安神定志作用。

3.灌肠疗法

痰浊蒙窍的癫病:以生铁落、牡蛎、石菖蒲、郁金、胆南星、法半夏、礞石、黄连、竹叶、灯心草、赤芍、桃仁、红花组方,先煎生铁落、礞石30分钟,去渣加其他药物煎30分钟,取汁灌肠。

4.饮食疗法

心脾不足者:黄芪莲子粥,取黄芪,文火煎10分钟,去渣,入莲子、粳米,煮粥。

心肾不交者:百合地黄粥。生地黄切丝,煮1～2分钟,去渣,入百合,粳米煮成粥,加蜂蜜适量。

八、转归及预后

癫病属痰气郁结而病程较短者,及时祛除壅塞胸膈之痰浊,复以理气解郁之法,较易治愈;若病久失治,则痰浊日盛而正气日虚,乃成气虚痰结之证;或痰郁化热,痰火渐盛,转变为狂病。

气虚痰结证如积极调治,使痰浊渐化,正气渐复,则可以向愈,但较痰气郁结证易于复发。若迁延失治或调养不当,正气愈虚而痰越盛,痰越盛则症越重,终因灵机混乱,日久不复成废人。

气血两虚治以扶正固本,补养心脾之法,使气血渐复,尚可向愈,但即使病情好转,也多情感淡漠,灵机迟滞,工作效率不高,且复发机会较多。

狂病骤起先见痰火扰心之证,急投泻火逐痰之法,病情多可迅速缓解;若经治以后,火势渐衰而痰浊留恋,深思迷惘,其状如癫,乃已转变为癫病。如治不得法或不及时,致使真阴耗伤,则心神昏乱日重,其证转化为阴虚火旺,若此时给予正确的治疗,使内热渐清而阴液渐复,则病情可向愈发展。如治疗失当,则火愈旺而阴愈伤,阴愈亏则火愈亢,以致躁狂之症时隐时发,时轻时重。

另外,火邪耗气伤阴,导致气阴两衰,则迁延难愈。狂病日久出现气血凝滞,治疗得法,血瘀征象不断改善,则癫狂症状也可逐渐好转。若病久迁延不愈,可形成气血阴阳俱衰,灵机混乱,预后多不良。

九、预防与调护

癫狂之病多由内伤七情而引起,故应注意精神调摄。应正确对待患者的各种病态表现,不应讥笑、讽刺,要关心患者。

(1)对于尚有一些适应环境能力的轻证患者,应注意调节情志活动,如以喜胜忧,以忧胜怒等。

(2)对其不合理的要求应耐心解释,对其合理的要求应尽量满足。

(3)对重证患者的打人、骂人、自伤、毁物等症状,要采取防护措施,注意安全,防止意外。

(4)对于拒食患者应找出原因,根据其特点进行劝导、督促、喂食或鼻饲,以保证营养。

(5)对有自杀、杀人企图或行为的患者,必须严密注意,专人照顾,并将危险品如刀、剪、绳、药品等严加收藏,注意投河、跳楼、触电等意外行为。

(刘　丹)

第六节　痫　　证

痫证是一种由多种病因引起以反复发作性、短暂性、刻板性为特征的慢性脑神经异常疾病,又有"癫痫""羊痫风"之称。其临床特征多为发作时精神恍惚,甚则仆倒,昏不知人,口吐涎沫,两目上视,四肢抽搐,口中怪叫,移时苏醒,醒后如常人;或口、眼、手等局部抽搐而无突然昏倒,或幻视,或呕吐、多汗,或言语障碍,或无意识的动作等。其轻者发作次数少,间隔时间长,瞬间即过,间歇期如常人;重者病情重,发作次数多,间隔时间短,持续时间长,间歇期常有精神不振,思维迟钝。多由于脑部外伤、外感风热毒邪、先天禀赋异常、七情所伤、饮食失节等引发,或患其他病之后,造成脏腑失调,痰浊阻滞,气机逆乱,风阳内动所致。其中痰浊内阻,脏气不平,阴阳偏胜,神机受累,元神失控是病机关键所在。发作时开窍以治其标,控制其发作;休作时祛邪补虚以治其本。临床多以开窍定痫、调气豁痰、平肝息风、清肝泻火、补益心脾、滋养肝肾、通络镇惊、宁心安神等法治之。

痫证属中医脑病范畴,其临床表现与西医所称的癫痫是一致的,包括一组疾病和综合征,均以脑神经元过度放电导致的反复、发作性和短暂性的中枢神经系统功能失常为特征。根据其病因不同,可分为原发性和继发性两大类。前者是指目前病因不明的癫痫,亦称特发性癫痫;后者是指由多种脑部病损及代谢异常所致者,或称症状性癫痫。

一、中医诊断标准

(1)全面性发作时突然昏倒,项背强直,四肢抽搐;或仅两目瞪视,呼之不应,或头部下垂,肢体无力。

(2)部分性发作时可见多种形式,如口、眼、手等局部抽搐而无突然昏倒,或幻视,或呕吐、多汗,或言语障碍,或无意识的动作等。

(3)起病急骤,醒后如常人,反复发作。

(4)多有家族史,每因惊恐、劳累、情志过极等诱发。

(5)发作前常有眩晕、胸闷等先兆。

(6)脑电图检查有阳性表现,有条件做CT、磁共振检查。

(7)应注意与中风、厥证、痉病等鉴别。

二、鉴别诊断

(一)厥病

厥病除见突然仆倒、昏不知人外,还伴有面色苍白,四肢厥冷,冷汗出,而无口吐涎沫,两目上视,四肢抽搐和病作怪叫之见症,且厥病脑电图检查多无阳性发现,而痫证有特征性改变。

(二)中风

典型发作的痫证与中风病均有突然仆倒,昏不知人,但痫证有反复发作史,发时口吐涎沫,两目上视,或作怪叫,移时可醒,醒后无后遗症,而中风病则常有口眼㖞斜,语言不利,半身不遂等症,昏迷持续时间长,清醒后常有㖞僻不遂等后遗症。

(三)痉病

痫证与痉病都具有时发时止、四肢抽搐等症状,但痫证仅见于发作之时,兼有口吐涎沫,病作怪叫,醒后如常人,且呈阵发性,有间歇期。而痉病多见于持续发作,伴有角弓反张,项背强急,但无惊叫,经治疗后方可恢复,恢复后仍有原发疾病存在。必要时行脑电图、脑脊液等辅助检查以资鉴别。

三、病因病机

(一)病因

中医认为本病的发生,大多由于先天因素以及情志不遂、饮食失节、劳累过度、温热病后热毒所伤以及脑部外伤、中风等因素,导致心、肝、脾、肾等脏腑功能失调,气机逆乱,触动积痰,痰浊上扰,闭塞心窍,壅塞经络而发为痫证。

1.先天因素

古代医家早已认识到癫痫与先天因素有关,所谓"病从胎气而得之"。系母体怀孕后,受惊恐或饮食失调,食味偏嗜,或误服不当之药,或近亲结婚,或七情郁结,使母体精气耗伤,胎元受损而致痫。

2.七情所伤

主要责之于惊恐郁怒。五志过极,"恐则气下""惊则气乱",由于突受惊恐,愤郁恼思,脏腑气机逆乱,肝肾亏损,肝阳上亢、化火生风,风火交炽,引动痰气,蒙塞清窍,扰及神明而致惊痫。若因五志化火,火邪一方面炼津成痰,另一方面触动内伏痰浊,使痰随火升,阻蔽心包,可使痫发,即无火不动痰之谓。

3.饮食失节

平素脾胃积热生痰,加之饮食失宜,过食肥甘厚味,脾胃损伤,失于健运,聚湿生痰,蕴伏于内,一遇劳累过度或生活起居失于调摄,遂致气机逆乱,触动积痰,痰阻经络,闭塞清窍,而致痫痫。或因饮食不洁,误食带虫食物,或过食病畜之肉,导致虫卵内阻,循经阻于脑窍而发虫痫。

4.外感风热毒邪

素体虚弱,腠理疏松,外受风热毒邪,风淫肝经,热极生风,风火痰热结聚,上冲清窍而发风痫、热痫。

5.久病、中风、他病日久

痫证久治不愈或中风、他病日久,导致脾胃虚弱,气血耗伤,伤及肝肾,筋脉失控,或脑髓受累,髓海失充,而并发痫证。

6.脑部外伤

由于胎胞外伤或就产时头颅受伤,或由高坠下跌仆撞击,均能导致颅脑受伤,损伤脉络,血溢脉外,瘀血内停,脑络闭阻,神志逆乱,昏不知人;络脉不和,肢体抽搐而发痫证。

(二)病机

1.发病

具有突然性、反复发作性、重复性和刻板性,发作间歇期无不适,事后对发作过程无记忆,发作前可有先兆。

2.病位

本病病位在脑,与心、肝、脾、肾关系密切。

3.病性

五脏虚损为本,风、痰、火、郁、瘀为标,其发作期以邪实为主,缓解期(或休止期)以五脏虚损为主。本病在初期虽可见到实证,后期因其反复发作,一般以虚实夹杂证多见。痫证有阳痫、阴痫之别。

4.病势

痫证初发,正气尚盛,痰虽结而不深,气机逆乱尚易调顺,所以发作持续的时间一般较短,其间歇期亦较长。若久发不愈,本虚而标实,正气渐伤,痰结较深,气机闭阻,不易调顺,则发作持续的时间必然较长,甚则持续不已而间歇期也逐渐缩短。总的发病趋势是由实转虚,虚实夹杂,日久不愈,病机复杂,以成痼疾。

5.病机转化

本病的病机转化取决于正气的盛衰及痰邪深浅。凡发病初期,正气尚足,邪中较浅,多属正盛邪实之实证;日久损伤正气,痰浊、瘀血等邪实沉痼,必致脏腑愈虚,正气更衰,形成虚实夹杂证。如肝风痰浊证,日久不愈,可致肝郁化火,痰郁化热而成肝火痰热证;亦可影响气血正常运行而致瘀血内阻等,此即实证之间可互相转化或兼夹。肝风痰浊日久亦可木旺克脾土,致脾虚水湿失运或致脾虚痰盛证;肝火痰热证日久不解,火热灼伤肝肾之阴,致肝肾阴虚证等,此即实证转虚证。脾虚痰盛证日久,气血生化乏源,则可致心血不足证;心血不足日久,精血同源,则伤及肝肾之阴精,而成肝肾阴虚证等,此即虚证之间亦可互相转化。凡脾、心、肝、肾功能失调,气血运行失畅,则可致痰浊、瘀血等邪实因素,此即因虚致实而成虚实夹杂证,使病机越发复杂,病情越发加重。

四、辨证论治

(一)辨证思路

1.详细了解病史

包括胎产史、家族史、高热惊厥史、脑炎、脑膜炎史、头部外伤史、食生蟹史、疫水接触史、中风病史及发病的年龄、病程等,通过详细了解病史,可对诊断病因及性质提供一定的依据。

2.辨先兆症状

痫证发作之前,多有先兆症状。或在发作之前可呈现情绪改变,如易怒,或嗜睡,或表现抑郁,呈现莫名的恐惧;或饮食倍增;或头痛欲静卧;或出现一时眩晕;或突然腹痛,并有上冲感,呈阵发性;或突然筋脉挛急,多在下腹部;或胸有压迫感,或诉心悸;或意识蒙眬状态,或表现出怪异心情。

3.辨发作

一般说发作时间短、间歇期长者病情轻,反之,则病情重;发病急,程度重,昏仆叫号、抽掣吐涎者多实,发病相对较缓,程度较轻,反呈口眼相引,呆木无知,不能持物者多虚;主症突出,兼症不明显者多实,主症较微,脏腑虚损较明显者多虚。

4.辨别标本虚实

五脏虚损为本,风、痰、火、郁、瘀为标,其发作期或初病以邪实为主,缓解期(或休止期)或久病不愈多虚,久病多虚实夹杂。

5.辨气机逆乱

气机逆乱在本病病机方面有重要意义。临床上,应辨是清气不升,还是浊气不降,或是肝气郁结,以定升清、降浊、理气之法。清气不升多属虚,常有气短乏力、脉弱无力等表现;浊气不降多属实,常有脘腹胀满、二便不爽、脉滑有力等表现;肝郁不舒者常有情志抑郁、急躁易怒、口苦脉弦等表现。

6.治疗原则

治疗当急则开窍以治其标,控制发作;缓则祛邪补虚以治其本。多以调气豁痰、平肝息风、清肝泻火、补益心脾、滋养肝肾、通络镇惊、宁心安神等法治之。本病病久入络,多反复发作,缠绵难愈,酌情加用活血搜风剔络药物。

(二)分证论治

1.痰火扰神

(1)证候表现:猝然仆倒,不省人事,四肢强痉拘挛,口中有声,口吐白沫,烦躁不安,气高息粗,痰鸣辘辘。痫止后仍烦躁不安,失眠,口臭便干,或咳痰黏稠,舌质红或暗红,苔黄腻,脉弦滑。

(2)病机分析:痰邪久郁化火,或火邪煎熬津液酿成痰热,痰火阻闭心窍,扰乱神明,而猝然仆倒,不省人事;痰火壅遏气机则气高息粗;热扰心神则烦躁不安,失眠;火热伤津则口干便秘;痰鸣辘辘,舌红苔黄腻、脉弦滑等为痰火之象。

(3)治法:清热泻火,化痰开窍。

(4)常用方:龙胆泻肝汤(《太平惠民和剂局方》)合涤痰汤(《济生方》)加减。龙胆草、黄芩、栀子、泽泻、柴胡、当归、生地黄、橘红、半夏、胆南星、枳实、茯苓、竹茹、石菖蒲。

(5)加减:抽搐明显者,加钩藤、羚羊角粉 0.3 g 冲服以息风止痉;便秘、腹胀痛可合大承气汤或凉膈散加减以泻下腑积;火热伤津而口干口渴者,加麦冬、沙参以益胃生津;痰黏稠甚者,可加天竺黄、竹沥水清热化痰。

(6)针灸取穴以任、督两脉和足阳明胃经、足厥阴肝经穴为主。

治法:清肝泻火,豁痰开窍。

主穴:长强、鸠尾、阳陵泉、筋缩、丰隆、行间、足三里、通里。

配穴:发作时加水沟、颊车、素髎、神门、涌泉、内关,强刺激不留针。夜间发作加照海,白昼发作加申脉。

操作:毫针刺,针用泻法,每天 1 次,每次留针 30 分钟,10 次为 1 个疗程。

(7)临证参考:本证往往由邪滞体内,久郁化热,或火热炽盛所引发,故治以清郁热,泻肝火。清郁热尚可酌加牡丹皮、赤芍、柴胡、大黄等;泻肝火尚可予黛蛤散;邪闭神昏重者可灌服安宫牛黄丸。

2.痰郁扰神

(1)证候表现:发作时多为口面自动症(咂嘴、舔唇、咀嚼、吞咽或进食样动作)、点头及肢体运动等,或者出现情感症状,以精神抑郁为主要特征,或表现为痴呆、认知障碍,头痛、头晕,气上冲胸感,恶心、胸闷、心慌等。舌质红,苔薄白或腻,脉弦。

(2)病机分析:素有脾胃虚弱,运化无力,精微不布,痰浊内聚,复因惊恐恼怒而肝气郁结,气机逆乱,痰随气逆,痰气郁上扰清窍,而发精神抑郁,头痛、头晕;痰阻脑窍神明失司则痴呆、认知障碍,并出现自动症、点头等;痰气郁结胸中则恶心、胸闷、心慌。舌质红,苔薄白或腻,脉弦均为肝郁气滞,风痰上扰之象。

(3)治法:疏肝理气,化痰息风开窍。

(4)常用方:柴贝止痫汤加减。柴胡、浙贝母、牡蛎、天麻、石菖蒲、地龙、半夏。

(5)加减:头晕明显者,选加菊花、石决明、赭石、怀牛膝镇肝息风;烦躁不安,失眠肝胆火盛,加羚羊角(现用山羊角)、龙胆草、栀子清肝泻火息风;胸脘满滞、纳呆、疲倦者,加白术、山药、茯苓、佛手健脾理气;恶心,可加半夏、旋覆花降气止逆;痰多,加半夏、胆南星化痰。

(6)针灸:疏肝理气,化痰息风止痉。

取穴:百会、水沟、太冲、丰隆、膻中。

操作:毫针刺,针用泻法,每天 1 次或隔天 1 次,10 次为 1 个疗程。

(7)临证参考:本证临床上属于西医难治性癫痫多见,特别是颞叶癫痫多见,多表现为复杂部分性发作。临证当辨郁、风、痰孰重孰轻,可用定痫丸、柴胡加桂枝龙骨牡蛎汤随症加减,方能取得满意的疗效。痫证因长期发作形成虚实夹杂证,可辨证久服中成药六味地黄丸、补肾益脑片、逍遥散。

3.血虚风动

(1)证候表现:猝然仆倒,或面部烘热,或两目瞪视,或局限性抽搐,或四肢抽搐无力,手足蠕动,二便自遗,舌质淡,少苔,脉细弱。

(2)病机分析:本证总由血虚而虚风内动,或因痫证日久及他病缠绵伤及气血;血虚则筋脉失于濡养而发抽搐或蠕动,或局限性抽搐;肝风夹痰上蒙清窍则仆倒,二便自遗。舌淡苔白,脉细弱均为血虚之象。

(3)治法:养血安神,平肝息风。

(4)常用方:四物汤(《太平惠民和剂局方》)加减。当归、白芍、熟地黄、川芎、酸枣仁、夜交藤、菊花、莲子心。

（5）加减：若抽搐甚，可加全蝎、僵蚕；急躁易怒，加夏枯草、炒栀子；心悸气短，加太子参、五味子。

（6）针灸：健脾养血，化痰息风。

取穴：以任脉穴、背俞穴为主。主穴取脾俞、气海、膈俞、血海、通里、阳陵泉、筋缩。配穴：虚烦不眠者，加三阴交、神门。心悸气短者，加内关、膻中。

操作：毫针刺，针用补法，并可加灸，每天1次，每次留针30分钟，10次为1个疗程。

（7）临证参考：本证多见后天脾胃失于调养，化源不足，故治疗上应重视健脾益气以生血，平时常服益气养血健脾之品，如八珍丸、归脾丸等。

4.风痰闭窍

（1）证候表现：发则猝然昏仆，目睛上视，口吐白沫，手足抽搐，喉中痰鸣或口吐涎沫，移时苏醒如常人，病发前多有头晕、头痛、胸闷乏力、痰多、欠伸等先兆症状，舌质淡红，苔白腻，脉滑。

（2）病机分析：素有痰浊内蕴，深伏于脑，复因惊恐恼怒，肝气郁结，肝阳暴张，阳亢化风，气机逆乱，痰随气逆，风阳夹痰浊闭阻脑窍，而猝然昏仆；头晕头痛、胸闷欠伸多为风痰上逆，气机不畅；风痰窜扰筋脉则目睛上视、手足抽搐；风痰上壅则喉中痰鸣，口吐涎沫。苔白腻脉滑为风痰闭阻之象。

（3）治法：涤痰息风，开窍定痫。

（4）常用方：定痫丸（《医学心悟》）加减。天麻、僵蚕、全蝎、远志、竹茹、川贝母、石决明（先煎）、石菖蒲、珍珠母（先煎）、胆南星、姜半夏、钩藤（后下）。

（5）加减：若痰黏不利，加白芥子、莱菔子以祛痰下气；痰涎清稀，加细辛、干姜以温化痰涎；腹胀，加青皮、陈皮、枳壳以理气除胀。

（6）针灸：取穴以任、督二脉及足少阳胆经、足厥阴肝经穴为主。主穴取长强、鸠尾、阳陵泉、筋缩、本神、风池、太冲、丰隆、足三里、内关，配穴：眩晕加合谷、百会。

治法：开窍化痰息风。

操作：毫针刺，针用泻法，每天1次，每次留针30分钟，10次为1个疗程。

（7）临证参考：基本方中全蝎、僵蚕等虫类搜剔药可研粉吞服，但因其有一定的毒性，宜从小量开始，逐渐增量，切不可骤用重剂。若抽搐甚者，可加钩藤、蜈蚣等息风止痉；平素食少纳呆，加神曲、麦芽、鸡内金等化食和胃；胸闷呕恶者可加桔梗、厚朴、旋覆花理气止呕。

5.瘀阻脑络

（1）证候表现：发则猝然昏仆，瘛疭抽搐，或单以口角、眼角、肢体抽搐，颜面口唇青紫，缓解期兼见头部或胸胁刺痛，肢体麻木，精神恍惚，舌质紫暗或瘀点、瘀斑，脉弦或涩。

（2）病机分析：跌仆撞击，或产伤，导致脑内受伤，瘀血内停，阻于脑脉，脑络闭塞，脑神失养所致。脑失气血充养，而虚风内生，瘀血夹痰上冲于头则猝然昏仆，瘀血内阻，血行不畅，筋脉失养，则瘛疭抽搐，肢体麻木；瘀阻血脉，不通则痛，故见头部或胸胁刺痛；唇舌紫暗、脉涩为瘀血内阻之象。

（3）治法：活血化瘀，息风通络。

（4）常用方：通窍活血汤（《医林改错》）加减。麝香、赤芍、川芎、桃仁、红花、石决明、牡蛎、全蝎、僵蚕、地龙。

（5）加减：痰多者，加清半夏、竹茹以化痰散结；舌苔白腻，加胆南星、石菖蒲以化痰通络；神疲乏力，加黄芪、太子参以益气养神；头晕，加天麻、菊花；大便干结者，加大黄；气阴两虚者，加太子参、麦冬以补气养阴。

（6）针灸：取穴以督脉穴为主。

治法：活血化瘀，开窍息风。

主穴：水沟、上星、太阳、风池、阳陵泉、筋缩、血海、膈俞、内关。

配穴：头痛者，在局部以梅花针叩刺微出血。

操作：毫针刺，针用泻法，或点刺出血，每天 1 次，每次留针 30 分钟，10 次为 1 个疗程。

（7）临证参考：本证由外伤或久病所致，若遇劳累、情绪波动及气候变化等常易诱发。故患者应避免过度劳累及精神紧张等，遇气候突变宜在家静养。

6.心脾两虚

（1）证候表现：久发不愈，猝然昏仆，或仅头部下垂，四肢无力，伴面色无华，口吐白沫，四肢抽搐无力，口噤目闭，二便自遗。平素可见神疲乏力，眩晕时作，食欲不佳，大便溏薄。舌质淡，苔白，脉弱。

（2）病机分析：平素心虚胆怯之人，忧思郁怒不解，劳伤心脾，脾虚失运，气血亏虚，精微不布，湿痰内生，则猝然昏仆，口噤目闭，二便自遗。脾虚气血不足故神疲乏力，面色不华；清阳之气不升故眩晕时作；脾失健运则便溏食欲缺乏。舌淡脉弱为气血两虚之象。

（3）治法：补益气血，健脾养心。

（4）常用方：归脾汤（《济生方》）加减。人参、龙眼肉、黄芪、白术、当归、茯苓、酸枣仁、远志、陈皮、姜半夏、熟地黄、五味子、炙甘草。

（5）加减：呕吐痰涎，加胆南星、姜竹茹、瓜蒌、石菖蒲和胃化痰；便溏，加炒扁豆、炮姜温中固涩；头晕健忘者，加制首乌、益智仁以滋阴养血；血瘀者，加丹参、桃仁、红花以活血化瘀；夜游，加生龙骨、生牡蛎、珍珠母以重镇安神。

（6）针灸：取穴以足太阴脾经、足阳明胃经穴为主。

治法：健脾养心，益气补血。

主穴：三阴交、中脘、足三里、心俞、脾俞、内关、阳陵泉、通里。

配穴：发作持续昏迷不醒者，可针补涌泉，灸气海、关元。

操作：毫针刺，针用补法，并可加灸，每天 1 次，每次留针 30 分钟，10 次为 1 个疗程。

（7）临证参考：本证常由后天之本失于调养所致，故平时应重视健脾益气生血，可常服八珍汤、归脾汤等方药。补气健脾，可杜绝生痰之源，故本证患者平时宜常服六君子汤、参苓白术散等方药以调理，并注意药物、饮食、劳逸等结合调治。

7.肝肾阴虚

（1）证候表现：发则猝然昏仆，或失神发作，或语謇，四肢逆冷，肢搐瘛疭，手足蠕动，健忘失眠，腰膝酸软。舌质红绛，少苔无苔，脉弦细数。

（2）病机分析：多因痫证反复发作日久不愈，气血先虚，继则肝肾俱亏，肾精不足，肝血亏虚，或肝火亢盛，耗伤肝肾阴液，以致周身失于濡养，阴虚阳亢，化风夹痰，上扰脑神，而猝然昏仆，或失神发作，并见心神失养之健忘、失眠之症。舌红绛少苔、无苔，脉弦细数均为肝肾阴虚之象。

（3）治法：滋养肝肾，息风安神。

（4）常用方：大定风珠（《温病条辨》）加减。鸡子黄、阿胶、白芍、甘草、五味子、生地黄、麦冬、火麻仁、龟甲、鳖甲、牡蛎、枸杞子。

（5）加减：心中烦热者，加竹叶、栀子、灯心草以清心除烦；手足心热明显者，加地骨皮、白薇以清虚热;痰热者,加天竺黄、竹茹以清热化痰;腰膝酸软者,加杜仲、川续断、桑寄生以补肝肾、强筋骨;大便干燥者,加肉苁蓉、火麻仁以润肠通便。

(6)针灸:取穴以足少阴肾经、足厥阴肝经穴为主。

治法:滋补肝肾,潜阳安神。

主穴:肝俞、肾俞、三阴交、太溪、通里、鸠尾、阳陵泉、筋缩。

配穴:神疲面白、久而不复者,为阴精气血俱虚之象,加气海、足三里、百会。

操作:毫针刺,针用补法,每天 1 次,每次留针 30 分钟,10 次为 1 个疗程。

(7)临证参考:本证患者常因反复发作,久病伤肾,故须处处顾护肾脏之精血,不可过用刚燥之品,并需因势利导,以柔克刚。若形瘦体羸,神疲面㿠,久而不复,为阴精气血俱虚,当大补精血,宜常服河车大造丸。

五、其他中医疗法

(一)穴位敷贴疗法

以白胡椒 3 g、月石 1 g、麝香 0.01 g,共研细末,贴敷神阙穴。发作期,3 天换 1 次;发作控制后,7 天换 1 次,巩固 3 个月。

(二)穴位注射法

取大椎、陶道、脾俞、肺俞、三阴交、足三里、丰隆、孔最,每次取 3 穴,督脉与背俞穴各 1 穴,另 1 穴依病情而定,每穴得气后注入当归液 4 mL,15 天为 1 个疗程,间隔 5 天,最少 4 个疗程。

(三)埋线法

取督脉穴风府、大椎、癫痫为主穴;腰际、陶道、筋缩、命门为配穴,选用 0～2 号羊肠线 1.5～3.0 cm,埋入以上穴位,1 个月埋线 1 次。

(四)推拿疗法

指压患者头部、颈部、肩部、胸椎、腰椎两侧及腹部,大小腿血脉经络,有防治功效。

(五)头针

刺激胸腔区、运动区、晕听区、制癫区、舞蹈震颤控制区,留针 15～20 分钟,每隔 5 分钟捻转 1 次。

(刘　丹)

第七节　神　昏

神昏是以神志丧失且不易逆转为特征的一种病证,又称昏迷、昏不知人,昏谵、昏愦等。

神昏有程度不同,现代医学分为轻、中、重三度。祖国医学虽未明确分度标准,但从所用术语含义来看,大致有轻重之别。轻者称神识朦胧,时清时昧,重者昏谵、神昏、昏不识人、不知与人言等,最重者常称昏愦,或其状如尸厥等。

神昏只是一个症,不作为病证名称理解,是很多疾病发展到危重阶段时所出现的一个共同病理反映。

现代医学中的昏迷,是由于大脑皮质和皮下网状结构发生高度抑制,脑功能严重障碍的一种病理状态。由急性传染性疾病,感染性疾病,内分泌及代谢障碍性疾病,水电解质平衡紊乱,中毒,物理性损害等引起的昏迷,可参照中医神昏辨证论治。

一、病因病机

(一)阳明腑实

感受寒邪,或温热、湿热之邪,入里化热,热与糟粕相合,结于胃肠,浊气上熏于心,扰于神明而神昏谵语。《伤寒论》中的神昏谵语,皆因阳明腑实所致。正如陆九芝所说:"胃热之甚,神为之昏,从来神昏之病;皆属胃家。"温病中因阳明腑实而致昏迷的记载亦颇多。如《温病条辨·中焦篇》第六条:"阳明温病,面目俱赤,肢厥,甚则通体皆厥,不瘛疭,但神昏,不大便七八日以外,小便赤,脉沉伏,或并脉亦厥,胸腹坚满,甚则拒按,喜凉饮者,大承气汤主之。"《温热病篇》第六条:"湿热证,发痉,神昏笑妄,脉洪数有力,开泄不效者,湿热蕴结胸膈,宜仿凉膈散,若大便数天不通者,热邪闭结胃肠,宜仿承气急下之例。"阳明腑实是热性病发生昏迷的重要因素,因而通下法在救治昏迷患者中占有重要位置。

(二)热闭心包

热闭心包而产生昏迷的理论,是温病学首创,是温病学的一大贡献。除伤寒阳明腑实所造成的神昏之外,又提出了热闭心包的理论,为救治神昏开辟了新的途径。热闭心包有两个传变途径,一是逆传,由卫分证不经气分,而直陷心营,阻闭心包,使神明失守而昏迷。这种逆传,往往是由于所感受有温热之邪毒力太盛,或素体阴虚,外邪易于内陷,或误治引起内陷,这就是叶天士所说的"逆传心包"。另一个传变途径是顺传,由卫分经气分,再传入心营而出现神昏,这种昏迷虽较逆传者出现较晚,但是由于邪热不解,对阴液的耗伤较重。

(三)湿热酿痰蒙蔽心包

感受湿热之邪,湿热交蒸酿痰,痰浊蒙蔽心包,心明失守而神昏。这是叶天士所说的"湿与温合,蒸郁而蒙蔽于上,清窍为之壅塞,浊邪害清也"。

湿为阴邪,热为阳邪,湿遏则热伏,热蒸则湿横,湿热郁蒸,最易闭窍动风,所以薛生白在《湿热病篇》中说"是证最易耳聋干呕,发痉发厥",《湿热病篇》全篇中有许多条都记载了昏厥的症状。《温病条辨·上焦篇》第四十四条亦有"湿温邪人心包,神昏肢厥"的记载。至于吸收秽浊之气而昏迷者,亦有称为发痧者,其实质也是湿热秽浊之邪,如《温病条辨·中焦篇》第五十六条"吸受秽湿,三焦分布,热蒸头胀,身痛呕逆,小便不通,神识昏迷,舌白不渴……"。《湿温病篇·十四条》"温热证,初起即胸闷不知人,瞀乱大叫痛,湿热阻闭中上二焦……"。皆是由湿热秽浊之气而致昏迷者。

(四)瘀热交阻

由于湿热之邪入营血,煎熬阴液,则血行凝涩而成瘀血。热瘀交阻于心窍而神昏,或素有瘀血在胸膈,加之热邪内陷,交阻于心窍,亦可发生神昏,正如叶天士所说"再有热传营血,其人素有瘀伤宿血在胸膈中,挟热而搏,其舌必紫而暗,扪之湿,当加入散血之品,如琥珀、丹参、桃仁、牡丹皮等。不尔,瘀血与热为伍,阻遏正气,遂变如狂发狂之证"。何秀山亦说:"热陷包络神昏,非痰迷心窍,即瘀阻心窍。"(《重订通俗伤寒论》犀地清络饮,何秀山按)

"热入血室"及"下焦蓄血"所产生的昏迷谵狂,其机理与瘀血交阻相似,只是交阻的部位不同而已。热入血室在胞宫,下焦蓄血者在膀胱(部位尚有争议),热入血室者,乃妇人于外感热病过程中,经水适来适断,热邪乘虚陷入血室,与血搏结,瘀热冲心,扰于神明,遂发昏狂,正如薛生白于《湿热病篇》第三十二条所说:"湿热证,经水适来,壮热口渴,谵语神昏,胸腹痛,或舌无苔,脉滑数,邪陷营分,宜大剂犀角、紫草、茜草、贯众、连翘、鲜菖蒲、银花露等味。"

伤寒下焦蓄血者,是因为太阳表证不解,热邪随经入腑,与血搏结而不行,瘀热冲心,扰乱神明,其人发狂。如《伤寒论》所说:"太阳病六七日,表证仍在,反不结胸,其人发狂者,以热在下焦,少腹当鞕满,小便自利者,下血乃愈,抵当汤主之。"

瘀热交阻的部位,虽然有在心、在胸膈、在下焦、在胞宫之异,但因心主血脉,血分之瘀热,皆可扰于心神而发昏谵或如狂发狂,其病机有共同之处。

(五)气钝血滞

外邪入里化热,病久不解,必伤于阴,络脉凝瘀,阴阳两困,气钝血滞,灵机不运,神识昏迷、呆顿。这种昏迷,薛生白在《湿热病篇》第三十四条中阐述得很清楚。他说:"湿热证,七八日,口不渴,声不出,与饮食也不欲,默默不语,神识昏迷,进辛开凉泄、芳香逐秽,俱不效,此邪入厥阴,主客浑受,宜仿吴又可三甲散,醉地鳖虫、醋炒鳖甲、土炒甲片、生僵蚕、柴胡、桃仁泥等味。"薛生白在本条自注中,对气钝血滞的昏迷又做了进一步的解释,他说:"暑热先伤阳分,然病久不解,必及于阴,阴阳两困,气钝血滞而暑湿不得外泄,遂深入厥阴,络脉凝瘀,使一阳不能萌动,生气有降无升,心主阻遏,灵气不通,所以神不清而昏迷默默也。破滞破瘀,斯络脉通而邪得解矣。"这种昏迷,在热病后期的后遗症多见,表现昏迷或呆痴、失语等。

(六)心火暴盛

素体肝肾阴虚,加之五志过极,或嗜酒过度,或劳逸失宜,致肝阳暴涨,阳升风动,心火偏亢,神明被扰,瞀乱而致昏迷。这一病机是由刘河间所倡导,他在《素问玄机原病式·火类》中说:"由于将息失宜,而心火暴甚,肾水虚衰,不能制之,则阴虚阳实,而热气拂郁,心神昏冒,筋骨不用,而猝倒无知也,多因喜怒思悲恐之五志有所过极而卒中者,由五志过极,皆为热甚故也。"

(七)正虚邪实

正气不足,邪气乘之,神无所倚而致昏迷,《灵枢·九宫八风》篇中言:"其有三虚而偏中于邪风,则为击仆偏枯矣。"击仆即卒然昏仆,如物击之速。《金匮要略·中风历节》篇言:"络脉空虚,贼邪不泻……入于腑,即不识人,邪入于脏,舌即难言,口吐涎。"不识人,即昏迷之谓。《东垣十书·中风辨》言:"有中风者,卒然昏愦,不省人事,痰涎壅盛,语言謇涩等证,此非外来风邪,乃本气自病也。"东垣之论,以气虚为主。

(八)痰蔽清窍

脾失健运,聚湿生痰,痰郁化热,蒙蔽清窍,猝然昏仆。

对中风昏仆,朱丹溪以痰立论,他在《丹溪心法·中风》篇言:"中风大率主血虚有痰,治痰为先,次养血行血。"

(九)肝阳暴涨,上扰清窍

暴怒伤肝,肝阳暴涨,气血并走于上,或夹痰火,上扰清窍,心神昏冒而猝倒不知。《素问·生气通天论》曰:"阳气者,大怒则形气绝,而血菀于上,使人薄厥。"《素问·调经论》曰:"血之与气,并走于上,则为大厥,厥则暴死,气复返则生,不返则死。"张山雷根据上述经文加以阐发,著《中风斠诠》,强调镇肝潜阳,摄纳肝肾,故以"镇摄潜阳为先务,缓则培其本"。

二、诊断要点

(一)临床表现

临床神识不清,不省人事,且持续不能苏醒为特征。病者的随意运动丧失,对周围事物如声音、光等的刺激全无反应。

(二)鉴别诊断

1.与癫痫鉴别

癫痫,卒然仆倒,昏不知人,伴牙关紧闭、四肢抽搐、僵直,发作片刻又自行停止,复如常人,并有反复发作,每次发作症状相似的特点。而昏迷,可伴抽搐,亦可无抽搐僵直,一旦昏迷后,非经治疗则不易逆转,且无反复发作史。

2.与厥证鉴别

厥证,发作呈突然昏仆,常伴四肢厥冷,少有抽搐,短时间即可复苏,醒后无偏瘫、失语、口眼㖞斜等后遗症。且每次发作都有明显诱因,如食厥之因于食,酒厥之因于酒,暑厥之因于暑,气厥之因于气等。昏迷除外伤外,都是在原发病恶化的基础上发生的,神志复苏以后,原发病仍然存在。

3.与脏躁鉴别

脏躁往往在精神刺激下突然发病,多发于青壮年女性,可表现为抽搐、失语、瘫痪、暴喘等多种状态,发作时神志不丧失,可反复发作,发作后常有情感反应,如哭笑不能抑制,或忧郁寡欢等,每次发作大致相似,与昏迷可资鉴别。

三、辨证论治

(一)闭证

1.热陷心包

主症:昏愦不语,灼热肢厥,或伴抽搐、斑疹、出血、便干溲赤、面赤目赤,可因邪气大盛、正气不支而身热骤降、四肢厥冷、大汗淋漓、面色苍白。舌干绛而蹇,脉细数而疾,或细数微弱。

治法:清心开窍,泄热护阴。

方药:清营汤加减。

水牛角(先煎)30～50 g,生地黄、玄参、麦冬、丹参、连翘各 15 g,竹叶心 6 g,黄连 10 g,甘草 6 g。水煎服。

加减:抽搐者,加羚羊角(现用山羊角,先煎)5 g,钩藤 20 g,地龙 15 g。

2.阳明热盛

主症:身热大汗,烦渴引饮,躁扰不安,渐至谵语神昏,四肢厥冷,面赤目赤。若成阳明腑实证,则大便秘结,腹部坚满。舌红苔黄,脉洪大。甚则舌苔黄燥或干黑起芒刺,脉沉实或沉小而躁疾。

治法:清气泄热。

方药:大承气汤。

大黄 15 g,芒硝、枳实各 12 g,厚朴 10 g,水煎服。

加减:口渴引饮者,加石膏 30 g、知母 15 g。

3.湿热酿痰,蒙蔽心窍

主症:神志蒙眬或时清时昧,重者亦可昏愦不语,少有狂躁,身热不扬,午后热甚,胸脘满闷。舌红苔黄腻,脉濡滑或滑数。

治法:宣扬气机,化浊开窍。

方药:菖蒲郁金汤加减。

石菖蒲、郁金各 15 g,栀子、连翘、牛蒡子、牡丹皮、菊花各 12 g,竹沥适量(冲服),姜汁适量

(冲服),玉枢丹1粒(研冲)。水煎服。

4.瘀热交阻

主症:昏谵或狂,胸膈窒塞疼痛拒按,身热夜甚,唇甲青紫。下焦蓄血者,少腹硬满急结,大便干,其人如狂。热入血室者,经时来时断,谵语如狂,寒热如疟。舌绛紫而润或舌蹇短缩,脉沉伏细数。

治法:清热化瘀,通络开窍。

方药:犀地清络饮。

犀角汁20 mL(冲),粉牡丹皮6 g,青连翘(带心)4.5 g,淡竹沥60 mL(和匀),鲜生地黄24 g,生赤芍4.5 g,桃仁9粒(去皮),生姜汁2滴(同冲),鲜茅根30 g,灯心草1.5 g,鲜石菖蒲汁10 mL(冲服)。

5.气钝血滞

主症:大病之后,神情呆痴,昏迷默默,口不渴,声不出,与饮食亦不欲,语言謇涩,肢体酸痛拘急,胁下锥刺,肌肉消灼。舌暗,脉沉涩。

治法:破滞化瘀,通经活络。

方药:通经逐瘀汤。

刺猬皮9 g,薄荷9 g,地龙9 g,皂角刺6 g,赤芍6 g,桃仁6 g,连翘9 g,金银花9 g。

加减:血热,加栀子、生地黄;风寒,加麻黄、桂枝;虚热,加银柴胡、地骨皮;喘咳,加杏仁、苏梗。

6.五志过极,心火暴盛

主症:素有头晕目眩,卒然神识昏迷,不省人事,肢体僵直抽搐,牙关紧闭,两手握固,气粗口臭,喉中痰鸣,大便秘结。舌红苔黄腻,脉弦滑而数。

治法:凉肝息风,清心开窍。

方药:镇肝息风汤。

怀牛膝30 g,生赭石30 g,川楝子6 g,生龙骨15 g,生牡蛎15 g,生龟板15 g,生杭芍、玄参、天冬各15 g,生麦芽、茵陈各6 g,甘草4.5 g。

7.痰浊阻闭

主症:神识昏蒙,痰声辘辘,胸腹痞塞,四肢欠温,面白唇暗。舌淡苔白腻,脉沉缓滑。

治法:辛温开窍,豁痰息风。

方药:涤痰汤送服苏合香丸。

半夏、胆南星、橘红、枳实、茯苓、人参、菖蒲、竹茹、甘草、生姜、大枣。

(二)脱证

1.亡阴

主症:神昏舌强,身热汗出,头汗如洗,四肢厥冷,喘促难续,心中憺憺,面红如妆,唇红而艳。舌绛干萎短,脉虚数或细促。

治法:救阴敛阳。

方药:生脉散加味。

人参(另炖)12 g,麦冬20 g,五味子、山茱萸各15 g,黄精、龙骨、牡蛎各30 g。水煎服。

2.阳脱

主症:神志昏迷,目合口开,鼻鼾息微,手撒肢厥,大汗淋漓,面色苍白,二便自遗,唇舌淡润,甚则口唇青紫,脉微欲绝。

治法:回阳救逆。

方药:参附汤。

加减:人参 15 g,制附子 12 g。水煎服。

四、预后与预防

(一)预后

(1)昏迷患者,可以红灵丹、通关散等搐鼻取嚏,有嚏者生,无嚏者死,为肺气已绝。

(2)正衰昏迷,寸口脉已无,趺阳脉尚存者,为胃气未败,尚可生;若趺阳脉已无,为胃气已绝,胃气绝者死。

(3)厥而身温汗出,入腑者吉;身冷唇青,入脏者凶,指甲青紫者死。或醒或未醒,或初病或久病;忽吐出紫红色者死。

(4)口干、手撒、目合、鼻鼾、遗溺,为五脏绝,若已见一二症,唯大剂参、附,兼灸气海、丹田,间有活者。

(5)若高热患者,突然出现体温骤降,冷汗淋漓,四肢厥冷,脉微欲绝者,为邪气太盛,正气不支而亡阳,先急予参、附回阳。待阳复后可复热,当转而清热解毒。不可固守原方,继续扶阳。

(二)预防调护

(1)本病预防主要是及时治疗各种可引起神昏的病证,防止其恶化。

(2)神昏不能进食者,可用鼻饲,给予足够的营养,并输液吸氧等。

(3)神昏患者应定期翻身按摩,及时做五官及二便的清洁护理等。

(刘　丹)

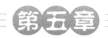

心系病证诊疗

第一节　心　悸

心悸是指阴阳失调,气血失和,心神失养,出现心中悸动不安,甚则不能自主的一类病证。一般多呈阵发性,每因情绪波动或劳累过度而发。心悸发作时常伴不寐、胸闷、气短,甚则眩晕、喘促、心痛、晕厥。心悸包括惊悸和怔忡。

心悸的病名首见《内经》。《素问·本病论》曰:"热生于内,气痹于外,足胫疫疼,反生心悸。"《素问·气交变大论》对心悸的临床表现及脉象的变化亦有了生动的描述,如"心儋儋大动""其动应衣""心怵惕""心下鼓""惕惕然而惊,心欲动""惕惕如人将捕之"。《素问·三部九候论》曰:"参伍不调者病……其脉乍疏乍数者、乍迟乍疾者,日乘四季死。"最早认识到心悸,严重脉律失常与疾病预后的关系。在病因病机方面认识到宗气外泄,突受惊恐,复感外邪,心脉不通,饮邪上犯,皆可引起心悸。如《素问·平人气象论》曰:"乳之下,其动应衣,宗气泄也。"《素问·举痛论》曰:"惊则心无所倚,神无所归,虑无所定,故气乱矣。"《素问·痹论》曰:"脉痹不已,复感于邪,内舍于心……心痹者,脉不通,烦则心下鼓。"《素问·评热病论》曰:"诸水病者,故不得卧,卧则惊,惊则咳甚也。"汉代张仲景在《伤寒杂病论》中详述了"惊悸""心动悸""心中悸""喘悸""眩悸"的辨证论治纲领,如《伤寒论·辨太阳病脉证治》曰:"脉浮数者,法当汗出而愈。若下之,身重,心悸者,不可发汗,当自汗出乃解……伤寒二三日,心中悸而烦者,小建中汤主之""伤寒,脉结代,心动悸,炙甘草汤主之。"《金匮要略·血痹虚劳病脉证治》中提到"卒喘悸,脉浮者,里虚也";《金匮要略·痰饮咳嗽病脉证治》提到:"凡食少饮多,水停心下,甚者则悸……眩悸者,小半夏加茯苓汤主之。"《金匮要略·惊悸吐衄下血胸满瘀血病脉证治》中有"寸口脉动而弱,动即为惊,弱则为悸"。认为心悸的病因病机为惊扰、水饮、虚损、汗后受邪等,记载了心悸时结、代、促脉及其区别,所创之炙甘草汤、麻黄附子细辛汤、苓桂甘枣汤、桂甘龙牡汤、小半夏加茯苓汤等仍是目前临床辨证治疗心悸的常用方剂。

汉代以后,诸医家从心悸、惊悸、怔忡等不同方面都有所发挥,并不断补充完善了心悸的病因病机、治法方药。如宋代严用和《济生方·惊悸怔忡健忘门》首先提出怔忡病名,并对惊悸、怔忡的病因病机、病情演变、治法方药做了较详细的论述。认为惊悸乃"心虚胆怯之所致",治宜"宁其心以壮其胆气",选用温胆汤、远志丸作为治疗方剂;怔忡因心血不足所致,亦有因感受外邪及饮邪停聚而致者,惊悸不已可发展为怔忡,治疗"当随其证,施以治法"。朱丹溪认为"悸者怔忡之谓",强调了虚与痰的致病因素,如《丹溪心法·惊悸怔忡》中认为"怔忡者血虚,怔忡无时,血少者多。有思虑便动,属虚。时作时止者,痰因火动"。明代《医学正传·惊悸怔忡健忘证》认为惊悸怔忡尚与肝胆有关,并对惊悸与怔忡加以鉴别。提出"怔忡者,心中惕惕然,动摇而不得安静,无时而作者是也;惊悸者,蓦然而跳跃惊动,而有欲厥之状,有时而作者是也"。明代《景岳全书·怔忡惊恐》中认为怔忡由阴虚劳损所致,指出"盖阴虚于下,则宗气无根而气不归源,所以在上则浮撼于胸臆,在下则振动于脐旁",生动地描述了心悸重证上及喉、下及腹的临床表现。其在治疗与护理上主张"速宜节欲节劳,切戒酒色。凡治此者,速宜养气养精,滋培根本",提出左归饮、右归饮、养心汤、宁志丸等至今临床广为应用的有效方剂。清代王清任、唐容川力倡瘀血致悸理论,开启了活血化瘀治疗心悸的先河。

一、病因病机

本病的发生既有体质因素、饮食劳倦或情志所伤,亦有因感受外邪或药物中毒所致。其虚证者,多因气血阴阳亏虚,引起阴阳失调、气血失和、心神失养;实证者常见痰浊、瘀血、水饮、邪毒,而致心脉不畅、心神不宁。

(一)感受外邪

正气内虚,感受温热邪毒,首先犯肺系之咽喉,邪毒侵心,耗气伤阴,气血失和,心神失养,发为心悸;或感受风寒湿邪,痹阻血脉,日久内舍于心,心脉不畅,发为心悸。正如叶天士所说:"温邪上受,首先犯肺,逆传心包。"及《素问·痹论》所云:"脉痹不已,复感于邪,内舍于心。"

(二)情志所伤

思虑过度,劳伤心脾,心血暗耗,化源不足,心失所养,发为心悸;恚怒伤肝,肝气郁结,久之气滞血瘀,心脉不畅,发为心悸,或气郁化火,炼液成痰,痰火上扰,心神不宁,发为心悸;素体心虚胆怯,暴受惊恐,致心失神、肾失志,心气逆乱,发为惊悸,日久则稍惊即悸,或无惊亦悸。正如《素问·举痛论》所云:"惊则心无所倚,神无所归,虑无所定,故气乱矣。"

(三)饮食不节

嗜食肥甘厚味,煎炸炙煿之品,或嗜酒过度,皆可蕴热化火生痰,痰火扰心,心神不宁,发为心悸;或饮食不节,损伤脾胃,脾运呆滞,痰浊内生,心脉不畅,而发心悸。正如唐容川所云:"心中有痰者,痰入心中,阻其心气,是以跳动不安。"

(四)体质虚弱

先天心体禀赋不足,阴阳失调,气血失和,心脉不畅,发为心悸;或素体脾胃虚弱,化源不足,或年老体衰,久病失养,劳欲过度,致气血阴阳亏虚,阴阳失调,气血失和,心失所养,而发为心悸。

(五)药物所伤

用药不当,或药物毒性较剧,损及于心,而致心悸。综上所述,心悸病因不外外感与内伤,其病机则不外气血阴阳亏虚,心失濡养;或邪毒、痰饮、瘀血阻滞心脉,心脉不畅,心神不宁。其病机关键为阴阳失调,气血失和,心神失养。其病位在心,但与肺、脾、肝、肾密切相关。

本证以虚证居多,或因虚致实,虚实夹杂。虚者以气血亏虚,气阴两虚,心阳不振,心阳虚脱,心神不宁为常见;实者则以邪毒侵心,痰火扰心,心血瘀阻,水饮凌心为常见。虚实可相互转化,如脾失健运,则痰浊内生;脾肾阳虚,则水饮内停;气虚则血瘀;阴虚常兼火旺,或夹痰热;实者日久,可致正气亏耗;久病则阴损及阳,阳损及阴,形成阴阳两虚等复杂证候。

二、诊断

（1）自觉心慌不安，神情紧张，不能自主，心搏或快速，或缓慢，或心跳过重，或忽跳忽止，呈阵发性或持续性。

（2）伴有胸闷不适，易激动，心烦，少寐，乏力，头晕等，中老年发作频繁者，可伴有心胸疼痛，甚则喘促、肢冷汗出，或见晕厥。

（3）脉象对心悸的诊断有重要意义。心悸者常见疾、促、结、代、迟、涩、雀啄等脉；听诊示心搏或快速，或缓慢，或忽跳忽止，或伴有心音强弱不匀等。

（4）发作常由情志刺激、惊恐、紧张、劳倦过度、饮酒饱食等因素而诱发。

三、相关检查

血液分析、测血压、X线胸片、心电图、动态心电图、心脏彩超检查等，有助于病因及心律失常的诊断。

四、鉴别诊断

（一）心痛

心痛除见心慌不安，脉结代外，必以心痛为主症，多呈心前区或胸骨后压榨样痛、闷痛，常因劳累、感寒、饱餐或情绪波动而诱发，多呈短暂发作。但甚者心痛剧烈不止，唇甲发绀，或手足青至节，呼吸急促，大汗淋漓，甚至晕厥，病情危笃。心痛常可与心悸合并出现。

（二）奔豚

奔豚发作之时，亦觉心胸躁动不安。《难经·五十六难》曰："发于小腹，上至心下，若豚状，或上或下无时。"称之为肾积。《金匮要略·奔豚气病脉证治》曰："奔豚病从少腹起，上冲咽喉，发作欲死，复还止，皆从惊恐得之。"故本病与心悸的鉴别要点为心悸为心中剧烈跳动，发自于心；奔豚乃上下冲逆，发自少腹。

（三）卑惵

《证治要诀·怔忡》描述卑惵症状为"痞塞不欲食，心中常有所歉，爱处暗室，或倚门后，见人则惊避，似失志状"。卑惵病因为"心血不足"，虽有心慌，一般无促、结、代、疾、迟等脉出现，是以神志异常为主的疾病，与心悸不难鉴别。

五、辨证论治

（一）辨证要点

1.辨虚实

心悸证候特点多为虚实相兼，故当首辨虚实。虚当审脏腑气、血、阴、阳何者偏虚，实当辨痰、饮、瘀、毒何邪为主。其次，当分清虚实之程度。正虚程度与脏腑虚损情况有关，即一脏虚损者轻，多脏虚损者重。在邪实方面，一般来说，单见一种夹杂者轻，多种合并夹杂者重。

2.辨脉象

脉搏的节律异常为本病的特征性征象，故尚需辨脉象。如脉率快速型心悸，可有一息六至之数脉，一息七至之疾脉，一息八至之极脉，一息九至之脱脉，一息十至以上之浮合脉。脉率过缓型心悸，可见一息四至之缓脉，一息三至之迟脉，一息二至之损脉，一息一至之败脉，两息一至之夺精脉。脉律不整型心悸,脉象可见有数时一止,止无定数之促脉;缓时一止,止无定数之结脉;脉来更代,几至一止,止有定数之代脉,或见脉象乍疏乍数,忽强忽弱之雀啄脉。临床应结合病史、症状,推断脉症从舍。一般认为,阳盛则促,数为阳热。若脉虽数、促而沉细、微细,伴有面浮肢肿,动则气短,形寒肢冷,舌质淡者,为虚寒之象。阴盛则结,迟而无力为虚寒,脉迟、结、代者,一般多属阴类脉。其中,结脉表示气血凝滞,代脉常表示元气虚衰、脏气衰微。凡久病体虚而脉弦滑搏指者为逆,病情重笃而脉散乱模糊者为病危之象。

3.辨病与辨证相结

合对心悸的临床辨证应结合引起心悸原发疾病的诊断,以提高辨证准确性,如功能性心律失常所引起的心悸,常表现为心率快速型心悸,多属心虚胆怯,心神不宁于活动后反而减轻为特点;冠心病心悸,多为阴虚气滞,气虚气滞,或气阴两虚,肝气郁结,久之痰瘀交阻而致;病毒性心肌炎引起的心悸,初起多为风温先犯肺卫,继之热毒逆犯于心,随后呈气阴两虚、瘀阻络脉证;风湿性心肌炎引起的心悸,多由风湿热邪杂至,合而为痹,痹阻心脉所致;病态窦房结综合征多由心阳不振,心搏无力所致;慢性肺源性心脏病所引起的心悸,则虚实兼夹为患,多心肾阳虚为本,水饮内停为标。

4.辨惊悸怔忡

大凡惊悸发病,多与情志因素有关,可由骤遇惊恐,忧思恼怒,悲哀过极或过度紧张而诱发,多为阵发性,实证居多,但也存在内虚因素。病来虽速,病情较轻,可自行缓解,不发时如常人。怔忡多由久病体虚、心脏受损所致,无精神因素亦可发生,常持续心悸,心中惕惕,不能自控,活动后加重。病来虽渐,病情较重,每属虚证,或虚中夹实,不发时亦可见脏腑虚损症状。惊悸日久不愈,亦可形成怔忡。

(二)治疗原则

心悸由脏腑气血阴阳亏虚、心神失养所致者,治当补益气血,调理阴阳,以求气血调畅,阴平阳秘,配合应用养心安神之品,促进脏腑功能的恢复。心悸因于邪毒、痰浊、水饮、瘀血等实邪所致者,治当清热解毒、化痰蠲饮、活血化瘀,配合应用重镇安神之品,以求邪去正安,心神得宁。临床上心悸表现为虚实夹杂时,当根据虚实轻重之多少,灵活应用清热解毒、益气养血、滋阴温阳、化痰蠲饮、行气化瘀、养心安神、重镇安神之法。

(三)分证论治

1.心虚胆怯

(1)主症:心悸不宁,善惊易恐,稍惊即发,劳则加重。

(2)兼症:胸闷气短,自汗,坐卧不安,恶闻声响,失眠多梦而易惊醒。

(3)舌脉:舌质淡红,苔薄白;脉动数,或细弦。

(4)分析:心为神舍,心气不足易致神浮不敛,心神动摇,失眠多梦;胆气怯弱则善惊易恐,恶闻声响;心胆俱虚则更易为惊恐所伤,稍惊即悸;心位胸中,心气不足,胸中宗气运转无力,故胸闷气短;气虚卫外不固则自汗;劳累耗气,心气益虚,故劳则加重。脉动数或细弦为气血逆乱之象。

(5)治法:镇惊定志,养心安神。

(6)方药:安神定志丸加琥珀、磁石、朱砂。方中龙齿、琥珀、磁石镇惊宁神,朱砂、茯神、菖蒲、远志安神定惊,人参补益心气。兼见心阳不振,加附子、桂枝;兼心血不足,加熟地黄、阿胶;心悸气短,动则益甚,气虚明显时,加黄芪以增强益气之功;气虚自汗,加麻黄根、浮小麦、瘪桃干、乌梅;气虚夹瘀者,加丹参、桃仁、红花;气虚夹湿,加泽泻,重用白术、茯苓;心气不敛,加五味子、酸枣仁、柏子仁,以收敛心气,养心安神;若心气郁结,心悸烦闷,精神抑郁,胸胁胀痛,加柴胡、郁金、合欢皮、绿萼梅、佛手。

2.心脾两虚

(1)主症:心悸气短,失眠多梦,思虑劳心则甚。

(2)兼症:神疲乏力,眩晕健忘,面色无华,口唇色淡,纳少腹胀,大便溏薄,或胸胁胀痛,善太息。

(3)舌脉:舌质淡,苔薄白;脉细弱,或弦细。

(4)分析:心脾两虚主要指心血虚、脾气弱之气血两虚证。思虑劳心,暗耗心血,或脾气不足,生化乏源,皆可致心失血养,心神不宁,而见心悸、失眠多梦。思虑过度可劳伤心脾,故思虑劳心则甚。血虚则不能濡养脑髓,故眩晕健忘;不能上荣肌肤,故面色无华,口唇色淡。纳少腹胀,大便溏薄,神疲乏力,均为脾气虚之表现。气血虚弱,脉道失充,则脉细弱。肝气郁结则胸胁胀痛,善太息,脉弦。

(5)治法:补血养心,益气安神。

(6)方药:归脾汤。方中当归、龙眼肉补养心血;黄芪、人参、白术、炙甘草益气以生血;茯神、远志、酸枣仁宁心安神;木香行气,使补而不滞。气虚甚者重用人参、黄芪、白术、炙甘草,少佐肉桂,取少火生气之意;血虚甚者加熟地黄、白芍、阿胶。若心动悸脉结代,气短,神疲乏力,心烦失眠,五心烦热,自汗盗汗,胸闷,面色无华,舌质淡红少津,苔少或无,脉细数,为气阴两虚,治以益气养阴,养心安神,用炙甘草汤加减。本方益气补血,滋阴复脉。若兼肝气郁结,胸胁胀痛,泛酸、善太息,可改用逍遥散合左金丸为煎剂,以补益气血,调达肝郁,佐金以平木。

3.阴虚火旺

(1)主症:心悸少寐,眩晕耳鸣。

(2)兼症:形体消瘦,五心烦热,潮热盗汗,腰膝酸软,咽干口燥,小便短黄,大便干结,或急躁易怒,胁肋胀痛,善太息。

(3)舌脉:舌红少津,苔少或无;脉细数或促。

(4)分析:肾阴亏虚,水不济火,以致心火亢盛,扰动心神,故心悸少寐;肾主骨生髓,腰为肾之府,肾虚则髓海不足,骨骼失养,故腰膝酸软,眩晕耳鸣;阴虚火旺,虚火内蒸,故形体消瘦,五心烦热,潮热盗汗,口干咽燥,小便短黄,大便干结;舌红少津,少苔或无苔,脉细数或促,为阴虚火旺之征。若肝气郁结,肝火内炽则急躁易怒,胁肋胀痛,善太息。

(5)治法:滋阴清火,养心安神。

(6)方药:天王补心丹或朱砂安神丸。阴虚心火不亢盛者,用天王补心丹。方中生地黄、玄参、麦冬、天冬养阴清热;当归、丹参补血养心;人参补益心气;朱砂、茯苓、远志、枣仁、柏子仁养心安神;五味子收敛心气,桔梗引药上行,以通心气。合而用之有滋阴清热,养心安神之功。汗多加山茱萸。若阴虚心火亢盛者,用朱砂安神丸。方中朱砂重镇安神;当归、生地黄养血滋阴;黄连清心泻火。合而用之有滋阴清火,养心安神之功。因朱砂有毒,不可过剂。本证亦可选用黄连阿胶汤。若肾阴亏虚,虚火妄动,梦遗腰酸者,此乃阴虚相火妄动,治当滋阴降火,方选知柏地黄丸加味,方中知母、黄柏清泻相火,六味地黄丸滋补肾阴,合而用之有滋阴降火之功。若兼肝郁,急躁易怒,胁肋胀痛,善太息,治法为养阴疏肝,可在六味地黄丸基础上加枳壳、青皮,常可获效。

4.心阳不振

(1)主症:心悸不安,动则尤甚,形寒肢冷。

（2）兼症：胸闷气短，面色白，自汗，畏寒喜温，或伴心痛。

（3）舌脉：舌质淡，苔白；脉虚弱，或沉细无力。

（4）分析：久病体虚，损伤心阳，心失温养，则心悸不安；不能温煦肢体，故面色白，肢冷畏寒。胸中阳气虚衰，宗气运转无力，故胸闷气短。阳气不足，卫外不固，故自汗出。阳虚则无力鼓动血液运行，心脉痹阻，故心痛时作。舌质淡，脉虚弱无力，为心阳不振之征。

（5）治法：温补心阳。

（6）方药：桂枝甘草龙骨牡蛎汤。方中桂枝、炙甘草温补心阳，生龙齿、生牡蛎安神定悸。心阳不足，形寒肢冷者，加黄芪、人参、附子；大汗出者，重用人参、黄芪、浮小麦、山茱萸、麻黄根；或用独参汤煎服；兼见水饮内停者，选加葶苈子、五加皮、大腹皮、车前子、泽泻、猪苓；夹有瘀血者，加丹参、赤芍、桃仁、红花等；兼见阴伤者，加麦冬、玉竹、五味子；若心阳不振，以心动过缓为著者，酌加炙麻黄、补骨脂、附子，重用桂枝。如大汗淋漓，面青唇紫，肢冷脉微，气喘不能平卧，为亡阳征象，当急予独参汤或参附汤，送服黑锡丹，或参附注射液静脉注射或静脉滴注，以回阳救逆。

5.水饮凌心

（1）主症：心悸眩晕，肢面水肿，下肢为甚，甚者咳喘，不能平卧。

（2）兼症：胸脘痞满，纳呆食少，渴不欲饮，恶心呕吐，形寒肢冷，小便不利。

（3）舌脉：舌质淡胖，苔白滑；脉弦滑，或沉细而滑。

（4）分析：阳虚不能化水，水饮内停，上凌于心，故见心悸；饮溢肢体，故见水肿。饮阻于中，清阳不升，则见眩晕；阻碍中焦，胃失和降，则脘痞，纳呆食少，恶心呕吐。阳气虚衰，不能温化水湿，膀胱气化失司，故小便不利。舌质淡胖，苔白滑，脉弦滑或沉细而滑，为水饮内停之象。

（5）治法：振奋心阳，化气利水。

（6）方药：苓桂术甘汤。本方通阳利水，为"病痰饮者，当以温药和之"的代表方剂。方中茯苓淡渗利水，桂枝、炙甘草通阳化气，白术健脾祛湿。兼见纳呆食少，加谷芽、麦芽、神曲、山楂、鸡内金；恶心呕吐，加半夏、陈皮、生姜；尿少肢肿，加泽泻、猪苓、防己、葶苈子、大腹皮、车前子；兼见肺气不宣，水饮射肺者，表现胸闷、咳喘，加杏仁、前胡、桔梗以宣肺，加葶苈子、五加皮、防己以泻肺利水；兼见瘀血者，加当归、川芎、刘寄奴、泽兰叶、益母草；若肾阳虚衰，不能制水，水气凌心，症见心悸，咳喘，不能平卧，尿少水肿，可用真武汤。

6.心血瘀阻

（1）主症：心悸不安，胸闷不舒，心痛时作。

（2）兼症：面色晦暗，唇甲青紫。或兼神疲乏力，少气懒言；或兼形寒肢冷；或兼两胁胀痛，善太息。

（3）舌脉：舌质紫暗，或舌边有瘀斑、瘀点；脉涩或结代。

（4）分析：心血瘀阻，心脉不畅，故心悸不安，胸闷不舒，心痛时作；若因气虚致瘀者，则气虚失养，兼见神疲乏力，少气懒言；若因阳气不足致瘀者，则阳虚生外寒而见形寒肢冷；若因肝气郁结，气滞致瘀者，则因肝郁气滞而兼见两胁胀痛，善太息；脉络瘀阻，故见面色晦暗，唇甲青紫；舌紫暗，舌边有瘀斑、瘀点，脉涩或结代，为瘀血内阻之征。

（5）治法：活血化瘀，理气通络。

（6）方药：桃仁红花煎。方中桃仁、红花、丹参、赤芍、川芎活血化瘀；延胡索、香附、青皮理气通络；生地黄、当归养血和血。合而用之有活血化瘀，理气通络之功。若因气滞而血瘀者，酌加柴胡、枳壳、郁金；若因气虚而血瘀者，去理气药，加黄芪、党参、白术；若因阳虚而血瘀者，酌加附子、桂枝、生姜;夹痰浊,症见胸闷不舒,苔浊腻者,酌加瓜蒌、半夏、胆南星;胸痛甚者,酌加乳香、没药、蒲黄、五灵脂、三七等。瘀血心悸亦可选丹参饮或血府逐瘀汤治疗。

7.痰浊阻滞

(1)主症:心悸气短,胸闷胀满。

(2)兼症:食少腹胀,恶心呕吐,或伴烦躁失眠,口干口苦,纳呆,小便黄赤,大便秘结。

(3)舌脉:苔白腻或黄腻;脉弦滑。

(4)分析:痰浊阻滞心气,故心悸气短;气机不畅,故见胸闷胀满;痰阻气滞,胃失和降,故食少腹胀,恶心呕吐;痰郁化火,则见口干口苦,小便黄赤,大便秘结,苔黄腻等热象;痰火上扰,心神不宁,故烦躁失眠;痰多、苔腻、脉弦滑,为内有痰浊之象。

(5)治法:理气化痰,宁心安神。

(6)方药:导痰汤。方中半夏、陈皮、制南星、枳实理气化痰;茯苓健脾祛痰;远志、酸枣仁宁心安神。纳呆腹胀,兼脾虚者,加党参、白术、谷芽、麦芽、鸡内金;心悸伴烦躁口苦,苔黄,脉滑数,系痰火上扰,心神不宁,可加黄芩、苦参、黄连、竹茹,制南星易胆南星,或用黄连温胆汤;痰火伤津,大便秘结,加大黄、瓜蒌;痰火伤阴,口干盗汗,舌质红,少津,加麦冬、天冬、沙参、玉竹、石斛;烦躁不安,惊悸不宁,加生龙骨、生牡蛎、珍珠母、石决明以重镇安神。

8.邪毒侵心

(1)主症:心悸气短,胸闷胸痛。

(2)兼症:发热,恶风,全身酸痛,神疲乏力,咽喉肿痛,咳嗽,口干渴。

(3)舌脉:舌质红,苔薄黄;脉浮数,或细数,或结代。

(4)分析:感受风热毒邪,侵犯肺卫,邪正相争,故发热恶风,全身酸痛,咽喉肿痛,咳嗽;表证未解,邪毒侵心,心体受损,耗气伤津,故心悸气短,胸闷胸痛,神疲乏力,口干口渴;舌红,苔薄黄,脉浮数,或细数,或结代,为风热毒邪袭表、侵心,气阴受损之征。

(5)治法:辛凉解表,清热解毒。

(6)方药:银翘散加减。方中金银花、连翘辛凉解表,清热解毒;薄荷、荆芥、豆豉疏风解表,透热外出;桔梗、牛蒡子、甘草宣肺止咳,利咽消肿;淡竹叶、芦根甘凉清热,生津止渴。合而用之有辛凉解表,清热解毒之功。若热毒甚,症见高热,咽喉肿痛,加板蓝根、大青叶、野菊花、紫花地丁等清热解毒之品;胸闷、胸痛者,加牡丹皮、赤芍、丹参等活血化瘀之品;口干口渴甚者,加生地黄、玄参;若热盛耗气伤阴,症见神疲,气短,脉细数,或结代者,合生脉散益气养阴,敛心气。若感受湿热之邪,湿热侵心,症见心悸气短,胸闷胸痛,腹泻,腹痛,恶心呕吐,腹胀纳呆,舌质红,苔黄腻者,治当清热祛湿,芳香化浊,方选甘露消毒丹或葛根芩连汤加减。若热病后期,邪毒已去,气阴两虚者,治当益气养阴,方选生脉散加味。

六、转归预后

心悸的转归预后与病因、诱因、发展趋势及发作时对血流动力学的影响密切相关。心悸因受惊而起,其病程短,病势浅,全身情况尚好,一般在病因消除或经过适当治疗或休息之后便能逐渐痊愈;但亦有惊悸日久不愈,逐渐变成怔忡。若因脏腑受损,功能失调,气血阴阳亏虚所致心悸,则病程较长,病势较重,经积极合理治疗亦多能痊愈。如出现下列情况则预后较差:心悸而汗出不止,四肢厥冷,喘促不得卧,下肢水肿,面青唇紫,脉微欲绝者,属心悸喘脱证,预后严重;心悸而出现各种怪脉(严重心律失常之脉象)者;心悸突然出现昏厥抽搐者;心悸兼有真心痛者。以上情况皆是病情严重之证候,均应及时治疗和监护,密切观察病情变化。

七、临证要点

(1)在辨证论治基础上选加经现代药理研究有抗心律失常作用的中草药,可进一步提高疗效,如快速型心律失常加用益母草、苦参、黄连、莲子心、延胡索以及中成药"黄杨宁"等;缓慢型心律失常加用麻黄、细辛、熟附子、桂枝以及中成药"心宝"等。

(2)功能性心律失常,多为肝气郁结所致,特别是因情志而发者,当在辨证基础上加郁金、佛手、香附、柴胡、枳壳、合欢皮等疏肝解郁之品,往往取得良好效果。

(3)根据中医"久病必虚""久病入络"的理论,心悸日久当补益与通络并用。

(4)临证如出现严重心律失常,如室上性心动过速、快速心房纤颤、三度房室传导阻滞、室性心动过速、严重心动过缓、病态窦房结综合征等,导致较严重的血流动力学异常者,当及时运用中、西医两法加以救治。

(5)病毒性心肌炎是20余年来发病率较高的一种心律失常性疾病,常危及青少年的身体健康,对于这种病毒感染性心肌炎症,中医药有显著的优势。在治疗中要把握以下三点:①咽炎一天不除,病毒性心肌炎一天不辍;②气阴两虚贯穿疾病的始终;③阳气易复,阴血难复。

(李茂健)

第二节　胸　痹

胸痹是指以胸部闷痛,甚则胸痛彻背,短气喘息不得卧为主要临床表现的一种病证。

胸痹临床表现或轻或重,轻者仅偶感胸闷如窒或隐痛,呼吸欠畅,病发短暂轻微;重者则有胸痛,呈压榨样绞痛,严重者心痛彻背,背痛彻心,疼痛剧烈。常伴有心悸、气短、呼吸不畅,甚至喘促、悸恐不安等。多由劳累、饱餐、寒冷及情绪激动而诱发,亦可无明显诱因或安静时发病。

胸痹的临床表现最早见于《内经》。《灵枢·五邪》篇指出:"邪在心,则病心痛。"《素问·藏气法时论》亦曰:"心病者,胸中痛,胁支满,胁下痛,膺背肩胛间痛,两臂内痛"。《素问·缪刺论》又有"卒心痛""厥心痛"之称。《素问·厥论》篇还言:"真心痛,手足青至节,心痛甚,旦发夕死,夕发旦死。"把心痛严重,并迅速造成死亡者,称为"真心痛",亦即胸痹的重证。汉·张仲景在《金匮要略·胸痹心痛短气病脉证治》篇载:"胸痹之病,喘息咳唾,胸背痛,短气,寸口脉沉而迟,关上小紧数,瓜蒌薤白白酒汤主之。""胸痹不得卧,心痛彻背者,瓜蒌薤白半夏汤主之。"正式提出了"胸痹"的名称,并进行专门的论述,把病因病机归纳为"阳微阴弦",即上焦阳气不足,下焦阴寒气盛,认为乃本虚标实之证。宋金元时期,有关胸痹的论述更多。如《圣济总录·胸痹门》有"胸痹者,胸痹痛之类也……胸脊两乳间刺痛,甚则引背胛,或彻背膂"的症状记载。《太平圣惠方》将心痛、胸痹并列,在"治卒心痛诸方""治久心痛诸方""治胸痹诸方"等篇中,收集治疗本病的方剂较多,组方当中,芳香、辛散、温通之品,常与益气、养血、滋阴、温阳之品相互为用,标本兼顾,丰富了胸痹的治疗内容。到了明清时期,对胸痹的认识有了进一步提高。如《症因脉治·胸痛论》:"歧骨之上作痛,乃为胸痛"。"内伤胸痛之因,七情六欲,动其心火,刑及肺金;或怫郁气逆,伤其肺道,则痰凝气结;或过饮辛热,伤其上焦,则血积于内,而闷闷胸痛矣"。又如《玉机微义·心痛》中揭示胸痹不仅有实证,亦有虚证;尤其是对心痛与胃脘痛进行了明确的鉴别。

在治疗方面,《内经》提出了针刺治疗的穴位和方法,《灵枢·五味》篇还有"心病宜食薤"的记载;《金匮要略》强调以宣痹通阳为主;《世医得效方·心痛门》提出了用苏合香丸芳香温通的方法"治卒暴心痛"。后世医家总结前人的经验,又提出了活血化瘀的治疗方法,如《证治准绳·诸痛门》提出用大剂桃仁、红花、降香、失笑散等治疗死血心痛;《时方歌括》用丹参饮治心腹诸痛;《医林改错》用血府逐瘀汤治疗胸痹心痛等。这些方法为治疗胸痹开辟了广阔的途径。

现代医学的冠状动脉粥样硬化性心脏病(心绞痛、心肌梗死)、心包炎、二尖瓣脱垂综合征、病毒性心肌炎、心肌病、慢性阻塞性肺气肿等疾病,出现胸痹的临床表现时,可参考本节进行辨证论治。

一、病因病机

胸痹发生多与寒邪内侵、饮食失调、情志失节、劳倦内伤、年迈体虚等因素有关。其病机分虚实两端,实为气滞、寒凝、血瘀、痰浊,痹阻胸阳,阻滞心脉;虚为气虚、阴伤、阳衰,脾、肝、肾亏虚,心脉失养。

(一)寒邪内侵

素体阳虚,胸阳不振,阴寒之邪乘虚而入,寒主收引,寒凝气滞,抑遏阳气,胸阳不展,血行瘀滞不畅,而发本病。如《诸病源候论》曰:"寒气客于五脏六腑,因虚而发,上冲胸间,则胸痹。"《类证治裁·胸痹》曰:"胸痹,胸中阳微不运,久则阴乘阳位,而为痹结也。"阐述了本病由阳虚感寒而发作。

(二)情志失节

郁怒伤肝,肝失疏泄,肝郁气滞,甚则气郁化火,灼津成痰;忧思伤脾,脾失健运,津液不布,遂聚成痰。气滞、痰郁交阻,既可使血行失畅,脉络不利,而致气血瘀滞,又可导致胸中气机不畅,胸阳不运,心脉痹阻,心失所养,不通则痛,而发胸痹。《杂病源流犀烛·心病源流》曰:"总之七情之由作心痛,七情失调可致气血耗逆,心脉失畅,痹阻不通而发心痛。"

(三)饮食失调

饮食不节,嗜酒或过食肥甘生冷,以致脾胃损伤,运化失健,聚湿成痰,上犯心胸,痰阻脉络,胸阳失展,气机不畅,心脉闭阻,而成胸痹。

(四)劳倦内伤

思虑过度,心血暗耗,或肾阴亏虚,不能滋养五脏之阴,水不涵木,不能上济于心,心肝火旺,使心阴内耗,阴液不足,心火燔炽,不汲肾水,脉道失润;或劳倦伤脾,脾虚转输失职,气血生化乏源,无以濡养心脉,拘急而痛;或积劳伤阳,心肾阳微,阴寒痰饮乘于阳位,鼓动无力,胸阳失展,血行涩滞,而发胸痹。

(五)年迈体虚

久病体虚,暴病伤正,或中老年人,肾气不足,精血渐衰,以致心气不足,心阳不振,肾阳虚衰,不能鼓舞五脏之阳,血脉失于温煦,痹阻不畅,心胸失养而酿成本病。

胸痹的病位在心,然其发病多与肝、脾、肾三脏功能失调有关,如肾虚、肝郁、脾失健运等。

胸痹的主要病机为心脉痹阻,病理变化主要表现为本虚标实,虚实夹杂。本虚有气虚、血虚、阳虚、阴虚,又可阴损及阳,阳损及阴,而表现出气阴两虚,气血双亏,阴阳两虚,甚至阳微阴竭,心阳外越;标实为气滞、血瘀、寒凝、痰阻,且又可相兼为病,如气滞血瘀,寒凝气滞,痰瘀交阻等。本病多在中年以后发生,发作期以标实表现为主,并以血瘀为突出特点,缓解期主要见心、脾、肾气血阴阳之亏虚,其中又以心气虚最为常见。

二、诊断要点

(一)症状

(1)以胸部闷痛为主症,多见膻中或心前区憋闷疼痛,甚则痛彻左肩背、咽喉、胃脘部、左上臂内侧等部位;呈反复发作性或持续不解,常伴有心悸、气短、自汗,甚则喘息不得卧。

(2)胸闷胸痛一般持续几秒到几十分钟,休息或服药后大多可迅速缓解;严重者可见突然发病,心跳加快,疼痛剧烈,持续不解,汗出肢冷,面色苍白,唇甲青紫,或心律失常等证候,并可发生猝死。

(3)多见于中年以上,常因情志抑郁恼怒,操劳过度,多饮暴食,气候变化等而诱发。亦有无明显诱因或安静时发病者。

(二)检查

心电图检查可见 ST 段改变等阳性改变,必要时可做动态心电图、心功能测定、运动试验心电图等。周围血象白细胞总数、血沉、血清酶学检查,有助于进一步明确诊断。

三、鉴别诊断

(一)胃脘痛

心在脘上,脘在心下,故有胃脘当心而痛之称,以其部位相近。尤胸痹之不典型者,其疼痛可在胃脘部,极易混淆。但胸痹以闷痛为主,为时极短,虽与饮食有关,休息、服药常可缓解;胃痛发病部位在上腹部,局部可有压痛,以胀痛为主,持续时间较长,常伴有食少纳呆、恶心呕吐、泛酸嘈杂等消化系统症状。做 B 超、胃肠造影、胃镜、淀粉酶检查,可以鉴别。

(二)悬饮

悬饮、胸痹均有胸痛。但胸痹为当胸闷痛,可向左肩或左臂内侧等部位放射,常因受寒饱餐、情绪激动、劳累而突然发作,持续时间短暂;悬饮为胸胁胀痛,持续不解,多伴有咳唾,肋间饱满,转侧不能平卧,呼吸时疼痛加重,或有咳嗽、咳痰等肺系证候。

(三)胁痛

疼痛部位在两胁部,以右胁部为主,肋缘下或有压痛点。疼痛特点或刺痛不移,或胀痛不休,或隐隐作痛,很少短暂即逝,可合并厌油腻、发热、黄疸等症。肝胆 B 超、胃镜、肝功能、淀粉酶检查有助区分。

(四)真心痛

真心痛乃胸痹的进一步发展。症见心痛剧烈,甚则持续不解,伴有肢冷汗出,面色苍白,喘促唇紫,手足青至节,脉微欲绝或结代等危重急症。

四、辨证

胸痹首先辨别虚实,分清标本。发作期以标实为主,缓解期以本虚为主。

标实应区别气滞、血瘀、寒凝、痰浊的不同。闷重而痛轻,兼见胸胁胀满,憋气,善太息,苔薄白,脉弦者,多属气滞;胸部窒闷而痛,伴唾吐痰涎,苔腻,脉弦滑或弦数者,多属痰浊;胸痛如绞,遇寒则发,或得冷加剧,伴畏寒肢冷,舌淡苔白,脉细,为寒凝心脉;刺痛固定不移,痛有定处,夜间多发,舌紫暗或有瘀斑,脉结代或涩,由心脉瘀滞所致。

本虚又应区别阴阳气血亏虚的不同。心胸隐痛而闷,因劳累而发,伴心慌、气短、乏力,舌淡胖嫩,边有齿痕,脉沉细或结代者,多属心气不足;若绞痛兼见胸闷气短,四肢厥冷,神倦自汗,脉沉细,则为心阳不振;隐痛时作时止,缠绵不休,动则多发,伴口干,舌淡红而少苔,脉细而数,则属气阴两虚表现。

胸痹的疼痛程度与发作频率及持续时间与病情轻重程度密切相关。疼痛持续时间短暂,瞬息即逝者多轻;持续时间长,反复发作者多重;若持续数小时甚至数天不休者常为重症或危候。

一般疼痛发作次数多少与病情轻重程度呈正比。若疼痛遇劳发作,休息或服药后能缓解者为顺症;服药后难以缓解者常为危候。

(一)寒凝心脉

证候:卒然心痛如绞,心痛彻背,背痛彻心,心悸气短,喘不得卧,形寒肢冷,面色苍白,冷汗自出,多因气候骤冷或骤感风寒而发病或加重,苔薄白,脉沉紧或沉细。

分析:寒邪侵袭,阳气不运,气机阻痹,故见卒然心痛如绞,或心痛彻背,背痛彻心,感寒则痛甚;阳气不足,故形寒肢冷,面色苍白;胸阳不振,气机受阻,故见喘不得卧,心悸气短;苔薄白,脉沉紧或沉细,均为阴寒凝滞,阳气不运之候。

(二)气滞心胸

证候:心胸满闷,隐痛阵发,痛无定处,时欲太息,情绪波动时容易诱发或加重,或兼有脘痞胀满,得嗳气或矢气则舒,苔薄或薄腻,脉细弦。

分析:郁怒伤肝,肝失疏泄,气滞上焦,胸阳失展,心脉不和,故心胸满闷,隐痛阵发,痛无定处;情志不遂则气机郁结加重,故心痛加重,而太息则气机稍畅,心痛稍减;肝郁气结,木失条达,横逆犯脾,脾失健运则脘痞胀满;苔薄或薄腻,脉细弦为肝气郁结之象。

(三)心血瘀阻

证候:心胸剧痛,如刺如绞,痛有定处,甚则心痛彻背,背痛彻心,或痛引肩背,伴有胸闷心悸,日久不愈,可因暴怒、劳累而加重,面色晦暗,舌质暗红或紫暗,或有瘀斑,苔薄脉弦涩或促、结、代。

分析:气机阻滞,瘀血内停,络脉不通,不通则痛,故见心胸剧痛,如刺如绞,痛有定处,甚则心痛彻背,背痛彻心,或痛引肩背,伴有胸闷,日久不愈;瘀血阻塞,心失所养,故心悸不宁,面色晦暗;暴怒伤肝,气机逆乱,气滞血瘀更重,故可因暴怒而加重;舌质暗红或紫暗,或有瘀斑,苔薄,脉弦涩或促、结、代均为瘀血内阻之候。

(四)痰浊闭阻

证候:胸闷重而心痛,痰多气短,倦怠肢重,遇阴雨天易发作或加重,伴有纳呆便溏,口黏恶心,咯吐痰涎,舌体胖大且边有齿痕,苔白腻或白滑,脉滑。

分析:痰浊内阻,胸阳失展,气机痹阻,故胸闷重而疼痛,痰多气短;阴雨天湿气更甚,故遇之易发作或加重;痰浊困脾,脾气不运,故倦怠肢重,纳呆便溏,口黏恶心;咯吐痰涎,舌体胖大,有齿痕,苔白腻或滑,脉滑,均为痰浊闭阻之象。

(五)心肾阴虚

证候:心痛憋闷,灼痛心悸,五心烦热,潮热盗汗,或头晕耳鸣,腰膝酸软,口干便秘,舌红少津,苔薄或剥,脉细数或促代。

分析:心肾不交,虚热内灼,气机不利,血脉不畅,故心痛时作,灼痛或憋闷;久病或热病伤阴,暗耗心血,血虚不足以养心,则心悸;阴虚生内热,则五心烦热,潮热盗汗;肾阴虚,则见头晕耳鸣,腰膝酸软;口干便秘,舌红少苔,脉细数或促代,均为阴虚有热之象。

(六)心肾阳虚

证候:心悸而痛,胸闷气短,自汗,动则更甚,神倦怯寒,面色㿠白,四肢不温或肿胀,舌质淡胖,苔白或腻,脉沉细迟。

分析:阳气虚衰,胸阳不振,气机痹阻,血行瘀滞,血脉失于温煦,故见胸闷心痛,心悸气短,自汗,动则耗气更甚;阳虚不足以温运四肢百骸,则神倦怯寒,面色㿠白,四肢不温;肾阳虚,不能制水,故四肢肿胀;舌质淡胖,苔白或腻,脉沉细迟均为阳气虚衰之候。

(七)气阴两虚

证候:心胸隐痛,时作时休,胸闷气促,心悸自汗,动则喘息益甚,倦怠懒言,面色少华,舌质淡红,苔薄白,脉虚细缓或结代。

分析:思虑伤神,劳心过度,损伤心气,阴血亏耗,血瘀心脉,故见胸闷隐痛,时作时休,心悸气促,倦怠懒言等;心气虚,则自汗;气血不荣于上,则面色少华;淡红舌,脉虚细缓,均为气阴两虚之征。

五、治疗

本病的治疗原则应先治其标,后治其本,先从祛邪入手,然后再予扶正,必要时可根据虚实标本的主次,兼顾同治。标实当泻,针对气滞、血瘀、寒凝、痰浊而疏理气机,活血化瘀,辛温通阳,泄浊豁痰,尤重活血通脉治法;本虚宜补,权衡心脏阴阳气血之不足,有无兼见肺、肝、脾、肾等脏之亏虚,补气温阳,滋阴益肾。

(一)中药治疗

1.寒凝心脉

治法:辛温散寒,宣通心阳。

处方:枳实薤白桂枝汤合当归四逆汤加减。

两方皆能辛温散寒,助阳通脉。前方重在通阳理气,适用于胸痹阴寒证,心中痞满,胸闷气短者;后方则以温经散寒为主,适用于血虚寒厥证,见胸痛如绞,手足不温,冷汗自出,脉沉细者。方中桂枝、细辛温散寒邪,通阳止痛;薤白、瓜蒌化痰通阳,行气止痛;当归、芍药养血活血;芍药与甘草相配,缓急止痛;枳实、厚朴、理气通脉;大枣养脾和营。共成辛温散寒,通阳止痛之功。

若阴寒极盛之胸痹重症,胸痛剧烈,心痛彻背,背痛彻心,痛无休止,当用温通散寒之法,予乌头赤石脂丸加荜茇、高良姜、细辛等治疗。方中以乌头雄烈刚燥,散寒通络止痛;附子、干姜温阳逐寒;蜀椒温经下气开郁;为防药物过于辛散,配赤石脂入心经,而固摄收涩阳气。若痛剧而四肢不温,冷汗自出,可含化苏合香丸或麝香保心丸,以芳香化浊,温通开窍,每获即速止痛效果。

另外,可选用苏冰滴丸,每次2～4粒,每天3次。

2.气滞心胸

治法:疏调气机,活血通络。

处方:柴胡疏肝散加减。

本方疏肝理气,适用于肝气郁结、气滞上焦、胸阳失展、血脉失和之胸胁疼痛。方用四逆散去枳实,加香附、枳壳、川芎、陈皮行气疏肝,和血止痛。其中柴胡与枳壳相配可升降气机;白芍与甘草同用可缓急舒脉止痛;香附、陈皮以增强理气解郁之功;川芎为血中之气药,既可活血又能调畅气机。全方共奏疏调气机、和血通脉之功效。根据需要,还可选用木香、沉香、降香、檀香、延胡索、砂仁、厚朴等芳香理气及破气之品,但不可久用,以免耗散正气。

若气郁日久化热,出现心烦易怒,口干便秘,舌红苔黄,脉弦数等证者,用丹栀逍遥散疏肝清热;便秘严重者,用当归龙荟丸以泻郁火;如胸闷、心痛明显,为气滞血瘀之象,可合用失笑散,以增强活血行瘀,散结止痛之作用。

另外,可选用冠心苏合丸,每次 3 g,每天 2 次。

3.心血瘀阻

治法:活血化瘀,通脉止痛。

处方:血府逐瘀汤加减。

本方祛瘀通脉,行气止痛,适用于胸中瘀阻,血行不畅,心胸疼痛,痛有定处,胸闷、心悸之胸痹。方中当归、川芎、桃仁、红花、赤芍活血化瘀,疏通血脉;柴胡、桔梗与枳壳、牛膝配伍,升降结合,调畅气机,开胸通阳,行气活血;生地黄养阴而调血燥。诸药共成祛瘀通脉、行气止痛之剂。

若瘀血痹阻重症,胸痛剧烈,可加乳香、没药、丹参、郁金、降香等加强活血理气之力;若血瘀、气滞并重,胸闷痛甚者,加沉香、檀香、荜茇等辛香理气止痛药物;若寒凝血瘀或阳虚血瘀者,症见畏寒肢冷,脉沉细或沉迟者,加肉桂、细辛、高良姜、薤白等温通散寒之品,或人参、附子等温阳益气之品;若伴有气短乏力、自汗、脉细缓或结代,乃气虚血瘀之象,当益气活血,用人参养荣汤合桃红四物汤加减,重用人参、黄芪等益气祛瘀之品。

还可选用三七、苏木、泽兰、鸡血藤、益母草、水蛭、王不留行、牡丹皮等活血化瘀药物,加强祛瘀疗效。但破血之品应慎用,且不可久用、多用,以免耗伤正气。在应用活血、破血类药物时,必须注意有无出血倾向或征象,一旦发现,立即停用,并予以相应处理。

另外,可选用活心丸,每次含服或吞服,1~2 丸。

4.痰浊阻闭

治法:通阳化浊,豁痰宣痹。

处方:瓜蒌薤白半夏汤合涤痰汤加减。

两方均能温通豁痰,前方通阳行气,适用于痰阻气滞,胸阳痹阻者;后方健脾益气,豁痰开窍,适用于脾虚失运,痰阻心窍者。方中瓜蒌、薤白化痰通阳,行气止痛;半夏、胆南星、竹茹清热化痰;人参、茯苓、甘草健脾益气;石菖蒲、陈皮、枳实理气宽胸。全方共奏通阳化饮、泄浊化痰、散结止痛之功。

若痰浊郁而化热,症见咳痰黄稠,便干,苔黄腻者,可用黄连温胆汤加郁金清化痰热而理气活血;痰热兼有郁火者,加海浮石、海蛤壳、黑栀子、天竺黄、竹沥化痰火之胶结;大便干结,加生大黄通腑逐痰;痰瘀交阻,症见胸闷如窒,心胸隐痛或绞痛阵发,苔白腻,舌暗紫或有瘀斑,当通阳化痰散结,加血府逐瘀汤;若痰浊闭塞心脉,卒然剧痛,可用苏合香丸。

5.心肾阴虚

治法:滋阴清热,养心和络。

处方:天王补心丹合炙甘草汤。

两方均为滋阴养心之剂;前方以养心安神为主,治疗心肾两虚,阴虚血少者;后方以养阴复脉见长,适用于气阴两虚,心动悸,脉结代之症。方中以生地黄、玄参、天冬、麦冬滋水养阴以降虚火;人参、炙甘草、茯苓益助心气;桂枝、大枣补气通阳,寓从阳引阴之意;柏子仁、酸枣仁、五味子、远志交通心肾,养心安神,化阴敛汗;丹参、当归身、芍药、阿胶滋养心血而通心脉;桔梗、辰砂为引使之品。本方能使心阴复,虚火平,血脉利,则心胸灼痛得解。

若阴不敛阳,虚火内扰心神,心烦不寐,舌尖红少津者,可用酸枣仁汤清热除烦安神;若不效者,再予黄连阿胶汤,滋阴清火,宁心安神。若兼见风阳上扰,用珍珠母、灵磁石、石决明、琥珀等重镇潜阳之品,或用羚角钩藤汤加减;心肾阴虚者,兼见头晕耳鸣,腰膝酸软,遗精盗汗,口燥咽干,用左归饮补益肾阴,填精益髓,或河车大造丸滋肾养阴清热;若心肾真阴欲竭,当用大剂西洋参、鲜生地黄、石斛、麦冬、山茱萸等急救真阴,并佐用生牡蛎、乌梅肉、五味子、甘草等酸甘化阴,且敛其阴。

另外,可选滋心阴口服液,每次 10 mL,每天 2 次。

6.心肾阳虚

治法:温振心阳,补益阳气。

处方:参附汤合右归饮加减。

两方均能补益阳气,前方大补元气,温补心阳;后方温肾助阳,补益精气。方中人参、姜、枣、炙甘草大补元气,以益心气复脉;附子辛热,温补真阳;肉桂振奋心阳;熟地黄、山茱萸、枸杞子、杜仲、山药为温肾助阳、补益精气之要药。

若兼肾阳虚,可合金匮肾气丸,或用六味地黄丸滋阴固本,从阴引阳,共为温补肾阳之剂;心肾阳衰,不能化气行水,水饮上凌心肺,加用真武汤;若阳虚欲脱厥逆者,用四逆加人参汤,温阳益气,回阳救逆;若阳虚寒凝而兼气滞血瘀者,可选用薤白、沉香、降香、檀香、香附、鸡血藤、泽兰、川芎、桃仁、红花、延胡索、乳香、没药等偏于温性的理气活血药物。

另外,可选用麝香保心丸,每次含服或吞服 1～2 粒。

7.气阴两虚

治法:益气养阴,活血通脉。

处方:生脉散合人参养荣汤加减。

上方皆能补益心气。生脉散长于益心气,敛心阴,适用于心气不足,心阴亏耗者;人参养荣汤补气养血,安神宁心,适用于胸闷气短,头昏神疲。方中人参、黄芪、炙甘草大补元气,通经利脉;肉桂通心阳,散寒气,疗心痛,纳气归肾;麦冬、五味子滋养心阴,收敛心气;熟地黄、当归、白芍养血活血。配茯苓、白术、陈皮、远志,补后天之本,滋气血生化之源,以宁心定志。

若兼见神疲乏力,纳呆,失眠多梦等,可用养心汤加半夏曲、茯苓以健脾和胃,补益心脾,养心安神;若气阴两虚,兼见口燥咽干,心烦失眠,舌红,用生脉散合归脾汤加减;兼有气滞血瘀者,可加川芎、郁金以行气活血;兼见痰浊之象者,可用茯苓、白术、白蔻仁以健脾化痰。

另外,可选用补心气口服液,每天 10 mL,每天 2 次;或滋心阴口服液,每次 10 mL,每天 2 次。

(二)针灸治疗

1.基本处方

心俞、巨阙、膻中、内关、郄门。

心俞、巨阙属俞募相配,膻中、心俞前后相配,通调心气;内关、郄门同经相配,宽胸理气,缓急止痛。

2.加减运用

(1)寒凝心脉证:加厥阴俞、通里、气海以温经散寒、宣通心阳。背俞穴、气海可加灸,余穴针用平补平泻法。

(2)气滞心胸证:加阳陵泉、太冲以疏肝理气、调畅气机,针用泻法。余穴针用平补平泻法。若脘痞胀满甚者,加中脘以健脾和中、疏导中州气机,针用平补平泻法。

(3)心血瘀阻证:加膈俞、血海、阴郄以活血化瘀、通脉止痛。诸穴针用平补平泻法。

(4)痰浊阻闭证:加太渊、丰隆、足三里、阴陵泉以通阳化浊、豁痰宣痹。诸穴针用平补平泻法。

(5)心肾阴虚证:加肾俞、太溪、三阴交、少海以滋阴清热、养心和络,针用补法。余穴针用平补平泻法。

(6)心肾阳虚证:加肾俞、气海、关元、百会、命门以振奋心肾之阳。诸穴针用补法,关元、气海、命门、背俞穴可加灸。

(7)气阴两虚证:加足三里、气海、阴郄、少海以益气养阴、活血通脉。诸穴针用补法。

3.其他

(1)耳针疗法:取胸、神门、心、肺、交感、皮质下,每次选3~5穴,用捻转手法强刺激,一般每穴捻1~2分钟,留针15~20分钟,可以每隔5分钟捻转1次。

(2)电针疗法:取内关、神门、胸上段夹脊穴,通电刺激5~15分钟,采用密波,达到有麻、电放射感即可。

(3)穴位注射疗法:取内关、郄门、间使、少海、心俞、足三里、三阴交,用复方当归(10%葡萄糖稀释)、维生素 B_{12} 0.25 mg,复方丹参注射液等,每次选2~3穴,每穴注射0.5~1.0 mL,隔天1次。

(4)皮内针疗法:取内关、心俞、厥阴俞、膈俞,每次选1对,埋针1~3天,冬天可延长到5~7天。

(李茂健)

第三节 真 心 痛

真心痛是指以突然发作的剧烈而持久的胸骨下部后方或心前区压榨性、闷胀性或窒息性疼痛为临床表现特点的一种严重病症,是胸痹的进一步发展。疼痛可放射到左肩、左上肢前内侧及无名指和小指,一般持续时间较长,常伴有心悸、水肿、肢冷、喘促、面色苍白、汗出、焦虑和恐惧感等症状,甚至危及生命。多因劳累、情绪激动、饱食、受寒等因素诱发。《灵枢·厥病》篇描述了真心痛的发作和预后,称:"真心痛,手足青至节,心痛甚,旦发夕死,夕发旦死。"

现代医学的冠状动脉粥样硬化性心脏病、心肌梗死、心律失常、心源性休克等,出现真心痛的临床表现时,可参考本节进行辨证论治。

一、病因病机

真心痛病因病机和"胸痹"类同,与年老体衰,阳气不足,七情内伤,气滞血瘀,痰浊化生,寒邪侵袭,血脉凝滞等因素有关。如寒凝气滞,血瘀痰浊,闭阻心脉,心脉不通,可出现心胸疼痛(胸痹),严重者部分心脉突然闭塞,气血运行中断,可见心胸猝然大痛,而发为真心痛。

真心痛之病位在心,其本在肾。总的病机是本虚标实,本虚是发病基础,标实是发病条件,急性发作时以标实为主,总由心之气血失调、心脉痹阻不畅而致。

二、诊断要点

(一)症状

突然发作胸骨后感心前区剧痛,呈压榨性或窒息性疼痛。疼痛常可放射至左肩背和前臂,持续时间可长达数小时或数天,可兼心悸、恶心、呕吐等。

(二)检查

1.心电图检查

根据 ST 段或 T 波的异常变化来判断心肌缺血的部位及程度,同时根据相应导联所出现病理性 Q 波及 ST 段抬高的表现,来确定心肌梗死的部位。

2.胸部 X 线平片

胸部 X 线平片以及冠状动脉造影有助于诊断。

三、辨证

本病病位在心,其本在肾,本虚标实是其发病的主要机制,而在急性期则以标实为主。

若心气不足,运血无力,心脉瘀阻,或心血亏虚,气血运行不利,可见心动悸,脉结代(心律失常);若心肾阳虚,水邪泛滥,水饮凌心射肺,可出现心悸、水肿、喘促(心力衰竭),或亡阳厥脱,亡阴厥脱(心源性休克),或阴阳俱脱,最后导致阴阳离决。

(一)气虚血瘀

证候:心胸刺痛,胸部闷窒,动则加重,伴短气乏力,汗出心悸,舌体胖大,边有齿痕,舌质暗淡或瘀点瘀斑,舌苔薄白,脉弦细无力。

分析:元气素虚,无力推动血液运行,血行缓慢而滞涩,闭阻心脉,心脉不通,则心胸刺痛,胸部闷窒;动则耗气更甚,故短气乏力,汗出;气虚心搏加快,故心悸;舌体胖大,边有齿痕,苔薄白为气虚之象;舌质暗淡,有瘀点瘀斑为血瘀之征。

(二)寒凝心脉

证候:胸痛彻背,胸闷气短,心悸不宁,神疲乏力,形寒肢冷,舌质淡暗,苔白腻,脉沉迟,迟缓或结代。

分析:寒邪内侵,阳气不运,气机阻痹,故见胸痛彻背;胸阳不振,气机不利,故见胸闷气短,心悸不宁;阳气不足,上不荣头面,外不达四肢,故面色苍白,形寒肢冷;舌淡暗,苔白腻,脉沉迟缓或结代,均为寒凝心脉、阳气不运之候。

(三)正虚阳脱

证候:心胸绞痛,胸中憋闷或有窒息感,喘促不宁,心慌,面色苍白,大汗淋漓,烦躁不安或表情淡漠;重则神志昏迷,四肢厥冷,口开目合,手撒尿遗,脉疾数无力或脉微欲绝。

分析:阳气虚衰,胸阳不运,痹阻气机,血行瘀滞,故见胸憋闷、绞痛或有窒息感;少气不续,不能维持正常心搏,故心慌,喘促不宁;大汗淋漓,烦躁不安或表情淡漠,乃为阳脱阴竭;阳气消乏,清阳不升,或失血过多,血虚不能上承,故见神志昏迷;气血不能达四末,则四肢厥冷;营阴内衰,正气不固,故口开目合,手撒遗尿;脉疾数无力或脉微欲绝,乃亡阳伤阴之征。

四、治疗

本病在发作期必须选用有速效止痛作用之药物,以迅速缓解心痛症状。疼痛缓解后予以辨证施治,常以补气活血、温阳通脉为法。

(一)中药治疗

1.气虚血瘀

治法:益气活血,通脉止痛。

处方:保元汤合血府逐瘀汤加减。

方中人参、黄芪补气益心;桃仁、红花、川芎活血祛瘀;赤芍、当归、牛膝养血活血;柴胡、枳壳、桔梗行气豁痰宽胸;生地黄、肉桂敛汗温阳定悸;甘草调和诸药。

另外,可选用速效救心丸,每天 3 次,每天 4~6 粒,急性发作时每次 10~15 粒。

2.寒凝心脉

治法:温补心阳,散寒通脉。

处方:当归四逆汤加减。

方中当归补血活血;芍药养血和营;桂枝温经散寒;细辛祛寒除痹止痛;炙甘草、大枣益气健脾,通行血脉。

本证寒象明显,可加干姜、蜀椒、荜茇、高良姜;气滞加白檀香;痛剧急予苏合香丸,每服 1~4 丸。

3.正虚阳脱

治法:回阳救逆,益气固脱。

处方:四味回阳饮加减。

方中以红参大补元气;附子、炮姜回阳;可加肉桂、山茱萸、龙骨、牡蛎温助心阳,敛汗固脱;加玉竹配炙甘草养阴益气。阴竭亡阳,合生脉散。

另外,可选用丹参滴丸,10~15 粒,每天 3 次。或用参附注射液 100 mL 加 5% 葡萄糖注射液250 mL,静脉滴注。

(二)针灸治疗

1.基本处方

内关、郄门、阴郄、膻中。

内关、郄门同经相配,郄门、阴郄二郄相配,更和心包之募膻中,远近相配,共调心气。

2.加减运用

(1)气虚血瘀证:加脾俞、足三里、气海以益气通络。诸穴针用补法。

(2)寒凝心脉证:加心俞、厥阴俞、命门以温经祛寒、通络止痛。诸穴针用补法,或加灸法。

(3)正虚阳脱证:重灸神阙、关元以回阳救逆固脱。余穴针用补法。

3.其他

(1)耳针疗法:取心、神门、交感、皮质下、内分泌,每次选 3~4 穴,强刺激,留针 30~60 分钟。

(2)电针疗法:取膻中、巨阙、郄门、阴郄,用连续波,快频率刺激 20~30 分钟。

(3)穴位注射疗法:取心俞、厥阴俞、郄门、足三里,每次选 2 穴,用复方丹参注射液或川芎嗪注射液,每穴注射 2 mL,每天 1 次。

(4)头针疗法:取额旁 1 线,平刺激,持续捻转 2~3 分钟,留针 20~30 分钟。

(李茂健)

第四节 不 寐

不寐，即一般所谓"失眠"，古代文献中亦有称为"不得卧"或"不得眠"者，是以经常不易入寐为特征的一种病证。不寐的证情不一，有初就寝即难以入寐；有寐而易醒，醒后不能再寐；亦有时寐时醒，寐而不稳，甚至整夜不能入寐等。

不寐的原因很多，如思虑劳倦，内伤心脾；阳不交阴，心肾不交；阴虚火旺，肝阳扰动；心胆气虚以及胃中不和等，均可影响心神而导致不寐。张景岳将其概括为"有邪"与"无邪"二类。他认为："寐本乎阴，神其主也。神安则寐，神不安则不寐；其所以不安者，一由邪气之扰，一由营气之不足耳。有邪者多实，无邪者皆虚。"张氏所称的"有邪""无邪"，主要是指由于机体内在气血、精神、脏腑功能的失调，或痰热的影响而言。因此，不寐的治疗原则，应着重在内脏的调治，如调补心脾、滋阴降火、益气宁神、和胃化痰等。

本病常兼见头晕、头痛、心悸、健忘，以及精神异常等证。凡以不寐为主症的为本节讨论范围，其并见于其他疾病过程中的不寐则从略。

一、病因病机

(1)思虑劳倦，伤及心脾，心伤则阴血暗耗，神不守舍，脾伤则无以生化精微，血虚难复，不能上奉于心，致心神不安，而成不寐。正如张景岳所言："劳倦思虑太过者，必致血液耗亡，神魂无主，所以不眠。"《类证治裁》也曰："思虑伤脾，脾血亏损，经年不寐。"可见心脾不足而致失眠的，关键在于血虚。所以失血不复、妇人产后、久病虚弱，以及老人的不寐，大都与血虚有关。

(2)禀赋不足，房劳过度，或久病之人，肾阴耗伤，不能上承于心，水不济火，则心阳独亢；或五志过极，心火内炽，不能下交于肾，故肾阴虚则志伤，心火盛则神动，心肾失交而神志不宁，因而不寐。正如徐东皋所说："有因肾水不足，真阴不升，而心火独亢，不得眠者。"《金匮要略》所举的"虚烦不得眠"，当亦属于此类。此外，也有肝肾阴虚，肝阳偏盛，相火上亢，心君受扰，神魂不安于宅而致不寐者。

(3)心胆虚怯，遇事易惊，神魂不安，亦能导致不寐。形成心胆虚怯的原因有二：一为体质柔弱，心胆素虚，善惊易恐，夜寐不安，如《沈氏尊生书》所载，"心胆俱怯，触事易惊，睡梦纷纭，虚烦不寐"；一为暴受惊骇，情绪紧张，终日惕惕，渐致胆怯心虚而不寐。二者又相互为因。

(4)饮食不节，肠胃受伤，宿食停滞，或积为痰热，壅遏中宫，致胃气不和而卧不得安。这就是《内经》所说："胃不和则卧不安。"《张氏医通》更具体指出："脉滑数有力不眠者，中有宿滞痰火，此为胃不和则卧不安。"

综上所述，导致不寐的原因虽多，总与心脾肝肾诸脏有关。因血之来源，由于水谷精微所化，上奉于心，则心得所养；受藏于肝，则肝体柔和；统摄于脾，则生化不息；调节有度，化而为精，内藏于肾，肾精上承于心，心气下交于肾，则神安志宁。若思虑、忧郁、劳倦等，伤及诸脏，精血内耗，彼此影响，每多形成顽固性的不寐性的不寐。

二、辨证施治

不寐有虚实之分,证候表现也各有不同,当审其邪正虚实而施治。大抵虚证多由于阴血不足,重在心脾肝肾;宜补益气血,壮水制火。实证多因食滞痰浊,责在胃腑;当消导和中,清降痰火。实证病久,则精神委顿,食欲缺乏,亦可转成虚证。

(一)心脾血亏

主症:多梦易醒,心悸健忘,体倦神疲,饮食无味,面色少华,舌淡苔薄,脉象细弱。

证候分析:由于心脾亏损,血少神不守舍,故多梦易醒,健忘心悸。血不上荣,故面色少华而舌质色淡。脾失健运,则饮食无味。生化之源不足,血少气衰,故四肢倦怠,精神萎疲而脉见细弱。

治法:补养心脾以生血气。

方药:归脾汤为主,养血以宁心神,健脾以畅化源。不效,可与养心汤同用,方中五味子、柏子仁有助于宁神养心。如兼见脘闷纳呆,舌苔滑腻者,乃脾阳失运,湿痰内生,可选用半夏、陈皮、茯苓、肉桂等(肉桂对脉涩者尤为相宜),温运脾阳而化内湿,然后再用前法调补。

(二)阴亏火旺

主症:心烦不寐,头晕耳鸣,口干津少,五心烦热,舌质红,脉细数;或有梦遗、健忘、心悸、腰酸等证。

证候分析:肾水不足,心火独亢,故心烦不寐,健忘,心悸,腰酸。口干津少,五心烦热,舌红,脉细数,均是阴亏于下,虚火上炎之征。肝肾阴亏,相火易动,故见眩晕、耳鸣、梦遗等证。

治法:壮水制火,滋阴清热。

方药:黄连阿胶汤、朱砂安神丸、天王补心丹等,随证选用。三方同为清热安神之剂,黄连阿胶汤重在滋阴清火,适用于阴虚火旺及热病后之心烦失眠;朱砂安神丸亦以黄连为主,方义相似,做丸便于常服;天王补心丹重在滋阴养血,对阴虚而火不太旺者最宜。如由于肝火偏盛的,可用琥珀多寐丸,方以羚羊角、琥珀为主,有清肝安神之功。

(三)心胆气虚

主症:心悸多梦,时易惊醒,舌色淡,脉象弦细。

证候分析:心虚则神摇不安,胆虚则善惊易恐,故心悸多梦而易醒。舌色淡,脉弦细,亦为气血不足之象。

治法:益气镇惊,安神定志。

方药:安神定志丸、酸枣仁汤随证选用。前方以人参益气,龙齿镇惊为主。后者重用枣仁,酸能养肝,肝与胆相为表里,养肝亦所以补胆之不足;知母能清胆而宁神。证情较重者,二方可以同用。

(四)胃中不和

主症:失眠,脘闷嗳气,腹中不舒,苔腻脉滑,或大便不爽,脘腹胀痛。

证候分析:脾胃运化失常,食滞于中,升降之道受阻,故脘闷嗳气,舌苔腻,腹中不舒,因而影响睡眠。宿滞内停,积湿生痰,因痰生热,故脉见滑象。便燥腹胀,亦是热结之征。

治法:消导和胃为主,佐以化痰清热。

方药:先用保和汤以消导积滞。如食滞已化,而胃气不和,不能成寐者,可用半夏秫米汤以和胃安神。如兼见痰多胸闷,目眩口苦,舌苔黄腻,脉滑数者,乃痰热内阻,可用温胆汤以化痰清热;

如心烦,舌尖红绛,热象较著者,再加栀子、黄连以清火宁神。

此外,若病后虚烦不寐,形体消瘦,面色㿠白,容易疲劳,舌淡,脉细弱,或老年人除一般衰弱的生理现象外,夜寐早醒而无虚烦之证的,多属气血不足,治宜养血安神,一般可用归脾汤。亦有病后血虚肝热而不寐的,宜用琥珀多寐丸。心肾不交,心火偏旺者,可用交泰丸,方中以黄连清火为主,反佐肉桂之温以入心肾,是引火归元之意。

本证除上述药物治疗外,可配合气功、针灸等疗法,则效果更佳。此外,患者还必须消除顾虑及紧张情绪,心情应该舒畅,寡嗜欲,戒烦恼,临睡前宜少谈话、少思考、避免烟酒浓茶等品,每天应有适当的体力劳动或体育锻炼,这些都是防治不寐的有效方法。单独依靠药物,而不注意精神及生活方面的调摄,往往影响疗效。

(李茂健)

第五节　健　　忘

健忘是指以记忆力减退,遇事善忘为主要临床表现的一种病证,亦称"喜忘""善忘""多忘"等。

关于本病的记载,《素问·调经论》有载:"血并于下,气并于上,乱而喜忘。"《伤寒论·辨阳明病脉证并治》有载:"阳明证,其人善忘者,必有蓄血,所以然者,本有久瘀血。"自宋代《圣济总录》中称"健忘"后,本病名沿用至今。

历代医家认为本证病位在脑,与心脾肾虚损、气血阴精不足密切相关,亦有因气血逆乱、痰浊上扰所致。

宋·陈无择《三因极一病证方论·健忘证治》曰:"脾主意与思,意者记所往事,思则兼心之所为也……今脾受病,则意舍不清,心神不宁,使人健忘,尽心力思量不来者是也。"

元代《丹溪心法·健忘》认为:"健忘精神短少者多,亦有痰者"。

清·林佩琴《类证治裁·健忘》指出:"人之神宅于心,心之精依于肾,而脑为元神之府,精髓之海,实记性所凭也。"明确指出了记忆与脑的关系。

清·汪昂《医方集解·补养之剂》曰:"人之精与志,皆藏于肾,肾精不足则肾气衰,不能上通于心,故迷惑善忘也。"

清·陈士铎《辨证录·健忘门》亦指出:"人有气郁不舒,忽忽有所失,目前之事,竟不记忆,一如老人之健忘,此乃肝气之滞,非心肾之虚耗也。"

现代医学的神经衰弱、神经官能症、脑动脉硬化等疾病,出现健忘的临床表现时,可参考本节进行辨证论治。

一、病因病机

本病多由心脾不足,肾精虚衰所致。

盖心脾主血,肾主精髓,思虑过度,伤及心脾,则阴血损耗;房事不节,精亏髓减,则脑失所养,皆能令人健忘。高年神衰,亦多因此而健忘。

故本病证以心、脾、肾虚损为主,但肝郁气滞、瘀血阻络、痰浊上扰等实证亦可引起健忘。

二、诊断要点

脑力衰弱,记忆力减退,遇事易忘。现代医学的神经衰弱,脑动脉硬化及部分精神心理性疾病中出现此症状者,亦可作为本病的诊断依据。

三、辨证

健忘可见虚实两大类,虚证多见于思虑过度,劳伤心脾,阴血损耗,生化乏源,脑失濡养,或房劳,久病年迈,损伤气血阴精,肾精亏虚,导致健忘;实证则见于七情所伤,久病入络,致瘀血内停,痰浊上蒙。临床以本虚标实,虚多实少,虚实兼杂者多见。

(一)心脾不足

证候:健忘失眠,心悸气短,神倦纳呆,舌淡,脉细弱。

分析:思虑过度,耗心损脾。心气虚则心悸气短;脾气虚则神倦纳呆;心血不足,血不养神则健忘失眠;舌淡,脉细为心脾两虚之征。

(二)痰浊上扰

证候:善忘嗜卧,头重胸闷,口黏,呕恶,咳吐痰涎,苔腻,脉弦滑。

分析:喜食肥甘,损伤脾胃,脾失健运,痰浊内生,痰湿中阻,则胸闷,咳吐痰涎,呕恶;痰浊重着黏滞,故嗜卧,口黏;痰浊上扰,清阳闭阻,故善忘;苔腻,脉弦滑为内有痰浊之象。

(三)瘀血闭阻

证候:突发健忘,心悸胸闷,伴言语迟缓,神思欠敏,表现呆钝,面唇暗红,舌质紫暗,有瘀点,脉细涩或结代。

分析:肝郁气停,瘀血内滞,脉络被阻,气血不行,血滞心胸,心悸胸闷;神识受攻,则突发健忘,神思不敏;脉络血瘀,气血不达清窍,则表现迟钝;唇暗红,舌紫暗,有瘀点,脉细涩或结代均为瘀血闭阻之象。

(四)肾精亏耗

证候:遇事善忘,精神恍惚,形体疲惫,腰酸腿软,头晕耳鸣,遗精早泄,五心烦热,舌红,脉细数。

分析:年老精衰,或大病,纵欲致肾精暗耗,髓海空虚,则遇事善忘,精神恍惚;精衰则血少,上不达头,则头晕耳鸣;下不荣体,则形体疲惫;肾虚则腰酸腿软;精亏则遗精早泄;五心烦热,舌红,脉细数均为肾之阴精不足之象。

四、治疗

本病以本虚标实,虚多实少,虚实夹杂者多见。治疗当以补虚泻实,以补益为主。

(一)中药治疗

1.心脾不足

治法:补益心脾。

处方:归脾汤加减。

本方具有补益心脾作用,适用于心脾不足引起的健忘。方中人参、炙黄芪、白术、生甘草补脾益气;当归身、龙眼肉养血和营;茯神、远志、酸枣仁养心安神;木香调气,使补而不滞。

2.痰浊上扰

治法:降逆化痰,开窍解郁。

处方:温胆汤加减。

方中半夏、苍术、竹茹、枳实化痰泄浊;白术、茯苓、甘草健脾益气;加菖蒲、郁金开窍解郁。

3.瘀血痹阻

治法:活血化瘀。

处方:血府逐瘀汤加减。

方中桃仁、红花、当归、生地黄、赤芍、牛膝、川芎化瘀养血活血;柴胡、枳壳、桔梗行气以助血行;甘草益气扶正。

4.肾精亏耗

治法:补肾益精。

处方:河车大造丸加减。

方中紫河车大补精血;熟地黄、杜仲、龟甲、牛膝益精补髓;天门冬、麦门冬滋补阴液;人参益气生津;黄柏清相火。加菖蒲开窍醒脑;酸枣仁、五味子养心安神。

(二)针灸治疗

1.基本处方

四神聪透百会、神门、三阴交。

四神聪透百会,穴在巅顶,百会属督脉,督脉入络脑,针用透刺法,补脑益髓,养神开窍;神门为心之原穴,三阴交为足三阴经交会穴,二穴相配,补心安神,以助记忆。

2.加减运用

(1)心脾不足证:加心俞、脾俞、足三里以补脾益心。诸穴针用补法。

(2)痰浊上扰证:加丰隆、阴陵泉以蠲饮化痰,针用平补平泻法。余穴针用补法。

(3)瘀血闭阻证:加合谷、血海以活血化瘀,针用平补平泻法。余穴针用补法。

(4)肾精亏耗证:加心俞、肾俞、太溪、悬钟以填精益髓。诸穴针用补法。

(三)其他针灸疗法

1.耳针疗法

取心、脾、肾、神门、交感、皮质下,每次取 2～3 穴,中等刺激,留针 20～30 分钟,隔天 1 次,10 次为 1 个疗程,或用王不留行籽贴压,每隔 3～4 天更换 1 次,每天按压数次。

2.头针疗法

取顶颞后斜线、顶中线、颞后线、额旁 1 线、额旁 2 线、额旁 3 线、枕上旁线,平刺进针后,快速捻转,120～200 次/分,留针 15～30 分钟,间歇运针 2～3 次,每天 1 次,10～15 次为 1 个疗程。

3.皮肤针疗法

取胸部夹脊穴,用梅花针由上至下叩刺,轻中等度刺激,每天或隔天 1 次,10 次为 1 个疗程。

五、转归预后

针刺和中药治疗本病有较好的疗效,如配合心理治疗则效果更佳。对老年人之健忘,疗效一般。本节所述健忘,是指后天失养,脑力渐至衰弱者,先天不足,生性愚钝的健忘不属于此范围。

（李茂健）

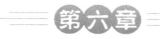

脾胃系病证诊疗

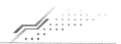

第一节 嘈 杂

一、概念

嘈杂俗名"嘈心""烧心症",是指胃中空虚,似饥非饥,似辣非辣,似痛非痛,胸膈懊憹,莫可名状的一种病症,常兼有嗳气、吐酸等,亦可单独出现,常见于西医学的功能性消化不良、反流性食管炎、慢性胃炎和消化性溃疡等疾病中。因胃癌、胆囊炎等疾病引起的嘈杂不在本病证讨论范围。

二、病因病机

嘈杂主要由饮食不节、情志不和、脾胃虚弱和营血不足等因素导致痰热、肝郁、胃虚、血虚,从而发生嘈杂。

（一）病因

1.饮食不节

饮食不节,暴饮暴食,损伤脾胃;或过食辛辣香燥,醇酒肥甘,或生冷黏滑难消化之食物,积滞中焦,痰湿内聚,郁而化热,痰热内扰而成嘈杂。

2.情志不和

肝主疏泄,若忧郁恼怒,使肝失条达,横逆反胃,致肝胃不和,气失顺降而致嘈杂。

3.脾胃虚弱

由于脾胃素虚,或病后胃气未复,阴分受损,或过食寒凉生冷,损伤脾阳,以致胃虚气逆,扰乱中宫而致嘈杂。

4.营血不足

由于素体脾虚,或思虑过度,劳伤心脾,或因失血过多,皆能造成营血不足,使胃失濡润,心失所养,致嘈杂萌生。

（二）病机

1.病因病机脾胃虚弱为本,胃失和降为发病关键

脾胃虚弱可导致痰饮内生,或土虚木乘,若湿热或痰热久恋,日久阴液暗耗,或热病之后津液

受戕，胃阴不足，濡润失司，致和降无能；或体质素弱，形瘦胃薄，复加生冷伤胃，饥饱伤脾，中气更馁，运化无力，水饮留滞，亦可导致嘈杂发生。嘈杂的病因病机脾胃虚弱为本，痰湿、热邪、气郁等为标，胃失和降为发病关键。

2.嘈杂病位在胃，其发病与脾、肝关系密切

脾主运化，胃主受纳，脾为胃运化水谷精微，脾宜升则健，胃宜降则和，而脾胃土的健运又有赖于肝木的正常疏泄。大凡经常饥饱不一或饮食不节，日积月累，脾胃运化失常，致湿热或痰热中阻，胃失通降之职；或性格内向，常常郁郁寡欢，致肝失条达，横逆犯胃，肝胃不和，胃失和降，均可引发嘈杂。

三、诊断与病证鉴别

（一）诊断依据

（1）胃脘部空虚感，似饥非饥，似辣非辣，似痛非痛，胸膈懊憹等症状，可伴有上腹部压痛。

（2）可伴有泛酸、嗳气、恶心、食欲缺乏、胃痛等上消化道症状。

（3）多有反复发作病史，发病前多有明显的诱因，如天气变化、情志不畅、劳累、饮食不当等。

（4）胃镜、上消化道钡餐等理化检查有明确的胃十二指肠疾病，并排除其他引起上腹部疼痛的疾病。

（二）辅助检查

电子胃镜、上消化道钡餐，可做急、慢性胃炎，胃十二指肠溃疡病等的诊断，并可与胃癌做鉴别诊断；幽门螺杆菌检测、血清胃泌素含量测定、血清壁细胞抗体测定、胃蛋白酶原测定及内因子等检查有利于慢性胃炎的诊断；肝功能、血尿淀粉酶、血脂肪酶化验和肝胆脾胰彩超、CT、MRI等检查可与肝、胆、胰疾病做鉴别诊断；血常规、腹部X线检查可与肠梗阻、肠穿孔等做鉴别诊断。

（三）病证鉴别

1.嘈杂与胃痛

嘈杂是指胃内似饥非饥、似痛非痛，莫可名状的证候，常兼有嗳气、恶心、吐酸、干哕、胃痛等症。胃痛是指胃脘部感觉有隐痛、胀痛、刺痛、灼痛等不适的证候。嘈杂与胃痛的共同点是两者均属于胃脘部不适之证，其病因病机为饮食劳倦、肝气犯胃等以致损伤脾胃而发病。而鉴别的关键在于能否准确表达出症状，也就是说，嘈杂者无法清楚地说明自己的痛苦，但一般比疼痛症状较轻，也可发生于疼痛的前期；而胃痛则能准确表达清楚其部位、性质，一般发病较急，时好时犯。

2.嘈杂与吞酸

《张氏医通·嘈杂》曰："嘈杂与吞酸一类，皆由肝气不舒……中脘有饮则嘈，有宿食则酸。"指出嘈杂与吞酸病位相同，并具有相同的肝气不舒的病机，区别在于病因不同：嘈杂为饮邪所致，而吞酸的关键在于有宿食留滞。从临床实践来看，两者的临床表现明显不同，后者常自觉有酸水上泛，前者主要是胃中空虚，似饥非饥之状，但两者也可同时出现。引起嘈杂、吞酸的原因很多，也有由同一原因的不同表现。

四、辨证论治

（一）辨证思路

1.辨虚实

本病首先当分虚实。实证分为胃热（痰热）证与肝胃不和证，虚证又可分为胃气虚、脾胃虚

寒、胃阴虚及血虚。胃热者,嘈杂而兼恶心吐酸,口渴喜冷,舌质红,舌苔黄或干,脉多滑数;肝胃不和者,胃脘嘈杂如饥,似有烧灼感,胸闷懊憹,嗳气或泛酸,两胁不舒,发作与情绪关系较大,舌红,苔薄白,脉细弦;胃气虚者,嘈杂时作时止,兼口淡无味,食后脘胀,体倦乏力,舌淡,苔白,脉虚;脾胃虚寒者,嘈杂,多见泛吐清水或酸水,或兼恶心,呕恶,食少,腹胀,便溏,甚则形寒,舌淡,苔白,脉细弱;胃阴虚者,嘈杂时作时止,饥而不欲食,口干舌燥,舌质红,少苔或无苔,脉细数;血虚者,嘈杂而兼血虚征象。

2.辨寒热

次当辨寒热,胃热(痰热)证属实热证,胃阴虚证阴虚化热时,可出现五心烦热等而形成虚热证,胃气虚进一步发展,可见畏寒肢冷等而形成脾胃虚寒证。

3.辨脏腑

嘈杂痛病位主要在胃,但与肝、脾关系密切。辨证时要注意辨别病变脏腑的不同。如肝郁气滞致病导致肝胃不和嘈杂,其发病多与情志因素有关,痛及两胁,心烦易怒、嗳气频频;胃气虚证及脾气虚弱,中阳不振所致嘈杂,常伴食欲缺乏、便溏,面色少华,舌淡脉弱等脾胃虚弱或虚寒之征象;口苦、泛酸,食油腻后加重者,多为胃热(痰热)证。

4.辨病势缓急轻重顺逆

凡嘈杂起病急骤者,病程较短,多由饮食不节,过食生冷,暴饮暴食,饮酒恼怒、情绪激动诱发,致寒伤中阳,食滞不化,肝气郁结,胃失和降而致嘈杂;凡嘈杂起病缓慢,疼痛渐发,病程较长。多由脾胃虚弱,失于调治,或重病大病,损伤脾胃,造成中气不足,升降失司,脾虚不能运化滞浊,胃气不和而致嘈杂。

嘈杂经过正确的治疗,病邪祛除,正气未衰,嘈杂可很快好转,嘈杂持续时间缩短,复发减少,多为顺象。若治疗不能坚持,或延误诊治,或复感新病邪,急性嘈杂发展为慢性嘈杂,经常复发,间隔时间缩短,嘈杂时间可长达数年。嘈杂若失治则可延为便闭、三消、噎膈之症,故应及时诊治,谨防恶变可能。

(二)治疗原则

脾胃位居中焦,胃气宜通、宜降、宜和,通则胃气降,降则气机和,和则纳运正常,纳运和,则嘈杂自陈,故治疗嘈杂应抓住通、降、和三法。在治疗嘈杂的过程中,应时时注意顾护胃气。

(三)分证论治

1.胃热(痰热)证

症状:嘈杂而兼恶心吐酸,口渴喜冷,心烦易怒,或胸闷痰多,多食易饥,或似饥非饥,胸闷不思饮食,舌质红,舌苔黄或干,脉多滑数。

病机分析:胃热嘈杂,多由饮食伤胃,湿浊内留,积滞不化,或肝气失畅,郁而化热,气机不利,痰热内扰中宫,故出现心烦易怒、口渴、胸闷吞酸等症状;舌红苔黄,脉滑数,为热邪犯胃之象。

治法:清胃降火,和胃除痰。

代表方药:黄连温胆汤加减。方中以黄连、半夏为君,黄连直泻胃火,半夏降逆和胃化痰,与黄连配伍辛开苦降,宣通中焦;以寒凉清降的竹茹、枳实为臣清胆胃之热,降胆胃之逆,既能泻热化痰,又可降逆和胃;佐以陈皮理气燥湿,茯苓健脾渗湿,使湿祛而痰消;取少量生姜辛以通阳,甘草益脾和胃,调和诸药,共为使药。此方应去大枣不用,因大枣性味甘温,有滋腻之性。诸药合用,可使痰热清,胆胃和,诸症可愈。

加减：胃痛者，加延胡索、五灵脂；腹胀者，加川厚朴、莱菔子；嗳气者，加代赭石、旋覆花；泛酸者，加瓦楞子、海螵蛸；纳呆者，加山楂、神曲；便秘者，加大黄；舌红郁热者，加黄芩；苔腻湿重者，加苍术、佩兰；热盛者，可加黄芩、栀子等，以增强其清热和胃功效。

2.肝胃不和证

症状：胃脘嘈杂如饥，似有烧灼感，胸闷懊憹，嗳气或泛酸，两胁不舒，发作与情绪关系较大。女性可兼经前乳胀，月经不调，舌质红，苔薄白，脉细弦。

病机分析：肝主疏泄，若忧郁恼怒，使肝失条达，横逆犯胃，致肝胃不和，气失顺降，而致嘈杂。

治法：抑木扶土。

代表方药：四逆散加减。方中佛手、枳壳、白芍、绿萼梅疏肝抑木，石斛、白术、茯苓、甘草健脾胃补中气，瓦楞子、蒲公英抑酸护膜清热。

加减：女性兼经前乳胀，月经不调者，可予丹栀逍遥散，两胁胀痛明显者，可加香橼、延胡索以增强疏肝理气作用。

3.胃气虚证

症状：嘈杂时作时止，兼口淡无味，食后脘胀，体倦乏力，舌淡，苔白，脉虚。

病机分析：胃者水谷之海，五脏六腑皆禀气于胃，如因素体虚弱，劳倦或饮食所伤，以致胃虚气逆，扰乱中宫，故见嘈杂。

治法：补益胃气。

代表方药：四君子汤加味。方中党参、白术、茯苓、甘草长于补中气，健脾胃，怀山药、白扁豆增强健脾之效。

加减：兼气滞者，加木香、砂仁调气和中；胃寒明显者，加干姜温胃散寒。

4.脾胃虚寒证

症状：嘈杂，多见泛吐清水或酸水，或兼恶心，呕恶，食少，腹胀，便溏，甚则形寒，中脘冰冷感，水声辘辘。面色萎黄或少华，舌质淡，苔白，脉细弱。

病机分析：脾胃虚弱，失于调治，或重病大病，损伤脾胃，造成中气不足，升降失司，脾虚不能运化滞浊，胃气不和而致嘈杂。

治法：温中健脾，理气和胃。

代表方药：四君子汤合二陈汤加减。方中党参、白术、茯苓、甘草、怀山药、黄芪等益气健脾；陈皮、半夏、木香、砂仁理气和胃；炒薏苡仁、白扁豆健脾渗湿。

加减：若寒痰停蓄胸膈，或为胀满少食而为嘈杂者，宜和胃二陈煎，或和胃饮。若脾胃虚寒，停饮作酸嘈杂者，宜温胃饮，或六君子汤。若脾肾阴分虚寒，水泛为饮，作酸嘈杂者，宜理阴煎，或金水六君煎。

5.胃阴虚证

症状：嘈杂时作时止，饥而不欲食，食后饱胀，口干舌燥，大便干燥，舌质红，少苔或无苔，脉细数。

病机分析：胃阴不足，胃失濡养，胃失和降，胃虚气逆，故见嘈杂，饥而不欲食，食后饱胀，口干舌燥，大便干燥，舌红，少苔或无苔，脉细数为胃阴不足之象。

治法：滋养胃阴。

代表方药：益胃汤加减。方中沙参、麦冬、生地黄、玉竹、石斛、冰糖甘凉濡润，益胃生津，冀胃阴得复而嘈杂自止。

加减:胃脘胀痛者,可加玫瑰花、佛手、绿萼梅、香橼等理气而不伤阴之品;食后堵闷者,可加鸡内金、麦芽、炒神曲等以消食健胃;大便干燥者,加瓜蒌仁、火麻仁、郁李仁等润肠通便;阴虚化热者,可加天花粉、知母、黄连等清泄胃火;泛酸者,可加煅瓦楞子、海螵蛸等以制酸。

6.血虚证

症状:嘈杂而兼面黄唇淡,心悸头晕,夜寐多梦,善忘,舌质淡,苔薄白,脉细弱。

病机分析:营血不足,心脾亏虚,胃失濡养,故见嘈杂。心失血养,故心悸,夜寐梦多;脑失血濡,故头晕,善忘;面黄唇淡,舌淡,脉细弱均为血虚之征。

治法:益气补血,补益心脾。

代表方药:归脾汤加减。方中取四君子汤补气健脾,使脾胃强健而气血自生,乃补血不离健脾之意;木香理气,生姜、大枣调和营卫,龙眼、酸枣仁、远志养心安神,适用于血虚嘈杂,甚为合拍。

加减:兼气虚者,可加黄芪、党参、白术、茯苓以健脾益气;泛吐清水者加吴茱萸、高良姜;便溏甚者加薏苡仁;腹胀明显者加枳壳、厚朴。

(四)其他疗法

1.单方验方

(1)煅瓦楞 30 g,炙甘草 10 g,研成细粉末,每次 3 g,每天 3 次口服。

(2)海螵蛸 15 g,浙贝母 15 g,研成细粉末,每次 2 g,每天 3 次口服。

(3)煅瓦楞 15 g,海螵蛸 15 g,研成细粉末,每次 2 g,每天 3 次口服。

(4)鸡蛋壳去内膜洗净,炒黄,研成细粉末,每次 2 g,每天 2 次口服。

(5)龙胆草 1.5 g,炙甘草 3 g,水煎 2 次,早晚分服。

2.常用中成药

(1)香砂养胃丸。①功用主治:温中和胃。适用于胃脘嘈杂,不思饮食,胃脘满闷或泛吐酸水。②用法用量:每次 3 g,每天 3 次。

(2)胃复春。①功用主治:健脾益气,活血解毒。适用于脾胃虚弱之嘈杂。②用法用量:每次 4 片,每天 3 次。

(3)养胃舒。①功用主治:滋阴养胃,行气消导。适用于口干、口苦、食欲缺乏、消瘦等阴虚嘈杂证。②用法用量:每次 1~2 包,每天 3 次。

(4)小建中颗粒。①功用主治:温中补虚,缓急止痛。适用于脾胃虚寒,脘腹疼痛,喜温喜按,吞酸的嘈杂。②用法用量:每次 15 g,每天 3 次。

3.针灸疗法

胃热者选穴:足三里、梁丘、公孙、内关、中脘、内庭;脾胃虚寒者选穴:足三里、梁丘、公孙、内关、中脘、气海、脾俞;胃寒者选穴:足三里、梁丘、公孙、内关、中脘、梁门;肝郁者选穴:足三里、梁丘、公孙、内关、中脘、期门、太冲;胃阴不足者选穴:足三里、梁丘、公孙、内关、中脘、三阴交、太溪。

操作:毫针刺,实证用泻法,虚证用补法,胃寒及脾胃虚寒宜加灸。

4.外治疗法

(1)取吴茱萸 25 g,将吴茱萸研末,过 200 目筛,用适量食醋和匀,外敷涌泉穴,每天 1 次,每次30 分钟。

(2)取吴茱萸 5 g、白芥子 3 g,研为细末,用纱布包扎,外敷中脘穴,每次 20 分钟,并以神灯(TDP 治疗仪)照射。

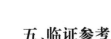

五、临证参考

(一)明确诊断,掌握预后

明确诊断是采取正确治疗的前提。嘈杂所对应的相关疾病整体预后较好,但萎缩性胃炎、胃溃疡等疾病为胃癌前状态性疾病,有潜在恶变的可能性,应根据病变的轻重程度,及时复查,明确病情的转归,及时更改治疗方案。慢性胃炎伴重度异型增生患者需及时行内镜或手术治疗;消化性溃疡注意有无合并出血、幽门梗阻或癌变者,如出现这些合并症,当中西医结合治疗。

(二)判断病情的特点,注意辨证辨病相结合

嘈杂治疗上应注意辨证辨病相结合,辨证时必须注意辨别病情的轻重缓急、病性的寒热虚实,审察气血阴阳,观察整个病程中的症情转化,做到随证化裁。同时,采用理化检查以明确疾病诊断,病证结合,进一步判断疾病的特点,既不延误病情,又能针对性地指导治疗。如对于消化性溃疡,考虑到其致病因素主要为胃酸,在辨证施治的基础上可配合使用制酸护膜、生肌愈疡的药物,如白及、乌贼骨、瓦楞子、浙贝母等;对于萎缩性胃炎,应注意濡润柔养,兼以活血通络,切勿刚燥太过;对于胃食管反流病,则应注意泄肝和胃降逆。

(三)结合胃镜及组织病理特点选用药物

胃镜及组织病理检查为中医辨证施治提供了更客观、更丰富的临床资料,治疗时应不忘结合胃镜病理特点治疗。如伴有幽门螺杆菌感染的患者,特别是根除失败的患者,在西医标准三联根除 Hp 治疗方案的基础上,我们可以配合黄连、黄芩、黄芪、党参等扶正清热解毒中药治疗,以冀提高 Hp 的根除率;对于慢性萎缩性胃炎伴有肠上皮化生或异性增生者,在辨证论治的基础上,可予健脾益气,活血化瘀中药,并适当选用白花蛇舌草、半枝莲、半边莲、藤梨根等抗癌中药,并告知患者定期复查胃镜及组织病理;伴有食管、胃黏膜糜烂者,在配伍三七粉、白及、乌贼骨、煅瓦楞等制酸护膜药物。

六、预防调护

(1)注意在气候变化的季节里及时添加衣被,防寒保暖。

(2)一天三餐定时定量,细嚼慢咽,避免进食过烫、过冷的食物和辛辣刺激性食品,避免进食过咸、过酸及甜腻的食物,戒烟酒等。

(3)慎用对胃黏膜有损伤的药物,如非甾体抗炎药、糖皮质激素、红霉素等。

(4)保持心情舒畅,保持正常的生活作息规律,避免劳累过度。

(周 彬)

第二节 胃 缓

一、概念

胃缓是由于长期饮食失调,或劳倦过度等,使中气亏虚,脾气下陷、肌肉瘦削不坚,固护升举无力,以致胃体下坠。以脘腹坠胀作痛,食后或站立时加重为主症的病证。本病主要指西医学中

的胃下垂。各种慢性病中出现的胃肠功能障碍等类似病症者不在本病证范围。

二、病因病机

胃缓主要由饮食不节,内伤七情,劳倦过度,或先天禀赋薄弱等因素导致脾胃虚弱,中气下陷,升降失和,使形体瘦削,肌肉不坚所引起。

(一)病因

1.饮食不节,损伤脾胃

饮食不节,暴饮暴食,饥饱无常,损伤脾胃;或五味过极,辛辣无度,肥甘厚腻,过嗜烟酒,蕴湿生热,伤脾碍胃;或嗜食寒凉生冷,损伤脾阳,水谷不能化生精微,停痰留饮。均可因脾胃失和而致胃缓。

2.情志失调,内伤脾胃

情志拂逆,木郁不达,横逆犯胃,以致肝胃不和;忧思伤脾,脾失健运,胃失和降,升降失和致胃缓。

3.禀赋不足,脾胃虚弱

素体禀赋不足,或劳倦内伤,或久病产后等原因损伤脾胃,脾胃虚弱,中阳不足,虚寒内生,胃失温养;或因热病伤阴,或因胃热火郁,灼伤胃阴,或久服香燥之品,耗伤胃阴,或汗吐下太过,胃阴受损,胃失濡养;纳食减少,味不能归于形,形体瘦削,肌肉不坚而形成胃缓。

(二)病机

1.病机关键为脾胃失和,升降失常

脾主升,胃主降;脾主运化,胃主受纳,脾胃失和即表现为脾胃这一对矛盾的功能紊乱,或为脾气下陷,或为胃气上逆,或脾不运化,或胃不受纳。饮食不节,损伤脾胃,湿热痰饮内生;或情志失调,内伤脾胃;或禀赋不足,劳倦内伤、久病产后损伤脾胃,胃失温养或濡养,导致脾胃虚弱,中气下陷,升降失和而形成胃缓。

2.病位在胃,与肝脾肾密切相关

本病病位在胃,与肝、脾、肾相关。脾胃同居中焦,互为表里,共为后天之本。生理上两者纳运互用,升降协调,燥湿相济,阴阳相合,病理上也相互影响。肝与胃是木土乘克的关系,若肝气郁滞,势必克脾犯胃,致气机郁滞,胃失通降,肝气久郁,或化火伤阴,或成瘀入络,或伤脾生痰,使胃缓缠绵难愈。肾为胃之关,脾胃运化腐熟,全赖肾阳之温煦,若肾阳不足,可致脾肾阳虚,中焦虚寒,胃失温养;若肾阴亏虚不能上济于胃,则胃失于濡养。

3.病理性质有虚实寒热之异,且可相互兼夹

胃缓,本为虚证,脾胃气虚,脾肾阳虚或脾胃阴虚,脾胃脏腑功能失调,常导致气滞、热郁、血瘀、食积、湿阻、饮停,临床多见虚实夹杂。本病主要的病理因素气滞、热郁、血瘀、食积、湿阻、饮停等,可单一致病,又可相兼为病,亦可相互转化,出现如气病及血等情况。

三、诊断与病证鉴别

(一)诊断依据

(1)不同程度的上腹部饱胀感,食后尤甚,腹胀可于餐后、站立过久和劳累后加重,平卧时减轻,腹部疼痛呈隐痛或胀痛,无周期性及节律性。

(2)常伴有厌食、嗳气、便秘、腹痛及消瘦、头晕、乏力等胃肠功能失调的症状及全身虚弱表现。

（3）起病缓慢，多发生于瘦长体形，经产妇及消耗性疾病进行性消瘦等。饮食不节、情志不畅、劳累等均为诱发因素。

（4）上消化道 X 线钡餐造影检查可见胃小弯角切迹、胃幽门管低于髂嵴连线水平；胃呈长钩形或无张力型，上窄下宽，胃体与胃窦靠近，胃角变锐。胃的位置及张力均低，整个胃几乎位于腹腔左侧。

根据站立位胃角切迹与两侧髂嵴连线的位置，将胃下垂分为 3 度：轻度角切迹的位置低于髂嵴连线下 1～5 cm；中度角切迹的位置位于髂嵴连线下 5.1～10.0 cm；重度角切迹的位置低于髂嵴连线下 10 cm 以上。

（二）辅助检查

上消化道钡餐是目前诊断的主要方法，饮水 B 超检查也具有辅助诊断作用。电子胃镜、上消化道钡餐，可排除胃黏膜糜烂，胃十二指肠溃疡病，胃癌等病变并明确诊断；肝功能、淀粉酶化验和 B 超、CT、MRI 等检查可与肝、胆、胰疾病做鉴别诊断；血常规、腹部 X 线检查可与肠梗阻、肠穿孔等做鉴别诊断；血糖、甲状腺功能检查可与糖尿病、甲状腺疾病做鉴别诊断。

（三）病证鉴别

1.胃缓与胃痞

胃缓与胃痞均以脘腹痞满为主症，但胃缓的脘腹痞满多见于饭后，同时可兼见胀急疼痛，或胃脘部常有形可见，与一般的痞满不同。

2.胃缓与胃痛

胃缓可见脘腹痞满及疼痛，但胃缓之胃脘疼痛多为坠痛，餐后、站立过久和劳累后加重，平卧时减轻，呈隐痛或胀痛，无周期性及节律性，与一般胃痛不难鉴别。

四、辨证论治

（一）辨证思路

1.辨虚实

脾胃气虚者，病势绵绵，多伴有食欲缺乏，纳后脘胀，神疲乏力，舌淡胖有齿印，脉弱；脾虚气陷者，脘腹重坠作胀，食后益甚，或便意频数，肛门重坠，或脱肛，或小便混浊，或久泄不止；脾肾阳虚者，脘腹胀满，食后更甚，喜温喜按，食少便溏，畏冷肢凉，胃中振水，呕吐清水，腰酸，舌淡胖，苔白滑，脉沉弱。脾虚阴损者，胃脘痞满，食后更显，神疲乏力，气短懒言，咽干口燥，烦渴欲饮，午后颧红，小便短少，大便干结，舌体瘦薄，苔少而干，脉虚数。脾胃脏腑功能失调，常导致气滞、热郁、血瘀、食积、湿阻、饮停；气滞者，痛无定处，时发时止，胃痛且胀，多由情志诱发；热郁者，舌红苔黄，口臭泛酸，得热则甚，脉数；血瘀者，病久痛有定处，痛如针刺，入夜尤甚，舌紫暗或有瘀斑，脉涩。食积者，多有饮食不节史，可伴嗳腐泛酸，大便秘结；湿阻者，苔厚而腻，脉滑；饮停者，胃中振水，泛吐涎沫或呕吐清水，舌淡胖，苔白滑；临床多见虚实夹杂，相兼为病。

2.辨寒热

脾虚气陷，脾肾阳虚多见虚寒征象，表现为病程较久，脘腹痞满，隐隐而痛，喜温喜按，伴泛吐清水，遇寒痛甚，得温痛减，饮食喜温，舌苔白滑，脉象弦紧或舌淡苔薄，脉弱等特点；气滞郁而化热，湿阻或食积久而化热，阴液不足等均可见热之征象，如脘腹胀满，按之不适，口苦，厌食，舌苔黄腻或咽干口燥，午后颧红，小便短少，大便干结，舌体瘦薄，苔少而干，脉虚数。

3.辨脏腑

胃缓病位主要在胃,但与肝、脾、肾密切相关,辨证时要注意辨别病变脏腑的不同。脾胃虚弱,中气下陷所致胃缓,常见脘腹重坠作胀,食后益甚,或便意频数,肛门重坠,或脱肛;脾肾阳虚胃缓,常伴喜温喜按,食少便溏,畏冷肢凉,胃中振水,呕吐清水,腰膝酸软;肝郁气滞、肝胃郁热等致病多与情志因素有关,脘腹胀满,胸胁满闷,心烦易怒,嗳气频频。

(二)治疗原则

根据胃缓的病机,其治疗原则以益气升阳,行气降逆为主。凡脾气虚弱,治以健脾益气;脾气不升或中气下陷,宜益气升阳;胃失和降,气机不利,上逆为呕、为哕,则宜行气降逆;胃缓多为虚中夹实,因脾阳不足而痰饮内停,治以温化痰饮;因气机阻滞,久而入络有瘀血者,治以活血化瘀;因脾胃升降失调,寒热夹杂或湿热蕴结者,治宜辛开苦泄。

(三)分证论治

1.脾虚气陷证

症状:脘腹重坠作胀,食后益甚,或便意频数,肛门重坠,或脱肛,或小便混浊,或久泄不止,神疲乏力,食少,消瘦,便溏,眩晕,舌淡,脉弱。

病机分析:脾胃气虚,升降失司,中气下陷,故脘腹重坠作胀,食后益甚,或便意频数,肛门重坠,或脱肛,或久泄不止;脾虚运化无力,故食少便溏;脾胃为气血生化之源,脾主四肢,脾失健运,清阳不升,生化不足,故神疲乏力,消瘦,眩晕;舌淡,脉弱亦为脾虚之征。

治法:补气升陷。

代表方药:补中益气汤合升陷汤加减。黄芪、党参、白术、当归、炙甘草益气健脾生血,柴胡、升麻、桔梗升举清阳,枳壳、陈皮理气和胃降逆。

加减:兼肝郁气滞,加柴胡、香附、厚朴、槟榔;泛酸,加左金丸、乌贼骨、煅瓦楞;瘀血阻滞,加丹参、蒲黄、五灵脂、三七;湿热中阻,加茵陈、佩兰、豆蔻、黄连;食积纳呆,加焦山楂、麦芽、谷芽、神曲;泄泻便溏,加仙鹤草、炒山药、芡实、莲子。

2.脾肾阳虚证

症状:脘腹胀满,食后更甚,喜温喜按,食少便溏,畏冷肢凉,胃中振水,呕吐清水,腰酸,舌淡胖,苔白滑,脉沉弱。

病机分析:脾主运化,脾主四肢,脾肾阳虚,运化失司,故脘腹胀满,食后更甚,喜温喜按,食少便溏;四肢失于温煦,故畏冷肢凉;脾胃虚寒,痰饮内生,胃失和降故胃中振水,呕吐清水;腰为肾之府,肾阳虚衰故腰酸;舌淡胖,苔白滑,脉沉弱亦为脾肾阳虚,痰饮内停之征。

治法:温补脾肾。

代表方药:附子理中汤合苓桂术甘汤加减。干姜、附子、党参温补脾肾,桂枝、白术、炙甘草、茯苓以温化水饮。

加减:腰酸明显,加杜仲、牛膝、淫羊藿、续断;呕吐清水,加陈皮、半夏;久泄不止,加石榴皮(壳)、煨诃子、罂粟壳、芡实、莲子。

3.脾虚阴损证

症状:胃脘痞满,食后更显,神疲乏力,气短懒言,咽干口燥,午后颧红,小便短少,大便干结,舌体瘦薄,苔少而干,脉虚数。

病机分析:脾胃气阴两虚,脾胃气虚,健运失常,故胃脘痞满,食后更显,神疲乏力,气短懒言;胃津不足,津液不能上承,故咽干口燥;阴虚内热,故午后颧红;阴液亏虚,化源不足,大肠失于濡润,故小便短少,大便干结;舌体瘦薄,苔少而干,脉虚数均为气阴亏虚,虚中有热之征。

治法:补脾益胃。

代表方药:参苓白术散合益胃汤加减。太子参、生黄芪、炙甘草、山药补脾益气,玉竹、麦冬、石斛益胃生津,佛手、桔梗理气和胃。

加减:失眠多梦,加夜交藤、酸枣仁、柏子仁、茯神;大便干结,加火麻仁、冬瓜仁、瓜蒌、杏仁。

(四)其他疗法

1.单方验方

(1)苍术 15 g,加水武火煮沸 3 分钟,改用文火缓煎 20 分钟,亦可直接用沸水浸泡,少量频饮,适用于脾虚湿阻者。

(2)枳实 12 g,水煎服,用于脾虚气滞者。

(3)黄芪 30 g,砂仁(布包)10 g,乌鸡半只,共煲至烂熟,去砂仁,加盐调味,饮汤吃肉,适用于脾虚气陷者。

(4)黄芪 30 g,陈皮 9 g,猪肚 1 只,猪肚洗净,将黄芪、陈皮用纱布包好放入猪肚中,麻线扎紧,加水文火炖煮,熟后去掉药包,趁热食肚饮汤,适用于中气不足、脾胃虚弱者。

(5)桂圆肉 30 g,加水煮沸后备用,将鸡蛋 1 个打入碗内,用煮好的桂圆肉水冲入蛋中搅匀,煮熟食用,每天早、晚各 1 次,适用于脾胃阳虚者。

(6)乌龟肉 250 g、炒枳壳 15 g,共煲汤,加盐调味,吃肉饮汤,适用于胃阴亏虚者。

2.常用中成药

(1)补中益气丸。①功用主治:补中益气,升阳举陷。适用于脾胃虚弱、中气下陷所致的体倦乏力、食少腹胀、便溏久泻、肛门下坠。②用法用量:每次 6 g,每天 3 次。

(2)枳术宽中胶囊。①功用主治:健脾和胃,理气消痞。适用于脾虚气滞引起的脘胀、呕吐、反胃、纳呆、反酸等。②用法用量:饭后服用。每次 3 粒,每天 3 次。

(3)香砂养胃丸。①功用主治:温中和胃。适用于不思饮食,胃脘满闷或泛吐酸水。②用法用量:每次 3 g,每天 3 次。

(4)胃苏颗粒。①功用主治:理气消胀,和胃止痛。适用于胃脘胀痛。②用法用量:15 g,每天 3 次。

(5)保和丸。①功用主治:消食,导滞,和胃。适用于食积停滞,脘腹胀满,嗳腐吞酸,不欲饮食。②用法用量:每次 8 粒,每天 2 次。

(6)理中丸。①功用主治:温中祛寒,补气健脾。适用于胃下垂属脾胃虚寒者。②用法用量:每次 9 g,每天 2～3 次。

(7)金匮肾气丸。①功用主治:温补肾阳,化气行水。适用于肾阳虚损引起的脘腹胀满,腰膝酸软,小便不利,畏寒肢冷。②用法用量:每次 6 g,每天 2 次。

(8)胃乐宁。①功用主治:养阴和胃。适用于胃阴亏虚引起的痞满,腹胀。②用法用量:每次 1 片,每天 3 次。

(9)达立通颗粒。①功用主治:清热解郁,和胃降逆,通利消滞,适用于肝胃郁热所致痞满证,症见胃脘胀满、嗳气、食欲缺乏、胃中灼热、嘈杂泛酸、脘腹疼痛、口干口苦;运动障碍型功能性消化不良见上述症状者。②用法用量:温开水冲服,1 次 1 袋,1 天 3 次。于饭前服用。

3.针灸疗法

(1)针刺:针足三里、中脘、关元、中极、梁门、解溪、脾俞、胃俞等穴。

（2）灸法：灸足三里、天枢、气海、关元等穴。

（3）耳针：用毫针柄在耳郭的胃肠区按压，寻找敏感点，然后在此点上加压 2～3 分钟，每天 1 次。

4.外治疗法

（1）外敷法：①取升麻研粉与石榴皮适量捣烂，制成 1 枚直径 1 cm 的药球，置于患者神阙穴，胶布固定。患者取水平卧位，将水温 60 ℃ 的热水袋熨敷肚脐，每次半小时以上，每天 3 次。②用蓖麻子仁 98%、五倍子末 2%，按此比例打成烂糊，制成每颗约 10 g，直径 1.5 cm 的药饼备用。用时在百会穴剃去与药饼等大头发 1 块，将药饼紧贴百会穴上，纱布绷带固定，每天早、中、晚各 1 次，每次 10 分钟左右，以感觉温热而不烫痛皮肤为度。

（2）推拿疗法：患者先取俯卧位，医师双手由患者 T_3～L_5 两侧揉捏 2～3 遍，用右肘尖分别在脊柱两旁按压肝俞、胆俞、脾俞、胃俞等穴 2～3 遍，双手掌根同时由腰部向背部弹性快速推按 4～5 遍，转仰卧位，医师双手掌自下而上反复波形揉压腹部 2～3 遍，然后用拇指点压中脘、天枢、气海、关元、气冲、足三里、内关各 1 分钟，每次约按摩 30 分钟，每天 1 次，2 个月为 1 个疗程。

五、临证参考

（一）以虚为主，虚中兼实

临床上胃缓多以虚为主，脾胃气虚是其发病的根本，临床常见脾虚气陷，脾肾阳虚，脾虚阴损等证型。但可因体质、药物、饮食、情志、气候等多种因素，在疾病发展过程中易出现痰饮、食积、气滞、血瘀等证候，治疗应善于抓主症，解决主要矛盾，因虚致实者当以补虚为主，佐以祛邪；以实为著者当以祛邪为主，佐以补虚。

（二）病在脾胃，涉及肝肾

生理上，脾胃同居中焦，脾以升为健；胃以降为和，两者升降相因，为气机升降之枢纽。病理情况下，脾胃气机升降失常，脾气不能升清，则胃气不能降浊；胃气失于和降，则脾的运化功能失常。治疗时注意调畅中焦气机，恢复脾胃受纳运化之职，以合"治中焦如衡，非平不安"的用药原则，常用方法有补中益气法、益胃养阴法、辛开苦降法等。肝属木，脾胃属土，土壅木郁，土虚木乘，临床上常见肝脾不和及肝胃不和，故从肝论治胃缓也十分重要。叶天士提出"醒胃必先制肝""培土必先制木"的用药原则。在具体用药中，又当区分肝气郁滞、肝郁化火、肝阴不足等不同的病理机制，给予疏肝、清肝、泄肝、柔肝和平肝等治疗。肾为胃之关，脾胃运化腐熟，全赖肾阳之温煦，若肾阳不足，可致脾肾阳虚，中焦虚寒；若肾阴亏虚不能上济于胃，则胃失于濡养而脾虚阴损。胃缓久病勿忘补肾，适当参以补肾之品。

（三）内外兼治，综合治疗

胃缓多病程较长，以虚为主，患者餐后脘腹坠胀，食欲缺乏，消瘦，若单纯以汤药长期调养，患者的依从性较差。因此，治疗胃缓应内服与外治结合，内服以汤药浓煎，多次频服，或以膏散剂型；外治以敷贴、针灸、推拿，兼以自我锻炼。

（四）合理营养，增强信心

胃缓者多脘腹坠胀，食欲缺乏，消瘦，存在营养不良，久而影响康复的信心，出现焦虑或抑郁的情绪。膳食应荤素搭配，食材新鲜，营养合理，做工精细；忌肥甘厚腻、粗糙不易消化之物。也要注意调节患者的情绪，并得到患者家庭的支持，以增强康复的信心。

六、预防调护

(1)加强体育锻炼,如仰卧起坐、俯卧撑等可增加肌力,有助于防治本病。

(2)饮食营养丰富,烹调以蒸、煮、炖为主,宜少吃多餐,餐后宜平卧少许时间;进餐定时,细嚼慢咽,禁止暴饮暴食,避免进食不易消化的食物,如坚硬、粗糙、油腻及粗纤维的食品。

(3)经产多胎易致腹壁松弛,应计划生育,少生优生。

(4)保持心情舒畅,生活作息规律,避免过度劳累。

(葛瑞凯)

第三节 胃　　痛

胃痛是指以胃脘部近心窝处疼痛为主要临床表现的一种病证,又称胃脘痛。

《内经》对本病的论述较多,如《灵枢·邪气脏腑病形》曰:"胃病者,腹膜胀,胃脘当心而痛。"最早记载了"胃脘痛"的病名;又《灵枢·厥病》云:"厥心痛,腹胀胸满,心尤痛甚,胃心痛也。"所论"厥心痛"的内容,与本病有密切的关系。

《内经》还指出造成胃脘痛的原因有受寒、肝气不舒及内热等,《素问·举痛论》曰:"寒气客于肠胃之间、膜原之下,血不得散,小络急引故痛。"《素问·六元正纪大论》曰:"木郁之发,民病胃脘当心而痛。"《素问·气交变大论》曰:"岁金不及,炎火通行,复则民病口疮,甚则心痛。"迨至汉代,张仲景在《金匮要略》中则将胃脘部称为心下、心中,将胃病分为痞证、胀证、满证与痛证,对后世很有启发。如"心中痞,诸逆心悬痛,桂枝生姜枳实汤主之。""按之心下满痛者,此为实也,当下之,宜大柴胡汤"。书中所拟的方剂如大建中汤、大柴胡汤等,都是治疗胃脘痛的名方。《仁斋直指方》对胃痛的原因已经认识到"有寒,有热,有死血,有食积,有痰饮,有虫"等不同。《备急千金要方·心腹痛》在论述九痛丸功效时指出,其胃痛有虫心痛、疰心痛、风心痛、悸心痛、食心痛、饮心痛、寒心痛、热心痛、去来心痛九种。

对于胃脘痛的辨证论治,《景岳全书·心腹痛》分析极为详尽,对临床颇具指导意义,指出:"痛有虚实……辨之之法,但当察其可按者为虚,拒按者为实;久痛者多虚,暴病者多实;得食稍可者为虚,胀满畏食者为实;痛徐而缓,莫得其处者多虚,痛剧而坚,一定不移者为实;痛在肠脏,中有物有滞者多实,痛在腔胁经络,不干中脏,而牵连腰背,无胀无滞者多虚。脉与证参,虚实自辨。"除此之外,还须辨其寒热及有形无形。《丹溪心法·心脾痛》在论述胃痛治法时指出"诸痛不可补气"的观点,对后世影响很大,而印之临床,这种提法尚欠全面,后世医家逐渐对其进行纠正和补充。

《证治汇补·胃脘痛》对胃痛的治疗提出"大率气食居多,不可骤用补剂,盖补之则气不通而痛愈甚。若曾服攻击之品,愈后复发,屡发屡攻,渐至脉来浮大而空者,又当培补",值得借鉴。

古代文献中所述胃脘痛,在唐宋以前医籍多以"心痛"代之,宋代之后,医家对胃痛与心痛相混谈提出质疑,至金元《兰室秘藏》首立"胃脘痛"一门,明确区分了胃痛与心痛,至明清时期胃痛与心痛得以进一步区别开来。如《证治准绳·心痛胃脘痛》就指出:"或问丹溪言心痛即胃脘痛然乎?曰:心与胃各一脏,其病形不同,因胃脘痛处在心下,故有当心而痛之名,岂胃脘痛即心痛者哉!"《医学正传·胃脘痛》亦云:"古方九种心痛……详其所由,皆在胃脘,而实不在于心也。"

现代医学的急、慢性胃炎,消化性溃疡,胃神经官能症,胃癌等疾病,以及部分肝、胆、胰疾病,出现胃痛的临床表现时,可参考本节进行辨证论治。

一、病因病机

胃痛的发生,主要责之于外邪犯胃、饮食伤胃、情志不畅和先天脾胃虚弱等,致胃气郁滞,胃失和降,不通则痛。

(一)外邪犯胃

外邪之中以寒邪最易犯胃,夏暑之季,暑热、湿浊之邪也间有之。邪气客胃,胃气受伤,轻则气机壅滞,重则和降失司,而致胃脘作痛。寒主凝滞,多见绞痛;暑热急迫,常致灼痛;湿浊黏腻,常见闷痛。

(二)饮食伤胃

若纵恣口腹,过食肥甘,偏嗜烟酒,或饥饱失调,寒热不适,或用伤胃药物,均可伐伤胃气,气机升降失调而作胃痛。尤厚味及烟酒,皆湿热或燥热之性,易停于胃腑伤津耗液为先,久则损脾。

(三)情志不畅

情志不舒,伤肝损脾,亦致胃痛。如气郁恼怒则伤肝,肝失疏泄条达,横犯脾胃,而致肝胃不和或肝脾不和,气血阻滞则胃痛;忧思焦虑则伤脾,脾伤则运化失司,升降失常,气机不畅也致胃痛。

(四)脾胃虚弱

身体素虚,劳倦太过,久病不愈,可致脾胃不健,运化无权,升降转枢失利,气机阻滞,而致胃痛;或因胃病日久,阴津暗耗,胃失濡养,或伴中气下陷,气机失调;或因脾胃阳虚,阴寒内生,胃失温养,均可导致胃痛。

胃痛与胃、肝、脾关系最为密切。胃痛初发多属实证,病位主要在胃,间可及肝;病久常见虚证,其病位主要在脾;亦有虚实夹杂者,或脾胃同病,或肝脾同病。

胃痛病因虽有上述不同,病性尚有虚实寒热、在气在血之异,但其发病机制有其共性,即所谓"不通则痛"。胃为阳土,喜润恶燥,主受纳、腐熟水谷,以降为顺。胃气一伤,初则壅滞,继则上逆,此即气滞为病。其中首先是胃气的壅滞,无论外感、食积均可引发;其次是肝胃气滞,即肝气郁结,横逆犯胃所造成的气机阻滞。另外,气为血帅,气行则血行,气滞日久,必致血瘀,也即久患者络之意;"气有余便是火",气机不畅,可蕴久化热,火能灼伤阴津,或出血之后,血脉瘀阻而新血不生,致阴津亦虚,均可致胃痛加重,每每缠绵难愈。脾属阴土,喜燥恶湿,主运化,输布精微,以升为健,与胃互为表里,胃病延久,可内传于脾。脾气受伤,轻则中气不足,运化无权;继则中气下陷,升降失司;再则脾胃阳虚,阴寒内生,胃络失于温养。若胃痛失治误治,血络损伤,还可见吐血、便血等证。

二、诊断要点

(一)症状

胃脘部疼痛,常伴有食欲缺乏,痞闷或胀满,恶心呕吐,吞酸嘈杂等。发病常与情志不遂、饮食不节、劳累、受寒等因素有关。起病或急或缓,常有反复发作的病史。

(二)检查

上消化道 X 线钡餐造影、纤维胃镜及病理组织学检查等,有助诊断。

三、鉴别诊断

(一)胃痞

二者部位同在心下,但胃痞是指心下痞塞,胸膈满闷,触之无形,按之不痛的病证。胃痛以痛为主,胃痞以满为患,且病及胸膈,不难区别。

(二)真心痛

心居胸中,其痛常及心下,出现胃痛的表现,应高度警惕,防止与胃痛相混。典型真心痛为当胸而痛,其痛多刺痛、剧痛,且痛引肩背,常有气短、汗出等症,病情较急,如《灵枢·厥病》曰:"真心痛,手足青至节,心痛甚,旦发夕死,夕发旦死。"中老年人既往无胃痛病史,而突发胃脘部位疼痛者,当注意真心痛的发生。胃痛部位在胃脘,病势不急,多为隐痛、胀痛等,常有反复发作史。X 线、胃镜、心电图及生化检查有助鉴别。

四、辨证

胃痛的主要部位在上腹胃脘部近心窝处,往往兼见胃脘部痞满、胀闷、嗳气、吐酸、纳呆、胁胀、腹胀,甚至出现呕血、便血等症。常反复发作,久治难愈。至于临床辨证,当分虚实两类。实证多痛急拒按,病程较短;虚证多痛缓喜按,缠绵难愈,这是辨证的关键。

(一)寒邪客胃

证候:胃痛暴作,得温痛减,遇寒加重;恶寒喜暖,口淡不渴,或喜热饮,舌淡,苔薄白,脉弦紧。

分析:寒凝胃脘,气机阻滞,则胃痛暴作,得温痛减,遇寒加重;阳气被遏,失去温煦,则恶寒喜暖,口淡不渴,或喜热饮;舌淡,苔薄白,脉弦紧,为内寒之象。

(二)饮食伤胃

证候:胃脘疼痛,胀满拒按,嗳腐吞酸,或呕吐不消化食物,其味腐臭,吐后痛减,不思饮食,大便不爽,得矢气及便后稍舒,舌苔厚腻,脉滑。

分析:饮食积滞,阻塞胃气,则胃脘疼痛,胀满拒按;食物不化,胃气上逆,则嗳腐吞酸,或呕吐不消化食物,其味腐臭,吐后痛减;胃失和降,腑气不通,则不思饮食,大便不爽,得矢气及便后稍舒;舌质淡,苔厚腻,脉滑,为饮食内停之征。

(三)肝气犯胃

证候:胃脘胀痛,连及两胁,攻撑走窜,每因情志不遂而加重,善太息,不思饮食,精神抑郁,夜寐不安,舌苔薄白,脉弦滑。

分析:肝气郁结,横逆犯胃,肝胃气滞,故胃脘胀痛;胁为肝之分野,故胃痛连胁,攻撑走窜;因情志不遂加重气机不畅,故以息为快;胃失和降,受纳失司,故不思饮食;肝郁不舒,则精神抑郁,夜寐不安;舌苔薄白,脉弦滑为肝胃不和之象。

(四)湿热中阻

证候:胃脘灼热而痛,得凉则减,遇热加重。伴口干喜冷饮,或口臭不爽,口舌生疮。甚至大便秘结,排便不畅,舌质红,苔黄少津,脉滑数。

分析:胃气阻滞,日久化热,故胃脘灼痛,得凉则减,遇热加重,口干喜冷饮或口臭不爽,口舌生疮;胃热久积,腑气不通,故大便秘结,排便不畅;舌质红,苔黄少津,脉象滑数,为胃热蕴积之象。

(五)瘀血停胃

证候:胃脘疼痛,状如针刺或刀割,痛有定处而拒按,入夜尤甚。病程日久,胃痛反复发作而不愈,面色晦暗无华,唇暗,舌质紫暗或有瘀斑,脉涩。

分析:气滞则血瘀,或吐血、便血之后,离经之血停积于胃,胃络不通,而成瘀血,瘀血停胃,故疼痛状如针刺或刀割,固定不移,拒按;瘀血不净,新血不生,故面色晦暗无华,唇暗;舌质紫暗,或有瘀点、瘀斑,脉涩,为血脉瘀阻之象。

(六)胃阴亏耗

证候:胃脘隐痛或隐隐灼痛,伴嘈杂似饥,饥不欲食,口干不思饮,咽干唇燥,大便干结,舌体瘦,质嫩红,少苔或无苔,脉细而数。

分析:气郁化热,热伤胃津,或瘀血积留,新血不生,阴津匮乏,阴津亏损则胃络失养,故见胃脘隐痛;若阴虚有火,则可见胃中灼痛隐隐;胃津亏虚则胃纳失司,故嘈杂似饥,知饥而不欲纳食;阴液亏乏,津不上承,故咽干唇燥;阴液不足则肠道干涩,故大便干结;舌体瘦舌质嫩红,少苔或无苔,脉细而数,皆为胃阴不足而兼虚火之象。

(七)脾胃虚寒

证候:胃脘隐痛,遇寒或饥时痛剧,得温或进食则缓,喜暖喜按。伴面色不华,神疲肢怠,四末不温,食少便溏,或泛吐清水。舌质淡而胖,边有齿痕,苔薄白,脉沉细无力。

分析:胃病日久,累及脾阳。脾胃阳虚,故胃痛绵绵,遇寒或饥时痛剧,得温熨或进食则缓,喜暖喜按;气血虚弱,故面色不华,神疲肢怠,阳气虚不达四末,故四肢不温;脾虚不运,转输失常,故食少便溏;脾阳不振,寒湿内生,饮邪上逆,故泛吐清水;舌质淡而胖,边有齿痕,苔薄白,脉沉细无力,为脾胃虚寒之象。

五、治疗

治疗以理气和胃止痛为主,审证求因,辨证施治。邪盛以祛邪为急,正虚以扶正为先,虚实夹杂者,则当祛邪扶正并举。虽有"通则不痛"之说,但决不能局限于狭义的"通"法,要从广义的角度理解和运用"通"法。属于胃寒者,散寒即所谓通;属于血瘀者,化瘀即所谓通;属于食停者,消食即所谓通;属于气滞者,理气即所谓通;属于热郁者,泻热即所谓通;属于阴虚者,益胃养阴即所谓通;属于阳虚者,温运脾阳即所谓通。

(一)中药治疗

1.寒邪客胃

治法:温胃散寒,行气止痛。

处方:香苏散合良附丸加减。

方中高良姜、吴茱萸温胃散寒;香附、乌药、陈皮、木香行气止痛。

如兼见恶寒、头痛等风寒表证者,可加苏叶、藿香等以疏散风寒,或内服生姜汤、胡椒汤以散寒止痛;若兼见胸脘痞闷,胃纳呆滞,嗳气或呕吐者,是为寒夹食滞,可加枳实、神曲、鸡内金、制半夏、生姜等以消食导滞,降逆止呕。若寒邪郁久化热,寒热错杂,可用半夏泻心汤辛开苦降,寒热并调。

中成药可选用良附丸、胃痛粉等。

2.饮食伤胃

治法:消食导滞,和胃止痛。

处方:保和丸加减。

方中神曲、山楂、莱菔子消食导滞;茯苓、半夏、陈皮和胃化湿;连翘散结清热。

若脘腹胀甚者,可加枳实、砂仁、槟榔等以行气消滞;若胃脘胀痛而便闭者,可合用小承气汤或改用枳实导滞丸以通腑行气;胃痛急剧而拒按,伴见苔黄燥,便秘者,为食积化热成燥,则合用大承气汤以泻热解燥,通腑荡积。

中成药可选用加味保和丸、枳实消痞丸等。

3.肝气犯胃

治法:疏肝解郁,理气止痛。

处方:柴胡疏肝散加减。

方中柴胡、芍药、川芎、郁金、香附疏肝解郁;陈皮、枳壳、佛手、甘草理气和中。

若胃痛较甚者,可加川楝子、延胡索以加强理气止痛作用;嗳气较频者,可加沉香、旋覆花以顺气降逆;泛酸者加乌贼骨、煅瓦楞子中和胃酸。痛势急迫,嘈杂吐酸,口干口苦,舌红苔黄,脉弦或数,乃肝胃郁热之证,改用化肝煎或丹栀逍遥散加黄连、吴茱萸以疏肝泻热和胃。

中成药可选用气滞胃痛冲剂、胃苏冲剂等。

4.湿热中阻

治法:清化湿热,理气和胃。

处方:清中汤加减。

方中黄连、栀子清热燥湿;制半夏、茯苓、草豆蔻祛湿健脾;陈皮、甘草理气和中。

湿偏重者加苍术、藿香燥湿醒脾;热偏重者加蒲公英、黄芩清胃泻热;伴恶心呕吐者,加竹茹、橘皮以清胃降逆;大便秘结不通者,可加大黄(后下)通下导滞;气滞腹胀者加厚朴、枳实以理气消胀;纳呆少食者,加神曲、谷芽、麦芽以消食导滞。

中成药可选用清胃和中丸。

5.瘀血停胃

治法:理气活血,化瘀止痛。

方药:失笑散合丹参饮加减。

前方以五灵脂、蒲黄活血祛瘀,通利血脉以止痛;后方重用丹参活血化瘀,檀香、砂仁行气止痛。

若因气滞而致血瘀,气滞仍明显时,宜加理气之品,但忌香燥太过。若血瘀而兼血虚者,宜合四物汤等养血活血之味。若血瘀而兼脾胃虚衰者,宜加炙黄芪、党参等健脾益气以助血行。若瘀血日久,血不循常道而外溢出血者,应参考吐血、便血篇处理。

中成药可选用九气拈痛丸。

6.胃阴亏耗

治法:滋阴益胃,和中止痛。

处方:益胃汤合芍药甘草汤加减。

方中沙参、玉竹补益气阴;麦冬、生地黄滋养阴津;冰糖生津益胃;芍药、甘草酸甘化阴,缓急止痛。

若气滞仍著时,加佛手、香橼皮、玫瑰花等轻清畅气而不伤阴之品;津伤液亏明显时,可加芦根、天花粉、乌梅等以生津养液;大便干结者,加火麻仁、郁李仁、瓜蒌仁等润肠之品。若兼肝阴亦虚,症见脘痛连胁者,可加白芍、枸杞、生地黄等柔肝之品,也可用一贯煎化裁为治。

中成药可选用养胃舒胶囊。

7.脾胃虚寒

治法：温中健脾。

方药：黄芪建中汤加减。

方中以黄芪补中益气、饴糖益气养阴为君；以桂枝温阳气、芍药益阴血为臣；以生姜温胃、大枣补脾为佐；炙甘草调和诸药，共奏温中健脾，和胃止痛之功。

若阳虚内寒较重者，也可用大建中汤化裁，或加附子、肉桂、荜茇等温中散寒；兼泛酸者，可加黄连汁炒吴茱萸、煅瓦楞、海螵蛸等制酸之品；泛吐清水时，可予小半夏加茯苓汤或苓桂术甘汤合方为治；兼见血虚者，也可用归芪建中汤治之。若胃脘坠痛，证属中气下陷者，可用补中益气汤化裁为治。

此外，临床上胃强脾弱，上热下寒者也不少见，症状除胃脘疼痛以外，还可见恶心呕吐，嗳气，肠鸣便溏或大便秘结，舌质淡，苔薄黄腻，脉细滑等，治疗时，可选用半夏泻心汤、黄连理中汤或乌梅丸等以调和脾胃，清上温下。

中成药可选用人参健脾丸、参苓白术丸等。

(二)针灸治疗

1.基本处方

中脘、内关、足三里。中脘、足三里募合相配，内关属心包经，历络三焦，通调三焦气机而和胃，三穴远近结合，共同调理胃腑气机。

2.加减运用

(1)寒邪客胃证：加神阙、梁丘以散寒止痛，神阙用灸法。余穴针用平补平泻法。

(2)饮食伤胃证：加梁门、建里、璇玑以消食导滞。诸穴针用泻法。

(3)肝气犯胃证：加期门、太冲以疏肝理气，针用泻法。余穴针用平补平泻法。

(4)湿热中阻证：加阴陵泉、内庭以清利湿热，阴陵泉针用平补平泻法。余穴针用泻法。

(5)瘀血停胃证：加膈俞、阿是穴以化瘀止痛，针用泻法。余穴针用平补平泻法，或加灸法。

(6)胃阴亏耗证：加胃俞、太溪、三阴交以滋阴养胃。诸穴针用补法。

(7)脾胃虚寒证：加神阙、气海、脾俞、胃俞以温中散寒，神阙用灸法。余穴针用补法，或加灸法。

3.其他

(1)指针疗法：取中脘、至阳、足三里等穴，以双手拇指或中指点压、按揉，力度以患者能耐受并感觉舒适为度，同时令患者行缓慢腹式呼吸，连续按揉3～5分钟即可止痛。

(2)耳针疗法：取胃十二指肠、脾、肝、神门、下脚端，每次选用3～5穴，毫针浅刺，留针30分钟；或用王不留行籽贴压。

(3)穴位注射疗法：根据中医辨证，分别选用当归注射液、丹参注射液、参附注射液或生脉注射液等，也可选用维生素 B_1 或维生素 B_{12} 注射液，按常规取2～3穴，每穴注入药液2～4 mL，每天或隔天1次。

(4)埋线疗法。取穴：肝俞、脾俞、胃俞、中脘、梁门、足三里。方法：将羊肠线用埋线针植入穴位内，无菌操作，每月1次，连续3次。适用于慢性胃炎之各型胃痛症者。

(5)兜肚法：取艾叶30 g，荜茇、干姜各15 g，甘松、山奈、细辛、肉桂、吴茱萸、延胡索、白芷各10 g，大茴香6 g，共研为细末，用柔软的棉布折成15 cm直径的兜肚形状，将上药末均匀放入，紧密缝好,日夜兜于中脘穴或疼痛处,适用于脾胃虚寒胃痛。

(周 彬)

第四节 噎膈

噎膈是指以吞咽食物梗噎不顺,重则食物不能进入胃腑,食入即吐为主要临床表现的一种病证。噎,指吞咽时梗塞不顺;膈,指格拒,食物不能下,下咽即吐。噎较轻,是膈之前期表现,在临床中往往二者同时出现,故并称噎膈。

膈之病名,首见于《内经》。《素问·阴阳别论》篇指出"三阳结,谓之膈"。《灵枢·上膈》篇曰:"脾脉……微急为膈中,食饮入而出,后沃沫"。在《内经》的许多章节中还记述了本病证的病因、病位、传变及转归,认识到其发病与精神因素、阳结等有关,所病脏腑多在胃脘,对后世治疗启迪很大。隋朝对此病有进一步的认识,如巢元方《诸病源候论·痞膈病诸候·气膈候》中认为:"此由阴阳不和,脏气不理,寒气填于胸膈,故气噎塞不通,而谓之气噎"。并将噎膈分为气、忧、食、劳、思五噎;忧、恚、气、寒、热五膈。唐宋以后将噎膈并称,孙思邈《备急千金要方·噎塞论》引《古今录验》,对五噎的证候,做了详细描述:"气噎者,心悸,上下不通,噎哕不彻,胸胁苦满"。至明清时期对其病因病机的认识较为全面,如李用粹在《证治汇补·噎膈》篇中曰:"有气滞者,有血瘀者,有火炎者,有痰凝者,有食积者,虽有五种,总归七情之变,由气郁化火,火旺血枯,津液成痰,痰壅而食不化也"。这些理论至今仍有重要的指导意义。

现代医学的食管癌、贲门癌以及贲门痉挛、贲门弛缓、食管憩室、反流性食管炎、弥漫性食管痉挛、胃神经官能症等疾病,出现噎膈的临床表现时,可参考本节进行辨证论治。

一、病因病机

噎膈之病,主要为七情内伤,饮食不节,年老体弱等原因,致使气、痰、瘀相互交阻,日久津气耗伤,食管失于润养,胃失通降而见噎膈。

(一)七情内伤

由于忧思恼怒,情志不遂,肝郁气滞,肝气横犯脾胃,脾伤则气结,运化失司,水湿内停,滋生痰浊,痰气相搏,阻于食管,食管不利或狭窄而见噎膈;肝伤则气郁,气郁则血凝,瘀血阻滞食管,饮食噎塞难下而成噎膈。

(二)饮食不节

因过食肥甘辛辣燥热之品,或嗜酒过度,造成胃肠积热,则津伤血燥,以致食管干涩而成噎膈。或常食发霉、粗糙之品,损伤食管脾胃而致噎膈。

(三)久病年老

由于大病久病,或年老气虚,或阴损及阳,久则脾肾衰败,阳气虚衰,运化无力,浊气上逆,壅阻食管咽喉,则吞咽困难而成噎膈。

噎膈之病位在食管,属胃所主,其病变脏腑又与肝、脾、肾有密切关系,因三脏与胃、食管皆有经络联系。脾为胃行其津液,若脾失健运,可聚湿生痰,阻于食管。胃气之和降,赖于肝气之条达,若肝失疏泄,则胃失和降,气机郁滞,久则气滞血瘀,食管狭窄。中焦脾胃赖于肾阴的濡养和肾阳的温煦,若肾阴不足,失于濡养,或脾肾衰败,阳气虚弱,运化受阻,浊气上逆均可发为噎膈。

噎膈之病因病机复杂,但主要为七情内伤,饮食不节,日久则气郁生痰,气滞血阻,滞于食管而见噎膈;其次为年老体弱等原因,致阴津亏虚,气血枯燥,食管失于润养,干涩难下而见噎膈。但时常虚实交错,相互影响,互为因果,因而使病证极为复杂,病情缠绵难愈。

二、诊断要点

(一)症状

初起咽部或食管内有异物感,进食时有停滞感,继则咽下梗噎,重则食不得咽下或食入即吐。常伴有胃脘不适,胸膈疼痛,甚则形体消瘦,肌肤甲错,精神疲惫等。

(二)检查

口腔与咽喉检查,食管、胃的 X 线检查,食管与胃的内镜及病理组织学检查,食管脱落细胞检查以及 CT 检查有助于早期诊断。

三、鉴别诊断

(一)梅核气

噎膈与梅核气两者均见吞咽过程中梗塞不舒的症状。梅核气自觉咽喉中有物梗塞,吐之不出,咽之不下,但饮食咽下顺利,无噎塞感,是气逆痰阻于咽喉所致。噎膈则饮食梗阻难下,甚则不通。

(二)反胃

噎膈与反胃两者均有食入复出的症状,但反胃饮食能顺利咽下入胃,经久复出,朝食暮吐,暮食朝吐,宿谷不化,病证较噎膈轻,预后较好。

四、辨证

首先辨清噎膈的虚实。气滞血瘀,痰浊内阻者为实;津枯血燥,气虚阳弱者为虚。新病多实,或实多虚少;久病多虚,或虚中夹实。吞咽困难,梗塞不顺,胸膈胀痛者多实;食管干涩,饮食难下,或食入即吐者多虚。然而临证时,多为虚实相杂,应注意详辨。噎膈以正虚为本,夹有气滞、痰阻、血瘀等为标实。初起以标实为主,可见梗塞不舒,胸膈胀满、疼痛等气血郁滞之证。后期以正虚为主,出现形体消瘦,皮肤枯燥,舌红少津等津亏血燥之候;面色㿠白,形寒气短,面浮足肿等气虚阳微之证。临证时应仔细辨明标本的轻重缓急,利于辨证施治。

(一)气滞痰阻

1.证候

咽食梗阻,胸膈痞满,甚则疼痛,随情志变化可加重或减轻,伴有嗳气呃逆,呕吐痰涎,口干咽燥,大便干涩,舌质红,苔薄腻,脉弦滑。

2.分析

由于气滞痰阻于食管,食管不利,则咽食困难,胸膈痞满,遇情绪舒畅可减轻,精神抑郁则加重;气结津液不能上承,且郁热伤津,故口干咽燥;津不下润则大便干涩;痰气交阻,胃气上逆,则嗳气呃逆,呕吐痰涎;舌质红,苔薄腻,脉弦滑,为气郁痰阻,兼有郁热伤津之象。

(二)瘀血阻滞

1.证候

吞咽梗阻,胸膈疼痛,食不得下,甚则滴水难进,食入即吐,或吐出物如赤豆汁,兼面色暗黑,肌肤枯燥,形体消瘦,大便坚如羊屎,或便血,舌质紫暗,或舌红少津,脉细涩。

2.分析

血瘀阻滞食管或胃口,道路狭窄,故吞咽困难,胸膈疼痛,食不得下,食入即吐;久病阴伤肠燥,故大便干结,坚如羊屎;久瘀伤络,血渗脉外,则吐物如赤豆汁,或便血;长期饮食不入,化源告竭,肌肤失养,故形体消瘦,肌肤枯燥;面色暗黑,为瘀血阻滞之征;舌质紫暗,少津,脉细涩为血亏瘀结之象。

(三)津亏热结

1.证候

进食时咽喉梗涩而痛,水饮可下,食物难进,或入食即吐,兼胸背灼痛,五心烦热,口干咽燥,形体消瘦,肌肤枯燥,大便干结,舌质红而干,或有裂纹,脉弦细数。

2.分析

由于胃津亏耗,不能上润,故进食时咽喉梗涩而痛;热结痰凝,阻塞食管,故食物反出;热结灼阴,津亏失润,则口干咽燥,大便干结;胃不受纳,无以化生精微,故五心烦热,形体消瘦,肌肤枯燥;舌红而干,或有裂纹,脉弦细而数,均为津亏热结之象。

(四)脾肾阳衰

1.证候

长期吞咽受阻,饮食不下,胸膈疼痛,面色㿠白,形瘦神衰,气短畏寒,面浮足肿,泛吐清涎,腹胀便溏,舌淡苔白,脉细弱。

2.分析

噎膈日久,阴损及阳,脾肾阳衰,饮食无以受纳和运化,浊气上逆,故吞咽受阻,饮食不下,泛吐涎沫;脾肾衰败,化源衰微,肌体失养,故面色㿠白,形瘦神衰;阳气衰微,寒湿停滞,气短畏寒,面浮肢肿,腹胀便溏,舌淡苔白,脉细弱,均为脾肾阳衰之象。

五、治疗

噎膈的治疗在初期重在治标,宜以行气化痰、活血祛瘀为主;中、后期重在治本,以滋阴润燥、补气温阳为主。但本病表现极为复杂,常常虚实交错,治疗时应根据病情区分主次,全面兼顾。

(一)中药治疗

1.气滞痰阻

(1)治法:化痰解郁,润燥降气。

(2)处方:启膈散(《医学心悟》)。方中丹参、郁金、砂仁理气化痰,解郁宽胸;沙参、贝母、茯苓润燥化痰,健脾和中;荷叶蒂和胃降逆;杵头糠治卒噎。

痰湿较重可加瓜蒌、天南星、半夏以助化痰之力;若津液耗伤加麦冬、石斛、天花粉以润燥;若郁久化热,心烦口干者,加黄连、栀子、山豆根;若津伤便秘者加桃仁、蜂蜜以润肠通便。

2.瘀血阻滞

(1)治法:活血祛瘀,滋阴养血。

(2)处方:通幽汤(《脾胃论》)。方中生地黄、熟地黄、当归身滋阴润肠,解痉止痛;桃仁、红花活血祛瘀,通络止痛;甘草益脾和中;升麻升清降浊。

若胸膈刺痛,酌加三七、丹参、赤芍、五灵脂活血祛瘀,通络止痛;胸膈闷痛,加海藻、昆布、贝母、瓜蒌软坚化痰,宽胸理气;若呕吐痰涎,加莱菔子、生姜汁以温胃化痰。

3.津亏热结

(1)治法:滋阴养血,润燥生津。

(2)处方:沙参麦冬汤(《温病条辨》)加减。方中沙参、麦冬、玉竹滋补津液;桑叶、天花粉养阴泻热;扁豆、甘草安中和胃;可加玄参、生地黄、石斛以助养阴之力;加栀子、黄连、黄芩以清肺胃之热。

若肠燥失润,大便干结,可加当归、瓜蒌仁、生首乌润肠通便;若腹中胀满,大便不通,胃肠热盛,可用人参利膈丸或大黄甘草汤泻热存阴,但应中病即止,以免耗伤津液;若食管干涩,口燥咽干,可用滋阴清膈饮以生津养胃。

4.脾肾阳衰

(1)治法:温补脾肾,益气回阳。

(2)处方:补气运脾汤(《统旨方》)加减。方中人参、黄芪、白术、茯苓、甘草补脾益气;砂仁、陈皮、半夏和胃降逆;加旋覆花降逆止呕;加附子、干姜温补脾阳;加枸杞子、杜仲温养肝肾,填充精血。若气阴两虚加石斛、麦冬、沙参以滋阴生津。

若中气下陷、少气懒言可用补中益气汤;若气血两亏、心悸气短可用十全大补汤加减。

在此阶段,阴阳俱竭,如因阳竭于上而水谷不入,阴竭于下而二便不通,称为关格,系开合之机已废,为阴阳离决的一种表现,当积极救治。

(二)针灸治疗

1.基本处方

取穴:天突、膻中、内关、上脘、膈俞、足三里、胃俞、脾俞。天突散结利咽,宽贲门;膻中、内关宽胸理气,降逆止吐;上脘和胃降逆,调气止痛;膈俞利膈宽胸;足三里、胃俞、脾俞和胃扶正。

2.加减运用

(1)气滞痰阻证:加丰隆、太冲以理气化痰,针用泻法。余穴针用平补平泻法。

(2)瘀血阻滞证:加合谷、血海、三阴交以行气活血,针用泻法。余穴针用平补平泻法。

(3)津亏热结证:加天枢、照海以滋补津液、泻热散结,针用补法。余穴针用平补平泻法。

(4)脾肾阳衰证:加命门、气海、关元以温补脾肾、益气回阳。诸穴针用补法,或加灸法。

3.其他

(1)耳针疗法:取神门、胃、食管、膈,用中等刺激,每天1次,10次为1个疗程,或贴压王不留行籽。

(2)穴位注射疗法:取足三里、内关,用维生素B_1、维生素B_6注射液,每穴注射1 mL,每3天注射1次,10次为1个疗程。

(葛瑞凯)

第五节　呃　逆

呃逆是以喉间呃呃有声,声短而频,不能自控为主要临床表现的一种病证。古称"哕",又称"哕逆",俗称打嗝。

呃逆在《内经》中称"哕",并阐发了其病机,《素问·宣明五气》篇曰:"胃气上逆,为哕。"同时记载了三种简便的治疗方法,如《灵枢·杂病》云:"哕,以草刺鼻,嚏而已;无息而立迎引之,立已;大惊之,亦可已。"至元·朱丹溪始称"呃",《丹溪心法·呃逆》篇曰:"古谓之哕,近谓之呃,乃胃寒所生,寒气自逆而呃上。亦有热呃,亦有其他病发呃者"。至明代统称"呃逆",《景岳全书·呃逆》篇曰:"而呃之大要,亦惟三者而已,则一曰寒呃,二曰热呃,三曰虚脱之呃。"对本病分类可谓提纲挈领。清·李用粹《证治汇补·呃逆》篇,将呃逆分为火、寒、痰、虚、瘀五种,并对每种呃逆的临床表现进行了较详细的论述,至今仍有一定的临床指导意义。

现代医学的单纯性膈肌痉挛、胃肠神经官能症、食管癌、胃炎、胃扩张、肝硬化晚期、脑血管病、尿毒症等疾病,以及胃、食管手术后或其他原因引起的膈肌痉挛,出现呃逆的临床表现时,可参考本节进行辨证论治。

一、病因病机

呃逆的病因多为饮食不当、情志不舒和正气亏虚等,或突然吸入冷空气而引发呃逆。其病机主要是胃失和降,胃气上逆,动膈冲喉。

(一)外感寒邪

外感寒邪,胃中吸入冷气,寒遏胃阳,气机不利,气逆动膈,上冲于喉,发出呃呃之声,不能自制。

(二)饮食不当

由于过食生冷,或因病而服寒凉药物过多,寒气蕴结中焦,损伤胃阳,胃失温煦,或过食辛辣煎炒之物,或醇酒厚味,或因病过用温补之剂,燥热内生,胃火炽盛,胃失和降,反作上逆,发生呃逆。

(三)情志不舒

因恼怒太过,肝失条达,气机不利,以致肝气横逆犯胃,胃失和降,气逆动膈。或因肝气郁结,不能助脾运化,聚湿生痰;或因忧思伤脾,脾失健运,滋生痰湿;或因气郁化火,灼津成痰;或素有痰饮内停,复因恼怒,皆可致逆气挟痰,上犯动膈而发生呃逆。

(四)体虚病后

禀赋不足,年老体弱,久病肾虚,或劳累太过耗伤中气,脾阳失温,胃气虚衰,清气不升,浊气不降,气逆动膈冲喉而发生呃逆。或过汗、吐、下,虚损误攻,妇人产后,或热病伤阴,使胃阴不足,失于润养,和降失职,虚火上炎动膈冲喉而发生呃逆。

呃逆之病位在膈,病变关键脏腑在胃,与肺、肝、脾、肾诸脏有关。膈位于肺胃之间,膈上为肺,膈下为胃,二脏与膈位置邻近,经脉又相连属。若肺失肃降或胃气上逆,皆可致膈间气机不利,逆气动膈,上冲喉间,发出呃呃之声。手太阴肺之经脉,起于中焦,下络大肠,还循胃口,上膈属肺,将胃、膈、肺三者紧密相连。另外,胃之和降,还赖于肝之条达,若肝气郁滞,横逆犯脾胃,气逆动膈,亦成呃逆。肺胃之气的和降,又赖于肾气的摄纳,若久病伤肾,肾失摄纳,则肺胃之气不能顺降,上逆动膈而发呃逆。可见呃逆病机关键在于胃失和降,胃气上逆,动膈冲喉。胃气上逆,除胃本身病变外,同时与肺气肃降,肾气摄纳,肝气条达之功能紊乱等均有关系。

二、诊断要点

(一)症状

自觉气逆上冲,喉间呃呃连声,声短而频,不能自制为主症,其呃声或高或低,发作间隔或疏或密,间歇时间不定。伴有胸膈痞闷,胃脘不舒,嘈杂灼热,腹胀嗳气,心烦不寐等症状。多与受凉,过食寒凉、辛辣,或情志郁怒等诱发因素有关。偶发性的呃逆,或病危胃气将绝时之呃逆,为短暂症状,不列为呃逆病。

(二)检查

X线胃肠钡透及内镜等检查有助于诊断。必要时检查肝、肾功能、B超、心电图、CT等有助于鉴别诊断。

三、鉴别诊断

(一)嗳气

嗳气与呃逆同属胃气上逆之证,嗳气声音低缓而长,可伴酸腐气味,气排出后自感舒适,病势较缓,多在饱食、情志不畅时发病。而不同于呃逆喉间呃呃连声,声短而频,不能自制。

(二)干呕

干呕与呃逆同属胃气上逆之证,干呕患者可见呕吐之状,但有声无物,或有少量痰涎而无食物吐出。干呕之声为呕声,也不同于呃逆的呃呃连声,声短而频。

四、辨证

辨证时首先要分清功能性呃逆、病理性呃逆。若因受寒或肝郁出现短暂的呃逆,又无明显兼症,可不治自愈。非器质性病变引起的呃逆为功能性疾病,经治可愈。若呃逆反复发作,并有明显的兼症,或出现在其他慢性病症的过程中,可视为病理性呃逆,当辨证治疗。首先辨清此病的寒热虚实。寒者呃声沉缓有力,得热则减,遇冷加重,伴胃脘不适,苔白脉缓;热者呃声洪亮,声高短促,伴口臭烦渴,便秘溲赤,苔黄脉大;虚者呃声低长,时断时续,体虚脉弱;实者呃声洪亮,连续发作,脉弦有力等。

(一)胃寒气逆

1.证候

呃逆声沉缓有力,得热则减,遇寒加重,喜食热饮,恶食冷饮,膈间及胃脘痞满不适,或有冷感,口淡不渴,舌质淡,苔白或白滑,脉象迟缓。多在过食生冷,受凉、受寒后发病。

2.分析

由过食生冷或受凉等,致寒积中焦,胃气为寒邪阻遏,胃失和降,上逆动膈冲喉而成呃逆;胃中实寒,故呃声沉缓有力;胃气不和,故脘膈痞闷不适。得热则减,遇寒更甚者,是因寒气得温则行,遇寒则凝之故;口淡不渴,舌苔白,脉迟缓者,均属胃中有寒之象。

(二)胃火上逆

1.证候

呃声洪亮,冲逆而出,口臭烦渴,多喜冷饮,尿黄便秘,舌红苔黄或黄燥,脉滑数。多在过食辛辣,或饮酒等后发病。

2.分析

由于嗜食辛辣烤制及醇酒厚味之品,或过用温补药物,或素体阳盛再加辛辣等品,久则胃肠积热化火,胃火上冲,故呃声洪亮,冲逆而出;阳明热盛,灼伤胃津,故口臭烦渴而喜冷饮;热邪内郁,肠间燥结,故大便秘结,小便短赤;舌苔黄,脉滑数,均为胃热内盛之象。

(三)气逆痰阻

1.证候

呃逆连声,呼吸不利,脘胁胀满,或肠鸣矢气,可伴恶心嗳气,头目昏眩,脘闷食少,或见形体肥胖,平时多痰,舌苔薄腻,脉象弦滑。常在抑郁恼怒后加重,情志舒畅时缓解。

2.分析

因七情所伤,肝气郁结,失于条达,横犯脾胃,胃气上冲动膈而成呃逆;肝郁气滞,故胸胁胀满不舒;气郁日久化火,灼津成痰,或因肝木克脾,脾失健运,聚湿成痰,痰气互结,阻于肺则呼吸不利,阻于胃则恶心嗳气,阻于肠则肠鸣矢气;清气不升,浊阴不降,故见头目昏眩;舌苔薄腻,脉象弦滑,皆为气逆痰阻之象。

(四)脾胃虚寒

1.证候

呃声低沉无力,气不得续,泛吐清水,面色苍白,手足欠温,伴有脘腹冷痛,食少乏力,或见腰膝无力,大便稀溏或久泻。舌淡苔白,脉沉细而弱。

2.分析

若饮食不节或劳倦伤中,使脾胃阳气受损;或素体阳虚,脾胃无力温养,脾胃升降失调,则胃气上逆,故呃声低弱无力,气不得续。脾胃俱虚,运化无力,则食少乏力;阳虚则水饮停胃,故泛吐清水;若久病及肾,肾阳衰微,则腰膝无力,便溏久泻;手足不温,舌淡苔白,脉沉而细,均为阳虚之象。

(五)胃阴不足

1.证候

呃声短促,气不连续,口干舌燥,烦渴少饮,伴不思饮食,或食后饱胀,大便干燥,舌质红少苔,或有裂纹,脉细而数。

2.分析

由于热病或郁火伤阴,或辛温燥热之品耗损津液,使胃中津液不足,胃失濡养,难以和降,气逆扰膈,故呃声短促,虚则气不连续;胃阴耗伤不能上润,则见口干舌燥,烦渴少饮;脾胃虚弱,运化无力,故见不思饮食,食后饱胀;津液耗伤,大肠失润,故大便干燥;舌质红,苔少而干,脉细数,均为阴虚之象。

五、治疗

呃逆治疗当以和胃、降逆、平呃为主。但要根据病情的寒热虚实之偏重不同,分别以寒则温之,热则清之,实则泻之,虚则补之。若重病中出现呃逆,治当大补元气,或滋阴养液以急救胃气。

(一)中药治疗

1.胃寒气逆

(1)治法:温中散寒,降逆止呃。

(2)处方:丁香散(《古今医统》)。方中丁香辛温,散寒暖胃为君,柿蒂味苦,下气降逆止呃为臣,二者相合,温中散寒,降逆止呃,两者相得益彰,疗效甚好,为临床治疗呃逆常用要药;佐以良姜温中散寒,宣通胃阳;使以炙甘草和胃益气。

若兼痰湿者,症见脘闷腹胀不舒,可加半夏、厚朴、陈皮等和降胃气,化痰导滞;兼表寒者,加苏叶、藿香以散寒解表,和胃降逆。

寒呃日久,中阳受伤可选用丁香柿蒂汤,以益气温中,降逆止呃;日久虚寒呃逆,可选用加味四逆汤,以补阳散寒,降逆止呃。

另可选用朴沉化郁丸,每次 9 g,每天 2 次,温开水送服;或用荜澄茄、良姜各等份,研末,加醋少许调服,每天 1 剂,连用 3 天。

2.胃火上逆

(1)治法:清热和胃,降逆止呃。

(2)处方:竹叶石膏汤(《伤寒论》)。方中竹叶、生石膏辛凉甘寒,清泻胃火为主药;佐以法半夏和胃降逆;人参、麦冬养胃生津;粳米、甘草益胃和中。

若胃气不虚者去人参,常加柿蒂、竹茹降逆止呃;便秘者则合小承气汤,用大黄、枳实、厚朴通利大便,釜底抽薪,此乃上病下治之法;若中焦积热日久伤阴,可选用清胃散以清泻胃火,凉血养阴,降逆止呃。

另可用左金丸,每次 9 g,每天 2 次,温开水送服;或用柿蒂、黄连各 10 g,水煎内服治疗热呃。

3.气逆痰阻

(1)治法:理气化痰,降逆止呃。

(2)处方:旋覆代赭石汤(《伤寒论》)方中旋覆花下气消痰,代赭石重镇降逆,二药相配,一轻一重,共成和降之功为主药;法半夏、生姜化痰和胃,佐以人参补中益气;甘草、大枣和中并引药归经。

如胃气不虚,可去人参、甘草、大枣,以防壅滞气机,加木香以行气止呃;若痰湿明显,可加陈皮、茯苓、浙贝以醒脾化痰;若兼热象,可加黄芩、竹茹以清热化痰。

本型还可选用木香顺气丸,每次 6 g,每天 2 次,温开水冲服;疏肝丸,每次 1 丸,每天 2 次,温开水送服。

4.脾胃虚寒

(1)治法:温补脾胃,和中降逆。

(2)处方:理中丸(《伤寒论》)加减。方中干姜温中祛寒为主药;辅以人参、白术、炙甘草健脾益胃;加入刀豆甘温,温中下气,善治呃逆;丁香、白豆蔻辛温芳香,行气暖胃,宽膈止呃。

若寒甚者,加附子温中祛寒;肾阳不足者加肉桂、山茱萸等以温肾补脾。本型也可选用附子理中丸,每次 1 丸,每天 2 次,温开水送服。

5.胃阴不足

(1)治法:益气养阴,和胃止呃。

(2)处方:益胃汤(《温病条辨》)加减。方中沙参、麦冬、玉竹、生地黄、冰糖甘润养阴益胃;可酌加柿蒂、刀豆、枇杷叶等顺气降逆。全方合用以达益气养阴、和胃止呃之效。

若神疲乏力,气阴两虚者,可加沙参、白术、山药;若食欲缺乏腹胀加炒麦芽、炒谷芽等;若阴虚火旺,咽喉不利加石斛、芦根以养阴清热。

本型也可选用枇杷膏,每次 10 g,每天 3 次,温开水冲服;或用大补阴丸,每次 1 丸,每天 2 次,温开水送服。

(二)针灸治疗

1.基本处方

取穴:膈俞、内关、膻中、中脘、足三里。

膈俞利膈止呃;内关宽胸利膈,畅通三焦气机;膻中宽胸理气,降逆止呃;中脘、足三里和胃降逆。

2.加减运用

（1）胃寒气逆证：加梁门、气海以温胃散寒、疏通膈气、降逆止呃，针用补法，或加灸法。余穴针用平补平泻法，或加灸法。

（2）胃火上逆证：加内庭以清泻胃火、降逆止呃。诸穴针用泻法。

（3）气逆痰阻证：加太冲、阴陵泉以降逆化痰。诸穴针用平补平泻法。

（4）脾胃虚寒证：加关元、命门以温补中焦、和胃止呃。诸穴针用补法，或加灸法。

（5）胃阴不足证：加胃俞、三阴交以养阴止呃。诸穴针用补法。

3.其他

（1）耳针疗法：取耳中、胃、神门、肝、心，毫针强刺激，留针30分钟，每天1次；也可采用耳针埋藏或用王不留行籽贴压法。

（2）拔罐法：取中脘、梁门、气海，或用膈俞、肝俞、胃俞，每次留罐15～20分钟，每天1～2次。

（3）穴位贴敷法：用麝香粉0.5 g，放入神阙穴内，用伤湿止痛膏固定，适用于实证呃逆，尤其以肝郁气滞者取效更捷；或用吴茱萸10 g，研细末，用醋调成膏状，敷于双侧涌泉穴，胶布或伤湿止痛膏固定，可引气火下行，适用于各种呃逆，对肝、肾气逆引起的呃逆尤为适宜。

（4）指压疗法：翳风、攒竹、内关、天突，任取1穴，用拇指或中指重力按压，以患者能耐受为度，连续按揉1～3分钟，同时令患者深吸气后屏住呼吸，常能立即止呃；或取 T_2～L_1 双侧夹脊穴、肺俞-肾俞的膀胱经，先用拇指或掌根摩揉，再提捏膀胱经3～5遍，后用拇指点按双侧膈俞1～2分钟。

（李先辉）

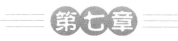

妇产科病证诊疗

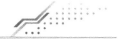

第一节 闭 经

闭经分原发性闭经和继发性闭经。原发性闭经为女性年龄超过 14 岁,第二性征未发育;或者年龄超过 16 岁,第二性征已发育,月经还未来潮。继发性闭经为女性正常月经周期建立后,月经停止 6 个月以上;或按自身原有月经周期停止 3 个周期以上。按生殖轴病变和功能失调的部位分为下丘脑性闭经、垂体性闭经、卵巢性闭经、子宫性闭经以及下生殖道发育异常性闭经。按照发病原因,闭经又可分为生理性与病理性,生理性闭经有青春期前、妊娠期、哺乳期与绝经后。病理性闭经中,原发性闭经约占 5%,以先天性疾病多见,如各种性发育异常等;继发性闭经多考虑后天发生的疾病。

本节讨论之闭经主要包括中枢神经、下丘脑、垂体、卵巢、子宫、子宫内膜或甲状腺等功能性病变引起的闭经;肿瘤等器质性病变所致闭经、生殖器官先天发育异常或后天损伤所致闭经不属本节重点讨论范围。

中医妇科与西医妇科的闭经概念基本相同,只是继发性闭经的诊断时间中医妇科既往以停经 3 个月为诊断依据,目的主要为早期诊断和治疗,满足患者需求。

一、病因病机

(一)中医

中医学认为闭经的病因有虚实之分,虚者主要是经血匮乏致胞宫胞脉空虚,无血可下;实者多为胞宫胞脉壅塞致经血的运行受阻,或经隧不通,或气血郁滞。虚实可单独为病,也可相兼为病。

1.精血不足,血海空虚

(1)肾气亏虚:禀赋不足、肾气未盛、精气未充,或多产、堕胎、房劳伤肾,或久病及肾,肾气亏虚,生精乏源,以致精血匮乏,冲任空虚。

(2)肝肾阴虚:若素体肝肾阴虚,阴血不足,冲任血少,或多产房劳,肾精暗耗,肾阴虚损,肾水不足,肝木失养,肝肾阴虚,冲任血少,胞脉空虚。

(3)气血虚弱:脾胃素弱,或饮食劳倦,或忧思过度,或谷食不足,或节食减重,以致气血化源不足;或吐血、下血、堕胎、小产失血,或哺乳过长过久,或患虫疾耗血,以致失血伤血而不足。

（4）阴虚血燥：素体阴虚，或失血伤阴，或久病耗血伤阴，或过食辛燥伤阴，阴虚不足，虚热又生，热邪复伤阴，从而加重阴伤，营阴不足，阴血亏虚。

2.冲任瘀阻，经血不泻

（1）气滞血瘀：素性郁闷，或精神紧张，或七情内郁，或病久抑郁，肝郁不舒，气机郁滞，冲任气血瘀阻。

（2）痰湿阻滞：素多痰湿，或嗜食肥甘厚味，酿生痰湿，或肥胖之人，多痰多湿，或脾虚失运，痰湿内生，下注冲任，冲任壅塞，气血运行受阻。

（3）寒凝血瘀：素体阳虚，或过食生冷，或经产之时，血室正开，或冒雨涉水，寒邪外袭，或过用寒凉之品，或久病伤阳，寒从内生，血为寒凝，瘀滞冲任。

3.虚实夹杂，脏虚血瘀

肾精匮乏，精不化血，血少气虚，血运不畅，冲任瘀滞；或肾阴虚亏，阴血不足，冲任涩滞；或肾阳素虚，寒从内生，虚寒滞血，冲任不畅；或肾气不足，行血无力，冲任瘀滞；或手术伤损冲任，不能传送脏腑化生气血，离经之血瘀滞冲任。冲任既虚且瘀，故经血不得泻。

从上可见，闭经的病因病机虚者多责之肾、肝、脾之虚损，精、气、血之不足，血海空虚，经血无源以泄；实者多责之气血、寒、痰之瘀滞，胞脉不通，经血无路可行；尚有虚实相兼为病的。本病虚多实少，虚实可并见或转换。

（二）西医

病理性闭经的病因十分广泛，按照生殖轴病变和功能失调的部位归纳原因如下。

1.下丘脑性闭经

（1）功能性的闭经：如应激性、运动性和神经性厌食所致的闭经。

（2）基因缺陷或器质性闭经：前者如 Kallmann 综合征，后者包括下丘脑肿瘤及炎症、化疗等原因。

（3）药物性闭经：长期使用抑制中枢或下丘脑的药物等引起。

2.垂体性闭经

垂体肿瘤、空蝶鞍综合征、先天性垂体病变、Sheehan 综合征均可引起。

3.卵巢性闭经

先天性性腺发育不全、卵巢抵抗综合征、卵巢早衰等可引起。

4.子宫及下生殖道发育异常性闭经

（1）先天性子宫性闭经的病因包括苗勒管发育异常和雄激素不敏感综合征。

（2）获得性子宫性闭经的病因包括感染、创伤导致宫腔粘连引起的闭经。

（3）下生殖道发育异常性闭经包括宫颈闭锁、阴道横隔、阴道闭锁及处女膜闭锁等。

5.其他

包括雄激素水平升高的疾病及甲状腺疾病等。

二、临床表现

（一）症状

1.主要症状

无月经或月经停闭。表现为女性年龄超过 14 岁，第二性征未发育；或者年龄超过 16 岁，第二性征已发育，月经还未来潮；女性正常月经周期建立后，月经停止 6 个月以上；或按自身原有月经周期停止 3 个周期以上。

2.伴随症状

常可见阴道干涩,带下量少,或有腰酸腿软,头晕耳鸣,畏寒肢冷,神疲乏力,汗多,睡眠差,心烦易怒,食欲缺乏,厌食,小腹胀痛或冷痛,大便溏薄或干结,小便黄或清长等全身症状。

3.与病因有关的症状

(1)宫颈宫腔粘连综合征闭经可见周期性下腹疼痛。

(2)垂体肿瘤闭经可见溢乳,头痛。

(3)空泡蝶鞍综合征闭经可见头痛。

(4)席汉综合征闭经可见无力、嗜睡、脱发、黏液水肿、怕冷。

(5)丘脑及中枢神经系统病变所致闭经可见嗅觉丧失、体重下降。

(6)多囊卵巢综合征闭经可见痤疮、多毛。

(7)卵巢早衰闭经可见绝经综合征的症状。

(二)体征

体质瘦弱或肥胖,第二性征发育不良,可有多毛、胡须、溢乳、皮肤干燥、毛发脱落、面目肢体浮肿等。

(三)常见并发症

(1)宫颈粘连或宫腔不完全粘连可见宫腔积血,若合并感染可见宫腔积脓。

(2)卵巢早衰闭经可见性欲低下、不孕、绝经综合征、骨质疏松症、骨折、心血管疾病。

(3)多囊卵巢综合征闭经可见肥胖症。

三、实验室和其他辅助检查

(一)妇科检查

观察内、外生殖器发育情况及有无畸形;已婚妇女可通过检查阴道及宫颈黏液了解体内雌激素的水平。

(二)实验室检查

有性生活史的妇女出现闭经,必须首先排除妊娠。

1.评估雌激素水平以确定闭经程度

(1)孕激素试验:孕激素撤退后有出血者,说明体内有一定水平的内源性雌激素影响;停药后无撤退性出血者,则可能存在两种情况:内源性雌激素水平低下;子宫病变所致闭经。

(2)雌、孕激素试验:服用雌激素后再加用孕激素,停药后如有撤退性出血者可排除子宫性闭经;停药后无撤退性出血者可确定子宫性闭经。

2.激素水平测定

测定促卵泡激素(FSH)、促黄体素(LH)、催乳素(PRL)、促甲状腺激素(TSH)等激素水平。

(1)PRL 及 TSH 的测定:两次血 PRL 大于 $25\ \mu g/L$ 可判断为高催乳素血症;PRL、TSH 水平同时升高提示甲状腺功能减退引起的闭经。

(2)FSH、LH 的测定:FSH>20 IU/L,提示卵巢功能减退;LH<5 IU/L 或者正常范围提示病变环节在下丘脑或者垂体,FSH>40 IU/L,提示卵巢功能衰竭。

(3)其他激素的测定:临床上存在高雄激素血症体征时需测定胰岛素、雄激素、17-羟孕酮等,以确定是否存在胰岛素抵抗、高雄激素血症或先天性 21-羟化酶缺陷等疾病。

3.染色体检查

高促性腺激素性闭经及性分化异常者应进行染色体检查。

（三）影像学检查

头颅和/或蝶鞍的 MRI 或 CT 检查以确定是否存在颅内肿瘤及空蝶鞍综合征等；有明显男性化体征者，还应进行卵巢和肾上腺超声或 MRI 检查，以排除肿瘤。

（四）其他辅助检查

包括超声检查、基础体温测定、诊断性刮宫、宫腔镜检查等。

四、诊断要点

闭经是一种症状，其诊断需要结合病史，症状，辅助检查，寻找闭经原因，确定病变部位，再明确具体疾病所在。

（一）病史

根据原发性闭经和继发性闭经的不同了解相关情况。对于原发性闭经，应询问幼年时健康情况，是否曾患过某些严重急、慢性疾病（如结核），第二性征发育情况，家族情况等。对于继发性闭经，应询问既往月经情况（初潮年龄、月经周期、经期、经量、闭经期限及伴随症状等）、有无诱因（如精神因素、环境改变、体重增减、饮食习惯、运动、各种疾病及用药情况、手术史、职业等）、避孕药服用情况。已婚妇女询问生育史及产后并发症史等。

（二）症状

详见临床表现。

（三）辅助检查

1.体格检查

检查全身发育情况，尤其是第二性征发育状况以及内、外生殖器官有无畸形、缺陷等。

2.其他根据病因的检查

诊断性刮宫、子宫输卵管造影等用于了解子宫及子宫内膜状态与功能的检查；基础体温测定、阴道脱落细胞检查、宫颈黏液结晶检查、甾体激素测定、卵巢兴奋试验、B 型超声监测等了解卵巢功能检查；垂体兴奋试验、催乳素及垂体促性腺激素测定、CT 及 MR 等了解垂体功能检查；染色体，血 T_3、T_4、TSH 检查等其他检查。

五、鉴别诊断

闭经的鉴别诊断主要与生理性的闭经相鉴别。

（一）青春期停经

少女月经初潮后，可有一段时间月经停闭，此属正常现象。

（二）妊娠期停经

已婚妇女或已有性生活史妇女原本月经正常，突然停经、或伴晨吐、择食等早孕反应，妊娠试验阳性，B 超检查可见孕囊或胎心搏动，脉多滑数。

（三）哺乳期停经

产后正值哺乳期，或哺乳日久，月经未潮，妊娠试验阴性，妇科检查子宫正常大小。

（四）自然绝经

已近更年期，原本月经正常或先有月经紊乱，继而月经停闭，伴有更年期综合征表现，妇科检查子宫正常大小或稍小,妊娠试验阴性。

(五)特殊月经生理

避年,月经一年一行,无不适,不影响受孕;暗经是终身无月经,但有生育能力。

六、治疗

闭经的治疗目的是建立或恢复正常连续自主有排卵的月经,或有周期规律的月经。对于育龄期妇女,尤其是有生育要求者,需中医或中西医结合方法促卵泡发育及促排卵,以达到根本治疗目的,对暂时无生育要求的育龄妇女,在治疗过程中要注意避孕。

(一)内治法

1.辨证治疗

闭经的辨证,首先根据局部及全身症状,结合闭经的病史、病程及诱因进行虚实辨证,在此基础上,再进行脏腑气血辨证。闭经的治疗原则,是根据病证的虚实寒热,虚者补而通之,或补益肝肾,或调养气血;实者泻而通之,或活血化瘀,或理气行滞,或化痰调经,如有实证,亦不可一味峻补,反而留邪,而阻滞精血。辨证要点如下。①辨虚证:特点为年逾16周岁尚未行经,或已行经而月经渐少、经色淡;或先有经期延后,继而停闭,伴或不伴全身其他症状;病程长者也多属虚;因骤伤精血、冲任损伤而月经突然停闭者也属虚(如刮宫太过、内膜基底层受损等)。属虚者多有先天不足或后天亏损或失血、房劳多产、多次人工流产刮宫病史,多见形体偏瘦,面色少华,伴见头晕失眠、疲倦乏力、纳食不佳、带下量少、阴道干涩、潮热汗出、烦躁等症,舌淡或红,脉细或弱,或细数。②辨实证:多为平素月经正常,骤然停闭,或伴有其他实象。属实者,有感寒饮冷、涉水、郁怒等诱因,尤出现在经前或行经之初,多见于形体壮实或丰腴,或伴胸胁胀满、腰腹疼痛或脘闷痰多等症,脉多有力。

闭经的辨证治疗,重点在于引经与调经的辨证治疗。

(1)肾气不足。

证候特点:年逾16周岁尚未行经,或初潮偏晚而常有停闭,或月经已潮而又后期量少至停闭,或体质纤弱,第二性征发育不良,或腰膝酸软,头晕耳鸣,或夜尿频多,或四肢不温,倦怠乏力,性欲淡漠,面色晦暗,眼眶暗黑,舌淡红,苔薄白,脉多沉弱。

治法:补肾益气,养血调经。

推荐方剂:加减苁蓉菟丝子丸加淫羊藿、紫河车。

基本处方:肉苁蓉12g,菟丝子15g,覆盆子12g,淫羊藿12g,桑寄生12g,枸杞子12g,当归12g,熟地黄12g,焦艾叶6g,紫河车粉3g(冲服)。每天1剂,水煎服。

加减法:失眠多梦,加煅牡蛎15g、夜交藤30g以安神;带下清冷、量多,加金樱子12g、芡实15g、巴戟天12g以补肾固涩;四肢不温,加桂枝6g、肉桂6g(焗服)以补肾助阳。

(2)肝肾阴虚。

证候特点:经量减少,色鲜红,质黏稠,既往月经正常,由于堕胎、小产、分娩后,或大病久病后,或月经骤然停闭,或月经逐渐减少、延后以至停闭。或腰酸腿软,或足跟痛,或带下量少,或阴道干涩,或手足心热,心烦少寐,或形体瘦削,头晕耳鸣,两目干涩,面色少华,毛发脱落,神疲倦怠,舌暗淡,苔薄白或薄黄,脉弦细而数或沉细无力。

治法:补益肝肾,养血通经。

推荐方剂:育阴汤。

基本处方:熟地黄12 g,山药12 g,川续断12 g,桑寄生12 g,杜仲12 g,菟丝子12 g,龟甲10 g(先煎),怀牛膝12 g,山萸肉12 g,海螵蛸10 g,白芍12 g,牡蛎12 g。每天1剂,水煎服。

加减法:若有产时大出血或人流、诊断性刮宫过度,内膜基底层受损,加紫河车粉3 g(冲服)、肉苁蓉12 g、鹿角片10 g、鹿茸6 g以滋肾助阳。

(3)阴虚血燥。

证候特点:月经周期延后,经量少,经色红、质稠,渐至停闭,潮热或五心烦热,颧红唇干,咽干舌燥,甚则盗汗骨蒸,形体消瘦,干咳或咳嗽咯血,大便燥结,舌红,苔少,脉细数。

治法:滋阴益血,养血调经。

推荐方剂:加减一阴煎加丹参,黄精,女贞子,制香附。

基本处方:生地黄12 g,熟地黄12 g,白芍12 g,知母10 g,麦冬12 g,地骨皮12 g,枸杞子12 g,菟丝子12 g,女贞子20 g,丹参12 g,黄精15 g,制香附10 g,甘草4 g。每天1剂,水煎服。

加减法:阴虚肺燥咳嗽,加川贝母12 g以润肺止咳;咳血者,加阿胶10 g(烊服)、白茅根30 g、百合12 g、白及12 g以滋肺养阴;痨虫所致者,须结合抗结核治疗;阴虚肝旺,症见头痛、失眠、易怒者,加龟甲12 g(先煎)、牡蛎10 g(先煎)、五味子10 g、夜交藤30 g以益阴潜阳;阴中干涩灼热者,可用上方多煎一两次的药液外洗,或用大黄30 g、甘草10 g、青蒿10 g等药外洗。

(4)气血虚弱。

证候特点:月经周期逐渐延长,月经量逐渐减少,经色淡而质薄,继而经闭。或有头晕眼花,心悸气短,食少,面色萎黄或苍白,神疲体倦,眠差多梦,毛发不泽或早见白发,舌淡,苔少或白薄,脉沉缓或细弱。

治法:益气养血,调补冲任。

推荐方剂:滋血汤加紫河车粉。

基本处方:人参12 g,怀山药20 g,黄芪20 g,茯苓12 g,川芎9 g,当归12 g,白芍12 g,熟地黄12 g,紫河车粉3 g(冲服)。每天1剂,水煎服。

加减法:若眠差多梦者,加五味子15 g、夜交藤20 g以养心安神。

(5)气滞血瘀。

证候特点:既往月经正常,突然停闭不行,伴情志抑郁或烦躁易怒,胁痛及乳房胀满或小腹胀痛拒按,嗳气叹息,舌质正常或暗或有瘀斑,苔正常或薄黄,脉沉弦。

治法:理气活血,祛瘀通经。

推荐方剂:膈下逐瘀汤加川牛膝。

基本处方:当归12 g,川芎9 g,赤芍12 g,桃仁12 g,红花8 g,枳壳12 g,延胡索12 g,五灵脂12 g,丹皮10 g,乌药12 g,制香附12 g,川牛膝15 g,甘草4 g。每天1剂,水煎服。

加减法:烦躁胁痛,加柴胡9 g、郁金12 g、栀子9 g以疏肝泄热;热而口干,大便干结,加黄柏9 g、知母12 g滋阴泻火。

(6)痰湿阻滞。

证候特点:月经量少、延后渐至停闭,色淡,质黏稠,形体日渐肥胖,或面部生痤疮,或面浮肢肿,或带下量多色白质稠,或胸胁满闷,或呕恶痰多,或神疲倦怠,心悸短气,舌淡胖嫩,苔白腻多津,脉滑或沉。

治法:健脾燥湿化痰,活血调经。

推荐方剂:苍附导痰丸加皂角刺,菟丝子。

基本处方:苍术 9 g,香附 12 g,茯苓 12 g,法半夏 12 g,陈皮 9 g,甘草 4 g,胆南星 10 g,枳壳 12 g,生姜 3 片,神曲 12 g,皂角刺 10 g,菟丝子 15 g。每天 1 剂,水煎服。

加减法:若呕恶胸胁满闷者,去菟丝子、神曲,加厚朴 12 g、竹茹 12 g、葶苈子 10 g 以行气化痰;痰湿化热,苔黄腻者,加黄连 10 g、黄芩 12 g 以清热祛湿;痰郁化热,加黄芩 12 g、鱼腥草 20 g、夏枯草 20 g 以清热化痰;顽痰加昆布 12 g、皂角刺 10 g、浙贝母 20 g、山慈菇 20 g 以祛痰;肾虚者,加枸杞子 10 g、山茱萸 12 g、淫羊藿 12 g、肉苁蓉 12 g 补肾利水。

(7)寒凝血瘀。

证候特点:月经停闭半年以上,胞宫感寒,小腹冷痛拒按,得热则痛缓,形寒肢冷,面色青白,小便清长,舌紫暗,苔白,脉沉紧。

治法:温经散寒,活血调经。

推荐方剂:温经汤(《妇人大全良方》)。

基本处方:人参 12 g,当归 12 g,川芎 9 g,白芍 12 g,肉桂 10 g(焗服),莪术 10 g,牡丹皮 12 g,牛膝 12 g,甘草 4 g。每天 1 剂,水煎服。

加减法:若面色暗黄,小腹冷痛较剧,舌紫暗,加艾叶 10 g、熟附片 10 g(先煎)、淫羊藿 12 g 以温经助阳。

(8)肾虚血瘀。

证候特点:月经初潮较迟,或月经后期量少渐至闭经,或有多次流产史,或无全身症状,或伴腰酸腿软、头晕耳鸣、性欲淡漠、带下量少或无、阴道干涩疼痛,舌淡暗,苔白或少苔,脉沉细。

治法:补肾化瘀。

推荐方剂:左归丸去鹿角胶、龟甲胶,加丹参、红花、生山楂。

基本处方:熟地黄 9 g,山药 12 g,山茱萸 12 g,枸杞子 10 g,川牛膝 15 g,菟丝子 12 g,丹参 12 g,红花 5 g,生山楂 12 g。每天 1 剂,水煎服。

加减法:若见潮热汗出,加牡丹皮 12 g、黄柏 12 g 以清热凉血化瘀。

经上述治疗后有首次月经来潮者,当根据患者出现的证候继续辨证调经治疗(参见辨证治疗),或施以周期治疗,以经后期滋补肾精、补养气血,经间期补肾活血、疏肝理气,经前期温补肾阳、健脾疏肝,经期行气活血、化瘀通经为法。

2.中成药

(1)少腹逐瘀丸:温经活血,散寒止痛。用于寒凝血瘀型闭经。口服,每次 1 丸,每天 2 次。

(2)血府逐瘀丸:活血祛瘀,行气止痛。用于气滞血瘀型闭经。口服,每次 1 丸,每天 2 次。空腹用红糖水送服。

(3)坤灵丸:调经养血,逐瘀生新。用于月经不调,或多或少,行经腹痛,子宫寒冷,久不受孕,习惯性流产,赤白带下,病久气虚,肾亏腰痛。口服,每次 15 丸,每天 2 次。

(4)八珍益母丸:益气养血,活血调经。用于气血两虚兼有血瘀证所致月经不调。每次 1 丸,每天 3 次。

(5)八宝坤顺丸(大蜜丸):益气养血调经。用于气血虚弱所致的月经不调、痛经。口服,每次 1 丸,每天 2 次。

(6)妇科金丸:调经活血。用于体虚血少,月经不调,腰酸背痛等症。每次 1 丸,每天 2 次。

(7)乌鸡白凤丸(大蜜丸):补气养血,调经止带。用于月经不调,疲乏无力,心慌气短,腰腿酸软,白带量多。口服,每次 1 丸,每天 2 次。

(8)艾附暖宫丸:理血补气,暖宫调经。用于子宫虚寒,月经量少,后错,经期腹痛,腰酸带下等。每次1丸,每天2次。

(二)外治法

1.针灸

(1)辨证施针有以下几种。

气血虚弱:选取关元、足三里、归来、气海、脾俞、胃俞;操作:手法宜轻柔。足三里直刺0.5～1寸,提插或捻转,补法,至局部酸胀感。关元、气海、归来直刺0.5寸,轻轻提插或徐徐捻转,至小腹部胀重感。脾俞、胃俞均斜刺0.5～1寸,捻转补法,至局部酸胀感。留针20分钟,隔天治疗一次。

肝肾不足:选取关元、足三里、归来、肾俞、肝俞。操作:关元、归来直刺0.5～1寸,提插捻转补法,至小腹胀重感。足三里直刺0.5～1寸,提插或捻转,补法,至局部酸胀感。肾俞直刺1.5～2寸,提插捻转运针,至局部酸胀感。肝俞斜刺1寸,捻转补法,至局部胀感。留针20分钟,隔天治疗一次。

阴虚血燥:选取关元、足三里、归来、太溪。操作:关元、归来直刺0.5～1寸,提插捻转补法,至小腹胀重感。足三里直刺0.5～1寸,提插或捻转,补法,至局部酸胀感。太溪直刺0.5～1寸,捻转补法,至局部胀感。留针20分钟,隔天治疗一次。

气滞血瘀:选取中极、三阴交、归来、合谷、血海、太冲。操作:中极、归来直刺1寸,提插平补平泻法,至小腹部胀麻感。三阴交向上斜刺1～1.5寸,提插泻法,使针感沿小腿内侧向上放散。合谷直刺0.5～1寸,提插泻法,至局部胀重感或向指端放散。血海直刺1寸,提插或捻转泻法。太冲直刺0.5～1寸,提插泻法,至局部胀感向趾端放散。留针20分钟,间歇行针。

痰湿阻滞:选取中极、三阴交、归来、阴陵泉、丰隆。操作:中极、归来直刺1寸,提插平补平泻法,至小腹部胀麻感。三阴交向上斜刺1～1.5寸,提插泻法,使针感沿小腿内侧向上放散。丰隆直刺1～1.5寸,提插泻法,使针感向足部放散。留针20分钟间歇行针。

(2)施针方式有以下几种。

电针:选取天枢、血海、归来、三阴交、气冲、地机。操作:选腹部和下肢穴位组合成对,每次选用1对,接上电针仪,可选用密波,中等频率,通电1～15分钟。

皮肤针:选取腰骶部膀胱经第一侧线、脐下冲任脉循行路线、归来、血海、足三里。操作:循各经反复叩打三遍,然后重点叩刺肝俞、肾俞,其后再叩刺其他各穴。中等刺激,隔天1次,5次为1个疗程,疗程间休息3～5天。

耳针:选取内分泌、卵巢、皮质下、肝、肾、神门。操作:每次选3～4个穴,毫针刺用中等刺激,隔天1次,留针20分钟,或在耳穴埋豆,每周2～3次。

2.按摩

全身推运,腰骶部加擦法,以透热为度;少腹部则振颤,摩腹,揉腹。取穴内关、合谷、肾俞、关元、中极、足三里、三阴交等。按摩垂体、甲状腺、肾上腺、生殖腺、子宫、腹腔神经丛等反射区。以上每天1次,15次为1个疗程。

3.穴位埋线

选取主穴:天枢、带脉、子宫、脾俞、胃俞、肾俞、足三里均为双侧,关元、中极、中脘。操作:取消毒的弯盘、剪刀、镊子、纱布、3-0医用羊肠线、7号注射针头、35 mm×40 mm针灸针。将羊肠线分别剪成长约1 cm的一小段放在95%的乙醇中,埋线时取出放在纱布上。局部皮肤消毒后,将针灸针穿入注射针头内,稍向后退少许,将羊肠线用镊子夹起,放进注射针头前端,羊肠线不要露出针头,然后倾斜地持注射针头及针灸针,快速将注射针头刺入皮内,针尖达患者肌肉层后,将注射针头稍向上提,同时将针灸针向下刺入,将羊肠线推入肌肉内,当针灸针针下有松动感时,说明羊肠线已进入肌肉内,即可将注射针头及针灸针一起拔出,再用棉签按压针孔片刻至血止。1个月治疗1次,6个月为1个疗程。

(三)手术治疗与围术期处理

1.生殖道畸形

如处女膜闭锁、阴道横隔或阴道闭锁,通过手术切开或成形,使经血流畅。

2.Asherman综合征

手术分解宫颈宫腔粘连。目前多采用宫腔镜下粘连分解术,术后安放节育环,术后予大剂量雌激素的人工周期治疗3～6个月,根据月经量及患者需要决定是否继续安放节育环。

3.肿瘤

卵巢肿瘤一经确诊应手术切除。颅内蝶鞍部位肿瘤应根据肿瘤大小、性质及是否有压迫症状决定治疗方案。垂体催乳素肿瘤可口服溴隐亭,除非肿瘤过大产生急性压迫症状或对药物不敏感,一般不需手术治疗。颅咽管肿瘤属良性肿瘤,手术可能损伤下丘脑,无压迫症状者也不需手术,至于肿瘤对生殖轴的功能影响可采用激素替代治疗。含Y型染色体高促性腺激素闭经者,应行性腺切除术。

手术前后,给予中医辨证调理以促进术后恢复,如在宫腔手术前后,采用活血补肾法进行治疗。

七、难点与对策

月经的产生是脏腑、经络、气血作用于胞宫,使之定期藏泻的结果,月经的来潮及其周期的演变受肾气-天癸-冲任-胞宫生殖轴的调节,只有肾气盛、天癸至,脏腑各个功能健全与协调,方能化生充沛的气血;而气血是月经产生的物质基础,冲任通盛是维持胞宫正常生理活动的要素,而肾气在妇女月经生理活动中起主导作用,其中任何一个环节的障碍都会影响月经的产生。闭经是月经病中较为严重的疾病之一,临床上对于初潮延迟的原发性闭经,以及各种因素引起的经期停闭,特别是年轻未婚女性,如何恢复月经来潮以及使其形成有排卵的周期仍是目前治疗难点,以下提出相应的对策。

难点一:恢复月经,建立规律的月经周期。月经是伴随卵巢周期性排卵而出现的子宫内膜周期性脱落及出血,规律月经的出现是生殖功能成熟的标志之一。《景岳全书·妇人规》以"血枯""血隔"分虚实立论,虚者精之不足,血海空虚,无血可下,实者邪气阻隔,脉道不通,经血不得下行。对于闭经患者,月经初潮后如何保持其规律的月经周期是临床诊疗过程中的一个难点。

对策:闭经的治疗需辨证与辨病相结合,调治之法,主要针对不同的病机。一般来说,虚证或虚实夹杂者当以调理肾肝为主,而肾阴是月经的主要化源,故滋益肾阴,乃调治闭经之要道。在此基础上辨证配合调气、疏肝、温阳、化痰燥湿、活血等治疗,并结合分型论治,以补肾祛痰法为主治疗多囊卵巢之闭经,以温肾补阳、疏肝化痰为主治疗高催乳素血症之闭经,以温补脾肾治疗子宫内膜结核之闭经,以中西医结合治疗卵巢早衰之闭经。月经来潮后中医治疗可使用"中医周期疗法",以辨证为主,辨证与辨病相结合,注意机体证型,又重视卵巢冲任的周期变化,旨在调节脏腑、冲任功能以促排卵，排卵功能正常，月经自然来潮。

难点二：痰湿型闭经患者应控制体重。痰湿型闭经的患者形体多肥胖，肥胖妇女，躯脂满溢，脂痰相结，阻塞胞宫，使冲任阻滞，血海不能按时藏泄，导致闭经。痰湿型闭经是闭经中常见的一种证型，其特点为闭经后形体肥胖或肥胖后形成闭经，治疗上有一定的难度，颇为棘手。

对策：肾与脾对水液调节失利是形成痰湿内阻，体形壅胖的原因。同时，肝郁气滞影响脾胃也是产生痰湿的主要原因，正如严用和在《济生方》中说"人生气道贵乎顺，顺则津液流通，绝无痰饮之患。"所以调治脾肾，豁痰利湿，重于温通与调畅气机是控制体重，减少脂痰，治疗痰湿之闭经的重要一环。代表方苍附导痰丸（《叶天士女科》）合佛手散（《普济本事方》）及香砂六君汤（《名医方论》），常用药物如：陈皮、胆南星、法半夏、苍术、白术、茯苓、布渣叶、青皮、当归、川芎、瓜蒌皮、浙贝等，并结合针灸治疗，主穴选用中脘、丰隆、脾俞以健脾祛湿化痰，药膳调理如蔬菜中的马齿苋、薏苡仁、扁豆、山药均有祛湿化痰作用。

八、经验与体会

（一）闭经多虚实夹杂，治疗宜扶正祛邪

历代医家对于闭经众说纷纭，张仲景谓"因虚、积冷、结气，为诸经水断绝。"陈自明《妇人良方》"忧愁思虑则伤心，而血逆竭，神色先散，月水先闭"。张洁古谓"月事不来属心火"。王纶《明医杂著》"遇有此证，便须审其脾胃如何……只宜补养脾胃。脾旺则能生血而经自行矣"。《叶天士女科》亦说"脾旺则血匀气顺，自然应期"。现代许多医家赞同张仲景、陈自明的观点，认为妇女经阻总因脏腑虚怯、寒热瘀痰、气郁忧思等，因而致血海受损，胞脉不利而经闭。病机以血滞、血枯立论，临诊之时需分辨血滞有余的实证和血枯不足的虚证。临床上以虚者多见，即使实者亦每在虚中夹实，故血滞实者不宜过于宣通，不须养荣益阴，而血枯虚者又不可峻行补益，尚须推陈致新。也可先补后攻，先使气血充盈，性生殖功能旺盛，然后加以引导，引血下行，适当攻逐通利，以顺乎月经生理蓄满而溢之机。大凡治经闭，宜补心肾以安血之室，健脾扶胃以资血之源，以此为治疗大法。

（二）育肾调经，注意调理脾胃

"经水出诸肾"《傅青主女科》，"月经全借肾水施化"《医宗正传·妇人科》，妇人以血为用，故育肾调经是治疗闭经的根本。同时，脾胃为后天之本、气血生化之源，脾胃失健，气血生化无源，脏腑失养，冲任失调，血海不能按时满溢。故治疗闭经时，调理脾胃，实为重要法则。对于各型闭经，可以随症加入健脾和胃之药，常于滋补药中佐入陈皮、山楂、神曲、鸡内金、谷芽之类，使之补而不滞，滋阴不碍胃。常于化瘀药及祛痰药化湿药中加入鸡内金、麦芽、陈皮、山楂，使脾胃保持良好的运化功能。在善后阶段，可用六君汤、归脾汤等方剂调理，得以巩固疗效。

（三）疏肝调经，重视情志调节

因情志抑郁，或环境改变不能适应，以致肝气郁结，影响冲任而致闭经者，当治以疏肝解郁、理气调经。常用药物有当归、生地、川芎、白芍、柴胡、郁金、丹参、制香附、怀牛膝、青陈皮、红花，并随证加减应用。除了运用调肝中药外，还应注重情志治疗，以五行相生相克理论，进行情志相胜治疗。

九、预后与转归

长期闭经或不排卵，易于发生子宫内膜癌，且对生育功能及骨代谢有影响，如性生活障碍、不

育、早绝经、骨质疏松等。近代研究还发现低雌激素与高胰岛素及高血脂密切相关,因此,长期闭经患者将来发生血管硬化、高血压、心脏疾病的概率远高于非闭经患者。

十、预防与调护

(一)预防

经期尽量避免涉水、感寒或过食酸冷;经期、产后注意卫生;加强避孕措施,避免多次人流、刮宫;哺乳期不宜过长;不宜过分节食减肥;注意及时治疗某些可以导致闭经的疾病,如月经后期、月经量少、内生殖器炎症及结核、糖尿病、肾上腺及甲状腺疾病;对服避孕药闭经的患者,建议改用其他避孕措施;使用norplant埋置剂的妇女如果闭经,应做妇科检查,怀疑妊娠时,应做妊娠试验。确诊为妊娠后,必须取出埋置剂;若未妊娠,可继续使用。不论是出血、滴血或闭经,埋置剂取出后,都能较快地恢复月经周期。

(二)调护

1.生活调护

劳逸结合,加强营养及锻炼,增强体质。

2.饮食调养

(1)党参杜仲鲈鱼汤:新鲜鲈鱼300 g,党参15 g,杜仲10 g,熟地12 g。鲈鱼去鳞剖肚去内脏,与洗净的药品放入锅内,加水适量,共煎服,调味饮汤,早晚分服,可治脾肾两虚之闭经。

(2)贞椹猪腰:女贞子15 g,桑椹子15 g,猪腰300 g,姜、葱适量。将猪腰洗净切开去筋膜,将猪腰和女贞子、桑椹子、姜、葱放入瓦锅内,加清水500 mL,中火煮沸后改文火煮透,调味,取出晾凉,切片食用,此方适用于肝肾阴虚所致闭经。

(3)当归南枣鸡蛋茶:当归6 g,南枣10枚去核,鸡蛋1只,红茶适量。将当归、南枣、鸡蛋洗净,放清水2碗,煲至蛋熟,去蛋壳后再放同煲30分钟,每周食用2～3次。适用于血虚闭经者。

(4)柚皮焖鸭:柚皮1个,水鸭250 g,姜、葱、陈皮适量。将新鲜的柚皮去青,切块,放入沸水煮20分钟去味,水鸭洗净切块,烧热油锅,倒入生姜、陈皮,放水鸭块炒至微黄,放入柚皮,加水用火焖至鸭肉熟,调味佐膳。可治疗气滞、血行不畅所致的月经病。

(5)陈皮扁豆酿猪肠:陈皮1.5 g,扁豆50 g,糯米200 g,猪肠50 g。陈皮切丝、扁豆混合,塞入猪肠,绑成节状,隔水蒸40分钟,切成厚片装盘。烧热油锅,倒入蚝油,倒进酿熟的猪肠,勾芡上盘即可。适用于痰湿阻滞,胞脉壅塞,经水阻隔之闭经。

(6)薏仁红花粥:生薏仁60 g,红花6 g,糯米50 g。洗净薏仁、红花、糯米同放入锅内,加水适量煮粥,粥熟调味食之。适用于脾虚湿盛,痰瘀互结而致闭经。

(7)胡桃烩海参:胡桃肉15 g,海参50 g,鸡肉50 g。将胡桃肉用热水泡开,去衣,海参浸软,洗净切丝,鸡肉洗净切丝,烧热油锅,倒入胡桃肉,炒至稍黄,倒入海参丝、鸡肉丝,加水适量,炒煮调味即可。适用于阴精不足之月经失调、闭经。

3.精神调理

调整情绪,不急不躁,宽厚待人处事,保持心情轻松愉快。

(孙晓霞)

第二节　痛　经

痛经指妇女在经期及其前后，出现小腹或腰部疼痛，甚至痛及腰骶，每随月经周期而发，严重者可伴恶心呕吐、冷汗淋漓、手足厥冷，甚至晕厥，给工作生活带来影响。好发于 15～25 岁及初潮后的 6 个月至两年内，是妇科最常见症状之一。痛经分为原发性和继发性两类，原发性痛经是指生殖器官无器质性病变的痛经，占痛经 90％以上；继发性痛经是指盆腔器质性疾病引起的痛经。本节主要叙述原发性痛经。

本病中医亦称为"痛经"，或称为"经行腹痛"。

一、病因病机

(一)中医

中医学认为痛经的发生与素体因素及经期、经期前后特殊的生理环境有关。非行经期间，冲任气血平和，致病因素不能引起冲任、胞宫瘀滞或不足，故不发生疼痛，而在经期或经期前后，血海由满盈而泄溢，胞宫气血由气盛血旺至经后暂虚，气血变化急骤，致病因素乘时而作，使气血运行不畅，胞宫经血流通受阻，以致不通则痛；或致冲任胞宫失于濡养不荣而痛。

1.气滞血瘀

素多抑郁，或经期前后伤于情志，以致"经欲行而肝不应，则拂其气而痛生"（《傅青主女科》）；或经期产后（包括堕胎、小产、人工流产），余血内留，离经之血内蓄于胞中而成瘀。气滞血瘀，不通则痛。

2.寒凝血瘀

经行产后，冒雨涉水，贪食生冷或坐卧湿地，寒湿伤于下焦，客于冲任，与经血相结，阻于胞脉，经行不畅，"寒湿满二经而内乱，两相争而作痛"（《傅青主女科》）。

3.湿热瘀互结

经期产后感受湿热之邪（如洗涤不洁、不禁房事等），或宿有湿热内蕴，流注冲任，搏结于胞脉而留瘀，致经行不畅，发为痛经。

4.气血虚弱

禀赋不足，或脾胃素弱，生化乏源，或大病久病，耗损气血，经期阴血下泻为经，势必更虚，"血海空虚气不收也"（《胎产证治》），冲任胞脉失于濡养而发痛经。

5.肝肾不足

先天禀赋不足，肝肾本虚，或多产房劳，损及肝肾。精亏血少，冲任不足，胞脉失养，经将净血海更虚，故而作痛。

(二)西医

原发性痛经的发生主要与月经时子宫内膜前列腺素（prostaghndin，PG）含量增高有关。研究表明，痛经患者子宫内膜和月经血中 PGF_{2a} 和 PGE_2 含量均较正常妇女明显升高。PGF_{2a} 含量增高是造成痛经的主要原因。PGF_{2a} 和 PGE_2 是花生四烯酸脂肪酸的衍生物，在月经周期中，分泌期子宫内膜前列腺素浓度较增生期子宫内膜高。月经期因溶酶体酶溶解子宫内膜细胞而大量释放,使 PGF_{2a} 和 PGE_2 含量增高。PGF_{2a} 含量高可引起子宫平滑肌过强收缩,血管挛缩,造成子宫缺血、缺氧状态而出现痛经。由于黄体功能不全,引起孕激素分泌功能低下,致子宫内膜分泌欠佳,不能溶解而呈整块排出,子宫异常收缩增强,使子宫血流量减少,造成子宫缺血痉挛亦引起严重痛经称膜样痛经。此外,原发性痛经还受精神、神经因素影响,疼痛的主观感受也与个体痛阈有关。增多的前列腺素进入血循环,还可引起心血管和消化道等症状。无排卵的增生期子宫内膜因无孕酮刺激,所含前列腺素浓度很低,通常不发生痛经。

二、临床表现

(一)症状

1.腹痛

(1)一般于初潮后数月出现,也有发生在初潮后 2～3 年的年轻妇女。

(2)疼痛多自月经来潮后开始,最早出现在经前 12 小时,以行经第 1 天疼痛最剧烈,持续2～3 天后缓解。疼痛常呈痉挛性,通常位于下腹部耻骨上,可放射至腰骶部和大腿内侧。

(3)腹痛剧烈时,可伴有面色苍白、出冷汗、手足发凉,甚至晕厥、虚脱等。

2.胃肠道症状

如恶心、呕吐、腹泻及肠胀气或肠痉挛等。一般可持续数小时,1～2 天后症状逐渐减轻、消失。

(二)体征

下腹部可有压痛,一般无腹肌紧张或反跳痛。妇科检查常无异常发现。

(三)常见并发症

经前期综合征 月经来潮前 7～10 天出现以躯体及精神症状为特征的综合征,除了腹痛外,还伴有头痛、乳房胀痛、紧张、压抑或易怒、烦躁、失眠、水肿等一系列症状,月经来潮后症状即自然消失。

三、实验室和其他辅助检查

一般无异常发现。

四、诊断要点

(一)明确疼痛发生的时间和性质

发生于经期或行经前后,有规律地周期性出现。

(二)根据临床表现以判定痛经的程度

一般可分为轻、中、重三度。

1.轻度

行经期或其前后,小腹疼痛明显,或伴腰部酸痛,但尚可坚持工作和学习,有时需服止痛药。根据月经期下腹坠痛,妇科检查无阳性体征,临床即可诊断。诊断时需与子宫内膜异位症、子宫腺肌病、盆腔炎性疾病引起的继发性痛经相鉴别。继发性痛经常在初潮后数年方出现症状,多有月经过多,妇科检查有异常发现,必要时可行腹腔镜检查加以鉴别。

2.中度

行经期或月经前后,小腹疼痛难忍,或伴腰部疼痛、恶心呕吐、四肢不温,采用止痛措施疼痛可缓解。

3.重度

行经期或其前后,小腹疼痛难忍,坐卧不安,不能坚持工作和学习。多伴有腰骶疼痛,或兼有呕吐、泄泻、肛门坠胀、面色苍白、冷汗淋漓、四肢厥冷、低血压等,甚至昏厥。

(三)原发性痛经与继发性痛经的区别

区别要点在于生殖器官有无器质性病变。原发性痛经属功能性痛经,生殖器官无器质病变,常发生在初潮或初潮后不久,多见于未婚或未孕妇女,在正常分娩后疼痛可缓解或消失;继发性痛经常发生在月经初潮后数年,常有月经过多、不孕、放置宫内节育器或盆腔炎性疾病病史,妇科检查有异常发现,如处女膜孔过小,子宫颈管过于狭窄,子宫位置过于前倾或后屈,或子宫发育不良、子宫内膜异位症、子宫肌腺病、盆腔炎症和宫腔粘连等。必要时需行宫腔镜、腹腔镜检查加以鉴别。

五、鉴别诊断

(一)异位妊娠破裂

异位妊娠破裂之腹痛,多有停经史及妊娠资料可查,孕后可有一侧少腹隐痛,不规则阴道流血史,发作时突然腹痛如撕裂,剧痛难忍,伴面色苍白、冷汗淋漓、手足厥冷,或伴有恶心呕吐。但亦有无明显停经史即发生异位妊娠破裂者。

(二)先兆流产

先兆流产有停经史及早孕反应,可见阴道流血,妊娠试验阳性,B超检查子宫腔内有孕囊,而痛经则无上述妊娠征象。

(三)肿瘤蒂扭转、破裂、变性

除有卵巢肿瘤病史和可扪及盆腔肿物外,疼痛往往突然发作,过去并无明显之周期性痛经史,此次发作时亦与月经周期无关。

(四)卵泡破裂或黄体破裂

卵泡破裂或黄体破裂也可致腹腔内出血而出现突发性下腹痛。前者多发生于月经周期的中段,后者则发生于经前或妊娠早期,一般有诱因可查,如性交、剧烈运动或腹部挫伤等。

(五)急性盆腔炎

除腹部胀痛外,多伴有高热、烦渴等热证表现,并有带下异常等。

上述几种妇科痛证均与月经周期性发作无甚关系,应详加鉴别。其他内、外科之腹痛,如急性阑尾炎、胃肠出血等,亦需根据病史、症状、体征等仔细鉴别。

六、治疗

痛经的治疗原则总以调理冲任气血为主。治疗分两个阶段进行:月经期行气和血止痛以治其标,由通着手,虚则补而通之,实则泻而通之;平时审证求因以治本,以调为法,调气和血,调理冲任。同时还应兼顾素体情况,或调肝,或益肾,或扶脾,使之气顺血和,冲任流通,经血畅行则痛自止。

此外,因痛经与月经关系密切,故不论对何种病因病机的痛经,均宜在月经来潮前夕加用理气药,月经期中加用理血药,月经净后加用养血和血药。经期不宜用滋腻或过于寒凉的药物以免滞血。治疗时间一般主张3个周期以上,并应预防用药,经前3～5天即开始治疗。

（一）内治法

1.辨证治疗

痛经的辨证要点是根据疼痛的性质、部位、程度、时间,结合月经的期、量、色、质与兼证、舌脉,辨明寒、热、虚、实。

疼痛的性质、程度:掣痛、绞痛、刺痛、拒按属实证;隐痛、坠痛、喜揉喜按属虚证;下腹冷痛,得温痛减,属于寒证;下腹痛如针刺,得热痛剧,属于热证;胀甚于痛,矢气则舒,属于气滞;痛甚于胀,经行血块排出,腹痛减轻,属于血瘀。

疼痛的时间:发生于经前或经潮1～2天内多属实证;经后腹痛绵绵多是虚证。

疼痛的部位:痛在两侧少腹病多在肝;小腹痛引腰脊者病多在肾。

总而言之,痛经病位在冲任胞宫,变化在气血。临床上寒证多而热证少,实证多而虚证少,夹虚者多,而全实者少。审因论治,方能药到病除。

（1）气滞血瘀。

证候特点:每于经前1～2天或经期小腹胀痛,胀甚于痛,拒按,或伴乳房胀痛、胸胁胀满不适;或月经先后无定期,量少,或经行不畅,经色紫暗有块,血块排出后痛减;常伴有烦躁易怒,甚或恶心呕吐,舌紫暗或瘀点,脉弦滑或弦涩。

治法:理气活血,祛瘀止痛。

推荐方剂:膈下逐瘀汤。

基本处方:当归9 g,川芎6 g,赤芍12 g,桃仁10 g,红花9 g,枳壳12 g,延胡索9 g,五灵脂9 g,牡丹皮12 g,乌药9 g,香附15 g,甘草6 g。每天1剂,水煎服。

加减法:肝郁较甚,胸胁乳房痛甚者,加柴胡6 g、青皮6 g、竹叶12 g以疏肝理气止痛;肝郁化热,症见口干,口苦,月经持续时间长,色暗质稠,舌红苔黄,脉弦数,加栀子12 g、夏枯草12 g、黄芩12 g以疏肝清热;若痛经剧烈,伴恶心呕吐,苔厚腻,脉滑,为肝气夹冲气犯胃,加竹茹12 g、生姜6 g、法半夏12 g以平冲降逆止呕;若痛连肛门,兼前阴坠胀者,加柴胡6 g、川楝子12 g、大黄9 g以理气行滞止痛;若肝郁伐脾,症见胸闷、食少者,可加白术15 g、茯苓15 g、陈皮6 g以健脾。

（2）寒凝血瘀。

证候特点:经前或经期小腹冷痛拒按,得热痛减,或经期延后,月经量少,经色瘀暗有块,或畏寒身痛,手足欠温,面色青白,舌暗苔白润或腻,脉沉紧。

治法:温经散寒,化瘀止痛。

推荐方剂:少腹逐瘀汤。

基本处方:小茴香6 g,干姜6 g,没药9 g,肉桂6 g(焗服),赤芍12 g,蒲黄9 g(包煎),五灵脂9 g(包煎),当归12 g,川芎6 g,延胡索12 g。每天1剂,水煎服。

加减法:若月经量过少,色瘀暗,可加桃仁12 g、鸡血藤30 g以活血通经;若腰痛、身痛甚者,加独活15 g、桑寄生18 g、巴戟天15 g以补肾气,散寒湿;若气滞偏盛,冷痛作胀者,加乌药9 g、香附12 g以温通行气;若系虚寒所致痛经,证见经行下腹绵绵作痛,喜暖喜按,月经量少,色淡质稀,畏寒肢冷,腰骶冷痛,面色淡白,舌淡,脉沉细,治宜温经养血止痛,上方可加熟附子9 g(先煎)加强温经散寒之力;若阳虚内寒,痛甚而厥,症见手足不温,或冷汗淋漓,为寒邪凝闭,阳气失宣之象,可加人参15 g、熟附子12 g(先煎)、艾叶12 g,以温经散寒,回阳救逆。

（3）湿热瘀互结。

证候特点：经前或经期小腹疼痛拒按，有灼热感，或伴腰骶胀痛，或平时即感小腹疼痛，经期加剧，或低热起伏，伴有月经先期、月经过多或经期延长，经色暗红，质稠有块，或平时带下黄稠、阴痒，小便黄短，大便不爽，舌红苔黄腻，脉弦数或滑数。

治法：清热除湿，化瘀止痛。

推荐方剂：清热调血汤。

基本处方：黄芩 12 g，龙胆草 10 g，佩兰 12 g，薏苡仁 30 g，茵陈 15 g，蒲黄 6 g（包煎），五灵脂 6 g（包煎），丹参 15 g，赤芍 12 g，牡丹皮 12 g，厚朴 10 g，延胡索 12 g。每天 1 剂，水煎服。

加减法：若月经过多，或经期延长，酌加益母草 18 g、血余炭 12 g、地榆、槐花各 15 g，以凉血止血；若腰骶胀痛，可加桑寄生 18 g、秦艽 15 g 以祛湿通络止痛；若平时带下量多，色黄质稠气臭，酌加黄柏 15 g、忍冬藤 30 g、败酱草 20 g 等以加强清热解毒利湿之力；若热盛致口干，腹胀痛，大便干结者，可加虎杖 20 g、枳实 15 g，以泄热存阴。

（4）气血虚弱。

证候特点：经期或经后 1～2 天，小腹隐隐作痛，喜按，伴见小腹或阴部空坠，经血量少、色淡、质清稀，或月经后期，面色萎黄无华，神疲倦怠，气短懒言，舌淡苔白，脉细弱。

治法：益气养血，调经止痛。

推荐方剂：八珍汤。

基本处方：当归 12 g，川芎 9 g，党参 15 g，白术 15 g，黄芪 15 g，生姜 9 g，大枣 12 g，白芍 12 g，甘草 9 g，香附 12 g。每天 1 剂，水煎服。

加减法：气虚兼寒，痛喜温熨者，加艾叶 12 g、台乌药 9 g、肉桂 1.5 g（焗服）以温经散寒止痛；血虚甚，证见头晕、心悸、失眠者，加阿胶 12 g（烊化）、鸡血藤 30 g、酸枣仁 15 g 以养精血安神；兼肾虚，证见腰膝酸软者，加菟丝子 25 g、川断 12 g、杜仲 18 g 以补益肾气；脾虚气滞，见纳少便溏者，加木香 9 g、砂仁 6 g（后下）以行气醒脾。

（5）肝肾不足。

证候特点：经期或经后少腹绵绵作痛，腰部酸胀，月经色淡量少质稀薄，或有潮热，或耳鸣，或头晕目眩，舌淡，苔薄白或薄黄，脉细弱。

治法：滋养肝肾，和营止痛。

推荐方剂：归肾丸。

基本处方：杜仲 15 g，菟丝子 20 g，熟地黄 15 g，山茱萸 9 g，枸杞子 12 g，当归 12 g，茯苓 12 g，白芍 12 g，甘草 6 g，香附 12 g。每天 1 剂，水煎服。

加减法：若伴腰骶酸痛甚，夜尿多者，可加川断 15 g、狗脊 15 g、益智仁 12 g、桑螵蛸 15 g 以补肾强腰；若月经量少，酌加川芎 9 g、鸡血藤 30 g、女贞子 15 g 以养血通经；若兼头晕、心悸不寐者，加夜交藤 30 g、酸枣仁 15 g、五味子 9 g 以镇静安神；若兼见心烦少寐、颧红潮热等阴虚内热之象者，加青蒿 9 g、鳖甲 20 g（先煎）、地骨皮 15 g 以清虚热；若兼畏寒肢冷、腰酸如折、舌淡、脉沉迟等阳虚见证，可酌加补骨脂 15 g、熟附子 9 g（先煎）、淫羊藿 10 g 以温补肾阳。

2.中成药

（1）田七痛经胶囊：通调气血，止痛调经。适用于各类型痛经，尤其是因寒致痛者。胶囊，每次 3～5 粒，每天 3 次，经期或经前 5 天服用。或每次 3～5 粒，每天 2～3 次，经期后继续服用，以巩固疗效。

（2）金佛止痛丸：行气止痛，疏肝和胃，祛瘀。适用于各类型痛经，每次 5～10 g，每天 2～

3次。寒证者须用姜汤送服。

（3）七制香附丸：开郁顺气，调经养血。适用于肝郁气滞，气血运行不畅所致的痛经。每次1丸，每天2次。

（4）痛经丸：温经活血，调经止痛。适用于气滞寒凝，血行不畅的痛经。每次6 g，每天2次。

（5）济坤丸：调经养血，和胃安神。适用于气滞血瘀而兼有心脾两虚之痛经。每次1丸，每天2次。

（6）散结镇痛胶囊：软坚散结，化瘀定痛。适用于各类型痛经。每次4粒，每天3次。

（二）外治法

1.针灸

（1）体针：选取合谷、三阴交。方法：实证用泻法，虚证用补法。方义：合谷乃手阳明经原穴，功善行气止痛，三阴交为足三阴经的交会穴，与合谷相配可达行气调血止痛之功效。加减：夹血块者加血海；湿邪重者加阴陵泉、太冲、行间；肝郁者加太冲、气海、内关；气血虚弱者加足三里、脾俞、血海；肝肾不足者加关元、肝俞、肾俞。

（2）电针：选取中极、关元、三阴交、血海、地机、足三里穴，针刺得气后，接上电针治疗仪，通以疏密波或连续波，电量以中度刺激为宜，每次通电15～30分钟，每天1～2次。于经前3天施治，至疼痛缓解为止。

（3）灸法：取关元、气海、曲骨、上髎、三阴交，每次取3个穴，于经前3天用艾条温和灸，每穴施灸20分钟，每天一次，连续治疗，4天为1个疗程，适用于各型痛经。

（4）穴位注射：取当归注射液4 mL，于双侧三阴交穴位注射，一般10分钟后疼痛可缓解，若气滞血瘀可配太冲；寒湿凝滞配内关；气血虚弱配足三里；肝肾不足配关元。

（5）梅花针：用梅花针从腰椎至尾椎，脐部至耻骨联合处轻叩（不出血为宜），可调节冲、任、督脉之气，以达行气止痛之功。每次月经前3～5天开始，每天1次，每次15分钟，连用3个周期。

2.敷脐疗法

神阙为冲任经气汇聚之地，且渗透力强，采取敷脐疗法可达到调理冲任气血以止痛的治疗目的，可选用当归、川芎、吴茱萸等研为细末，加白酒和凡士林调为膏糊状，于经前3天敷脐部，经至敷关元穴，可疏通经络，祛寒止痛。

3.耳穴治疗

取耳穴皮质下、内分泌、交感、子宫、卵巢，于月经来前3～5天，用王不留行籽或小磁珠压穴，每天按揉数次，调和气血以止痛；疼痛较重者可用埋针法。气滞血瘀可加耳穴肝、神门；痰湿凝滞加耳穴脾、胃；湿热瘀滞加耳穴三焦、腹；气血虚弱加耳穴心、脾；肝肾亏虚加耳穴肝、肾。

七、难点与对策

原发性痛经的诊断并不困难，但由于疼痛发作时给患者带来极大的痛苦，严重影响工作、生活和学习，所以如何尽快止痛，预防和减少复发，及对重度痛经的治疗等问题，成为治疗上的难点。

（一）难点一

如何尽快制止疼痛。痛经患者病发之际相当痛苦，如何尽快制止疼痛是治疗的难点之一。

对策：解除疼痛的关键一环是调气血、通经络。运用传统的内痛外治的中医特色疗法：针灸，在疼痛发作时，针刺对机体是一种良性刺激，通过循经感传，气至病所，能迅速发挥理气调血通经的作用,常可收到明显的止痛效果。针刺治疗,通常以关元、三阴交为主穴,痛经的即刻止痛有效率为97.37%。实证用泻法,虚证用补法,可于针后加灸,一般治疗5～30分钟内疼痛可缓解甚至消失。腹针治疗方法:取穴引气归元加中极,以下腹痛为主者加外陵、水道;以下腹痛、肛门坠胀为主者加外陵、水道、气穴;以下腹痛、腰骶部疼痛为主者加外陵、水道、气旁,有及时止痛效果。其他还可选择平衡针针刺痛经穴、中药吴茱萸炒粗盐热敷下腹部,艾灸气海、关元温经止痛。关于治疗时机的选择,不应局限于痛时止痛,指引患者经前5～7天即开始接受治疗,以期减缓或消除疼痛。

(二)难点二

如何预防和减少复发。临床上,相当一部分患者痛经的治疗远期疗效欠满意,疗效不能巩固,甚至成宿疾,所以预防和减少复发是治疗的关键之一。

1.重视非经期治疗

疼痛发作之时,应以治标为主,以调理气血,疏导血脉以止痛为法。但这仅是权宜之计,关键还是在治本,只有治本,才能达到根治的目的。故痛经的治疗时间,一般主张连续3个月经周期。非经期,侧重于治本,调整脏腑功能,结合素体情况,辨证求因,或调肝,或益肾,或扶脾,经前1周,则在治本的基础上兼以治标,以祛除病因而调和气血。

2.注重分析病因,注意生活调摄

应详细分析痛经患者的素体因素、生活习惯、经期、经期前后腹部疼痛特点。若素多抑郁,情志不畅,应在药物治疗同时予以情志疏导;若经期或经前贪食生冷或居住潮湿之地,当嘱患者戒食生冷或改善居住环境,注意经期卫生,经期禁房事、盆浴,不宜剧烈运动,避免过劳。若气血亏虚,或肝肾不足,当结合食补。

3.加强宣教

对痛经患者给予精神安慰及经期知识教育,使患者切勿事先畏惧疼痛发生,保持精神愉快,有助缓解痛经。

4.避孕药疗法

针对少数严重、反复发作的痛经,可选择应用短效避孕药口服,抑制排卵,于月经第5天起,每晚口服1片,连服22天,连续用3～6个周期。对于膜样痛经,可辅以孕激素治疗,从月经周期第21天起,每天肌内注射黄体酮20 mg,共5次,以使内膜呈碎片状排出,有助缓解痛经。

(三)难点三

重视原发性痛经的鉴别诊断

对策:对于药物、针灸治疗难以缓解的痛经,或者观察治疗过程中程度逐渐加重的痛经,以及检查发现子宫增大、附件包块的痛经患者,尤其需注意与器质性病变引起的继发性痛经相鉴别。临床常见引起继发性痛经的疾病如子宫腺肌病、盆腔子宫内膜异位症、残角子宫畸形、处女膜闭锁等,一旦明确痛经原因,即需针对病因治疗,以免延误病情。有时黄体囊肿破裂、卵巢内膜囊肿破裂合并阴道少许出血者,可能误诊为痛经,当分析既往病史、疼痛特点、腹部检查、妇科检查及盆腔B超检查以鉴别诊断。

八、经验与体会

(一)调理气血是治疗痛经的基本治则

原发性痛经多见于年轻未婚女性,月经前后或经期小腹疼痛难忍,疼痛多见于经前或经期。

痛经的病机特点多为本虚标实或实证,"不通则痛"是其主要病因病机。在证型的分布上,原发性痛经常见证候类型多,但主要证候实证居多,虚证次之,也有虚实夹杂者,在实证中气滞血瘀和寒湿凝滞多见,虚证中以气血亏虚证和肝肾不足为多,证型虽有虚有实,但主要病机不离乎滞和瘀,实者因气滞、寒凝致气血运行不畅,瘀而作痛;虚者,因虚致瘀,而致痛经,因此原发性痛经无论何因,其必然存在胞宫气血瘀滞,由此在临床中辨证和治疗原发性痛经调理气血是关键。临证过程中详细分辨痛经发作时间是经前、经后还是经期,详问月经量、色、质情况,结合舌脉,辨证应用活血化瘀、行气止痛药物。若寒凝血瘀可选用少腹逐瘀汤加减,气滞血瘀可选用膈下逐瘀汤加减,湿热瘀结可选用清热调血汤加减等。选方用药过程中应该注意的是,行气之药多芳香辛燥,易伤血耗阴;化瘀药多为攻伐破峻之品,容易损气伤阳,故气滞宜疏,药以甘淡辛平为宜,如枳壳、香附、陈皮、郁金、素馨花、佛手花、合欢花、玫瑰花等行气解郁之品;血瘀宜化,药以辛平或辛而微温,如益母草、酒川牛膝、当归、川芎、赤芍、丹参、蒲黄、五灵脂、莪术等。

运用理气活血药物时,重视对药用药,以增其效。如延胡索与乌药,延胡索为活血行气止痛之要药,其功能既能入血分以活血祛瘀,又能入气分以行气散滞;乌药能行气散寒止痛,二者合用,行气活血,散寒止痛之力强。赤芍与白芍,赤芍清热凉血,通脉消瘀;白芍养血敛阴,柔肝止痛。赤芍散而不补,白芍补而不散。两药合用,一散一敛,一泻一补,尤宜于血虚夹瘀有热之痛经。蒲黄与五灵脂,活血化瘀止痛力强。生蒲黄、花蕊石化瘀下膜;生蒲黄、血竭散瘀止痛止血。关于止痛药的选择,结合临床辨证,寒痛用艾叶、小茴香、炮姜、肉桂、乌药、吴茱萸、高良姜、细辛;滞痛可选用香附、川楝子、延胡索、川芎、木香;瘀痛可选用川芎、延胡索、三七、当归、没药、蒲黄、五灵脂、桃仁、益母草;热痛可选用川楝子、赤芍、贯众、知母、黄柏等。痛甚加橘核、荔枝核、延胡索及大量白芍;恶心加半夏、生姜、竹茹。对无明显虚象、寒象的重症痛经,可采用大剂量的芍药甘草汤(芍药可用 50~100 g)合失笑散或伍以适当活血祛瘀药,其止痛效果显著。

(二)循周期治疗痛经

一般采用经期治标,平时治本的方法。由于月经有明显的节律性,根据平素月经情况、BBT变化、B超监测排卵、带下改变等判断所处月经周期。行经期活血调经,引血下行,重在祛瘀,选用益母草、酒川牛膝、泽兰、赤芍等,且经期治痛,以调和气血为主,适当选用延胡索、乌药、失笑散等活血化瘀之品增强止痛之力;同时重视经后血海空虚,补肾填精,化瘀而不伤正,选用女贞子、旱莲草、桑寄生、枸杞子、菟丝子等;经后卵泡发育,内膜修复,逐渐增厚,肾气封藏,蓄养阴精,使精血渐长,双补肾阴肾阳,选用四物汤、二至丸、菟丝子、续断、桑寄生、鹿角胶、紫河车、巴戟天等;经间排卵期精血已旺,冲任气血旺盛,活血补肾,重在促新,选用皂角刺、淫羊藿、续断等;经前期补肾助阳,维持阳长,选用淫羊藿、续断,并注重行气化瘀,引血下行,适当选用牛膝、三棱、莪术、益母草等。

九、预后与转归

一般原发性痛经经过及时治疗,症状可以很快得到控制,症状明显者通过一般治疗、药物治疗和针灸推拿等综合治疗,控制症状,提高患者的生存质量,部分患者可获痊愈。但如不及时治疗,不仅影响正常的生活和工作,还可引起免疫力降低、感染、经前期综合征等疾病,严重影响患者的生活质量。

十、预防与调护

(一)预防

1.正确地认识和对待痛经

月经是生理现象,一般盆腔充血可能出现轻度腰酸、下坠感、嗜睡、疲倦等不适,但当行经前后出现的疼痛或不适影响个人的工作、学习和生活就是一种病理状态。原发性痛经患者如按照月经前后的保健原则,采用多层次和综合性防治保健措施,痛经症状可明显减轻甚至消失。

2.制定科学的个体化保健计划

原发性痛经患者科学的个体化保健计划应在医师指导下制定,其内容包括:良好的生活方式和饮食习惯、健康的精神心理、科学的营养补充、恰当的运动量、避免环境刺激和有害物质的摄入和坚持定期体检等。定期行妇科普查,妇科普查应每年进行1次,内容包括妇科、内科、内分泌科。特别注意子宫、卵巢、乳腺和内分泌疾病的防治。所有药物治疗均应在医师的指导下进行。

(二)调护

1.生活调护

(1)加强卫生宣教,广泛宣传月经生理和月经期卫生知识,使妇女了解月经来潮正常的生理过程,消除其顾虑和精神负担。

(2)积极参加适当的体育锻炼,增强体质,增强抵抗力,防止痛经。

(3)注意劳逸结合,睡眠充足,生活规律,经期避免过度疲劳和紧张,避免重体力劳动和剧烈体育运动。

(4)避免寒凉,经期不宜当风感寒,冒雨涉水,冷水洗脚或冷水浴等。

(5)保持外阴清洁,月经期禁止性交、盆浴和游泳。

2.饮食调养

痛经患者要注意少吃寒凉生冷,以免经脉凝涩,血行受阻;避免咖啡因,咖啡、茶、可乐、巧克力中含有咖啡因;禁酒。均衡饮食,避免过甜或过咸的食品,多吃蔬菜、水果、鸡、鱼、瘦肉等。注意补充维生素及矿物质。常用食疗方如下。

(1)益母草煮鸡蛋:益母草15～30 g,鸡蛋2个,红糖适量。将益母草与鸡蛋放入适量水中同煮,待鸡蛋刚熟时剥去蛋壳,加入红糖,复煮片刻,吃蛋喝汤。适用于所有痛经患者,具有活血祛瘀,通经止痛之效。

(2)田七蒸鸡:母鸡胸脯肉250 g,三七末15 g,冰糖(捣碎)适量。将三七末、冰糖与鸡肉片拌匀,隔水密闭蒸熟。一天分3次食用。长于活血化瘀定痛,又兼滋补强壮,益气止血。适用于血脉瘀滞而见气血虚弱的患者。

(3)酒芎鸡蛋汤:川芎5 g,黄酒20 mL,鸡蛋2枚。川芎、鸡蛋同煮,蛋熟后去渣及蛋壳,调入黄酒,吃蛋喝汤。连用1周。适用于虚寒痛经。

(4)当归生姜羊肉汤:当归30 g,生姜60 g,羊肉500 g。将当归、生姜洗净、切片;羊肉剔去筋膜,置沸水锅焯去血水,捞出晾凉,横切成长短适度的条块。将羊肉条块及生姜、当归放入洗净沙锅内,掺入清水适量,用武火烧沸,打去浮沫,改用文火炖至羊肉熟烂即可。具补血温中,祛寒止痛之效。适用于寒凝胞宫之痛经者,以虚寒者最为适宜。

3.精神调理

(1)大力开展心理健康教育,普及相关卫生知识。帮助患者了解月经来潮的变化规律,告知患者月经来潮时正常的生理现象。

（2）家属朋友协助配合：使患者家属朋友协助配合，给予同情、安慰和鼓励。

（3）社会调节：医务人员应耐心解答病者提出的问题，并给予指导解决。

（孙晓霞）

第三节 崩 漏

崩漏是以经血非时暴下或淋沥不尽为主要表现的一种月经周期、经期、经量严重失常的病证。其中经血暴下者称"崩"，也称"崩中"；经血淋沥不尽者称为"漏"，也称"漏下"。崩与漏出血情况虽然不同，但两者常相互转化，且其病机基本一致，故概称"崩漏"，诚如《济生方》所云："崩漏之疾，本乎一症，轻者谓之漏下，甚者谓之崩中。"

有关崩的记载，最早见于《素问》，其"阴阳别论"说："阴虚阳搏谓之崩"，明确指出崩是以阴虚阳亢为其发病机理。漏，始见于汉代《金匮要略·妇人妊娠病脉证并治》。隋代巢元方《诸病源候论》首列"漏下候""崩中候"，指出崩中、漏下属非时经血，明确了崩漏的概念，并概括其病机是"伤损冲任之脉……冲任气虚，不能制约经血"。同时指出："崩而内有瘀血，故时崩时止，淋沥不断，名曰崩中漏下。"说明崩、漏可互相转化。元代李东垣在《兰室秘藏》中指出："肾水阴虚，不能镇守胞络相火，故血走而崩也。"至明代，医家对崩漏有了更充分的认识，如《景岳全书·妇人规》对崩漏的论述尤为精辟，指出："崩淋之病，有暴崩者，有久崩者。暴崩者其来骤，其治亦易。久崩者其患深，其治亦难。且凡血因崩去，势必渐少，少而不止，病则为淋。此等证候，未有不由忧思郁怒，先损脾胃，次及冲任而然者。"阐明了崩漏的病因病机，进而提出"凡治此之法，宜审脏气，宜察阴阳。无火者求其脏而培之、补之；有火者察其经而清之、养之"的治则，并出具了各证型之方药。而方约之在《丹溪心法附余》中提出治崩三法："初用止血以塞其流，中用清热凉血以澄其源，末用补血以还其旧。"其"塞流""澄源""复旧"治疗崩漏三法，至今仍为临床医家所推崇。清代唐容川在《血证论》中云："崩漏者……脾不摄血，使以崩溃，故曰崩中，示人治崩必治中州也。"提出了崩漏的治疗当需重脾的见解。《张氏医通》又认为："血崩之病……或因肝经有火，血热妄行，或因怒动肝火，血热沸腾。"提出血热致崩的观点。清代《傅青主女科》则提出"止崩之药，不可独用，必须于补阴之中行止崩之法"，创制治疗气虚血崩的"固本止崩汤"和治血瘀致崩的"逐瘀止血汤"，均为后世临床常用。而《妇科玉尺》则较全面地概括崩漏的病因为"究其源则有六大端，一由火热、二由虚寒、三由劳伤、四由气陷、五由血瘀、六由虚弱"。历代医家论治崩漏的经验，至今仍对临床有重要指导意义。

西医学中的功能失调性子宫出血病（简称功血），归属本病范畴论治，同时生殖器炎症和某些生殖器肿瘤，可参照本节辨证论治。

一、病因病机

崩漏的主要病机是冲任损伤，不能制约经血，使胞宫蓄溢失常，经血非时妄行。导致崩漏的常见病因有虚、热、瘀。虚则经血失统，热则经血妄行，瘀则经血离经。

（一）血热内扰

素体阴虚或久病伤阴；或素体阳盛血热；或素性抑郁，郁久化热；或湿热内蕴，均可因热扰冲任，迫血妄行，而为崩漏。

（二）气不摄血

脾胃素虚、中气不足；或饮食劳倦，损伤脾气，以致脾虚统摄无权，冲任不固，不能制约经血，而成崩漏。

（三）肾气（阳）不足

先天禀赋不足；或房劳多产损伤肾气；或久病大病伤及于肾；或绝经前后肾气渐衰，天癸渐竭，引起肾失封藏，冲任不固，经血失约，发为崩漏。若素体阳虚，命门火衰，或病程日久，气损及阳，阳不摄阴，精血失固，亦可导致崩漏。

（四）肾阴亏虚

素体肾阴亏虚，或多产房劳耗伤真阴，或失血伤阴、元阴不足，则虚火动血，迫血妄行，遂致崩漏。

（五）瘀滞胞宫

七情内伤，气滞血瘀；或经期产后余血未净，又感外邪，壅滞经脉，内生瘀血；或崩漏日久，离经之血为瘀，均可因瘀血阻滞胞宫，血不归经而妄行，形成崩漏。

综上，崩漏的原因很多，但概括来说，不外乎虚、热、瘀三种，但由于发病并非单一，故崩漏的发生发展常气血同病、多脏受累、因果相干，互相转化，所以病机错综复杂。

二、诊断要点

（一）病史

注意患者的月经史、孕产史；有无生殖器炎症和生殖器肿瘤病史；有无宫内节育器及输卵管结扎术史等。

（二）症状

月经周期紊乱，行经时间超过半月以上，甚或数月淋沥不止；常有不同程度的贫血。

（三）检查

1.妇科检查

功能性子宫出血患者，无明显的器质性病变。

2.辅助检查

主要是排除生殖器肿瘤、炎症或全身性疾病（如再生障碍性贫血等）引起的阴道出血，可根据病情需要选作基础体温测定、宫腔镜检查、诊断性刮宫、阴道细胞学检查、宫颈黏液检查、B超、内分泌激素测定、腹腔镜检查。

三、鉴别诊断

本病应与月经不调、经间期出血、赤带、胎产出血、外阴阴道外伤性出血以及出血性内科疾病相鉴别。

（一）月经先期、月经过多、经期延长

月经先期是周期缩短，月经过多是经量过多如崩，经期延长是行经时间长似漏。三种病证的出血有一定的周期性，而且经期延长与月经过多者出血在2周之内自然停止，但崩漏的出血是持续出血不能自然停止,周期长短不一。

(二)月经先后无定期

月经先后无定期其周期长短不一,但应在1~2周内波动,即提前或延后在7天以上2周以内,经期、经量基本正常,与崩漏无规律性的阴道出血显然有别。

(三)经间期出血

崩漏与经间期出血都是非时而下,但经间期出血发生在两次月经中期,且出血时间持续2~7天,量少而能自然停止,而崩漏是周期、经期、经量的严重失常,出血不能自止。

(四)赤带

赤带与漏下通过询问病史和妇科检查多能鉴别。赤带以带中有血丝为特点,月经正常。

(五)胎产出血

崩漏应与妊娠早期的出血疾病如胎漏、胎动不安、小产,尤其是异位妊娠相鉴别。通过询问病史、妊娠试验、B超检查可以明确诊断。

(六)生殖系器质性病变

生殖系炎症(如慢性宫颈炎、子宫内膜炎等)和生殖系肿瘤(如子宫肌瘤、腺肌病、子宫内膜癌、宫颈癌和卵巢功能性肿瘤等)均可引起不规则阴道出血。上述病症,通过妇科检查和诊断性刮宫、宫腔镜、B超等辅助检查可作鉴别。

(七)外阴、阴道外伤出血

外阴、阴道外伤出血有外阴、阴道外伤病史如跌仆损伤、暴力性交等,询问病史和妇科检查可鉴别。

(八)宫内节育器及避孕药物

上节育环后出现不规则阴道出血以及长期服用避孕药物可引起月经紊乱,往往在停用或停药后月经多可恢复正常。通过询问和作B超检查可作鉴别。

此外,还须与内科疾病所导致的不正常子宫出血相鉴别。如心血管、肝脏疾病和血液病等导致的经血量过多,甚则暴下如注,或淋沥不净。通过询问病史、体格检查、妇科检查、血液分析、肝功能以及凝血因子的检查或骨髓细胞分析可与崩漏相鉴别。

四、辨证

崩漏一证,有虚实之分。虚者多因脾虚、肾虚;实者多因血热、血瘀。临证以无周期性的阴道出血为主要症状,主要依据出血时间、血量、血色、血质特点,辨明病证的寒、热、虚、实属性。一般而言,出血非时暴下,量多势急,色鲜红或深红,质稠者,多属热证;出血非时暴下或淋沥难尽,色淡质稀者,多属虚证;经血非时而至,时出时止,时多时少,色紫暗有块或伴腹痛者,多属血瘀;暴崩不止,或久崩久漏,血色淡暗,质稀者,多属寒证。另外,还须结合全身脉症和必要的检查综合分析。

(一)血热内扰

证候:经来无期,量多如崩,或淋沥不净,色深红或紫红,质黏稠,面赤头晕,烦躁易怒,口干喜饮,便秘尿赤,舌质红,苔黄,脉弦数或滑数。

分析:热扰冲任,迫血妄行,故经来无期,量多如崩,或淋沥不净;血为热灼,故血色深红或紫红,质黏稠;邪热上扰,则面赤头晕;热扰心神,故烦躁易怒;热灼阴伤,故口干喜饮,便秘尿赤。舌红、苔黄、脉弦数或滑数均为血热之征。

(二)气不摄血

证候：经血非时暴下不止，或淋沥不净，量多、色淡、质稀，神疲懒言，面色萎黄，动则气促，头晕心悸，纳呆便溏，舌质淡胖边有齿痕，苔薄润，脉细无力。

分析：脾气虚弱，血失统摄，冲任不固，故经血暴下不止，或淋沥不净；气虚血失温化，故经色淡、质稀；脾气虚弱、中阳不振，故神疲懒言，面色萎黄，动则气促，头晕心悸，纳呆便溏。舌质淡胖边有齿痕、苔薄润、脉细无力均为脾虚之象。

(三)肾气(阳)不足

证候：经乱无期，出血量多，或淋沥不净，色淡质稀，精神不振，面色晦暗，腰膝酸软，甚则肢冷畏寒，小便清长，舌质淡，苔薄润，脉沉细。

分析：肾气不足，封藏失职，冲任不固，故经乱无期，量多或淋沥不净；肾气亏虚，血失温化，故色淡质稀；肾虚外府失荣，故腰膝酸软；若肾阳不足，形体失于温养，膀胱失于温化，则肢冷畏寒、小便清长。舌质淡、苔薄润、脉沉细均为肾气(阳)不足之征。

(四)肾阴亏虚

证候：经乱无期，经血时多时少，淋沥不净，或停闭数月又暴下不止，色鲜红，头晕耳鸣，五心烦热，夜寐不安，舌质红或有裂纹，苔少或无苔，脉细数。

分析：肾阴不足，虚火内动，迫血妄行，故经乱无期，经血时多时少，淋沥不净，或停闭数月又暴下不止；阴虚内热，故血色鲜红；肾阴亏虚，精血衰少，不能上荣清窍，故头晕耳鸣；阴虚内热，热扰心神，故五心烦热，夜寐不安。舌红少苔、脉细数均为肾阴亏虚之象。

(五)瘀滞胞宫

证候：经乱无期，淋沥漏下，或骤然崩中，色暗有块，小腹疼痛，块下痛减，舌质紫暗或边有瘀斑，脉涩。

分析：瘀血停滞，阻滞冲任，血不循经，故经乱无期，淋沥漏下，或骤然崩中；冲任瘀滞，经血运行不畅，故经血色暗有块；瘀阻胞中，不通则痛，故小腹疼痛；血块下后，瘀血暂通，故块下痛减。舌质紫暗或边有瘀点、脉涩均为血瘀之征。

五、治疗

(一)中药治疗

1.血热内扰

治法：清热凉血，固冲止血。

处方：清热固经汤。

方中黄芩、栀子清热泻火；生地、地榆、地骨皮凉血止血；龟甲、牡蛎育阴潜阳，固摄冲任；阿胶养阴止血；陈棕炭、藕节收涩止血；生甘草调和诸药。若兼见少腹或小腹疼痛，苔黄腻者，为湿热阻滞冲任，加黄柏、晚蚕砂以清热利湿；若经血质稠有块者，加蒲黄炭以活血止血。

若肝郁化火，兼见心烦易怒，胸胁胀痛，口干苦，脉弦数，用丹栀逍遥散加蒲黄炭、血余炭以平肝清热止血。

若经治火势渐衰，但阴血已伤，或起病即属阴虚内热，热扰冲任血海，经血量少，色红、淋沥不止，面红潮热者，可用上下相资汤以养阴清热，益气固冲。

另外，可选用十灰散，每次9g，每天2次。

2.气不摄血

治法：补气摄血，固冲止崩。

处方：固本止崩汤加升麻、怀山药、乌贼骨。

方中人参、黄芪、升麻大补元气，升阳固本；白术、怀山药健脾摄血；熟地、当归滋阴养血，佐黑姜可引血归经，并能温阳收敛；乌贼骨固涩止血。全方气血两补，共收益气升阳、固冲止血之效。若久漏不止者，加藕节、炒蒲黄以固涩止血；若血虚者，加制首乌、白芍、枸杞子以滋阴养血；若气虚成瘀者，加田七、益母草以化瘀止血。

若暴崩如注，肢冷汗出，昏厥不省人事，脉微欲绝者，为气随血脱之危急证候。宜补气回阳固脱，急用独参汤；或用生脉散，以益气生津，敛阴固脱。

若症见四肢厥逆，冷汗淋漓，是为亡阳之候，用参附汤以回阳固脱。病势缓解，善后调理可用补肾固冲丸以脾肾双补。

3.肾气（阳）不足

治法：补益肾气，固冲止血。

处方：加减苁蓉菟丝子丸加黄芪、党参、阿胶。

方中熟地甘温滋肾养血、填精益髓；配肉苁蓉、菟丝子、覆盆子、桑寄生补肝肾、益精气；当归、枸杞、阿胶、艾叶养肝血、益冲任；加黄芪、党参补气摄血；若量多势急者，加仙鹤草、乌贼骨以止血；若为青春期功血，加紫河车、仙茅、淫羊藿以温肾益气。若肢冷畏寒，小便清长，肾阳不足者，应温阳益肾，固冲止血，方选右归丸加减；若四肢不温，纳少便溏，脾肾阳虚者，合用理中汤以温经止血。

4.肾阴亏虚

治法：滋肾益阴，固冲止血。

处方：左归丸合二至丸。

方中熟地、山萸肉、怀山药滋补肝肾；龟甲胶、鹿角胶峻补精血，调补肾中阴阳；枸杞子、菟丝子、二至丸补肝肾，益冲任；川牛膝补肝肾，且引诸药直达下焦。全方共收壮水填精、补益冲任之效。若头晕目眩者，加夏枯草、刺蒺藜、牡蛎以平肝潜阳；出血量多者，加地榆、大黄炭、生地以凉血止血。若肾阴虚不能上济心火，或阴虚内热，见心烦失眠，惊悸怔忡，可加黄连、枣仁以清心安神。

5.瘀滞胞宫

治法：活血化瘀，固冲止血。

处方：逐瘀止血汤。

方中重用生地清热凉血；归尾、桃仁、赤芍祛瘀止血；丹皮、大黄凉血逐瘀止血，配枳壳下气，加强涤荡瘀滞之功；龟甲养阴化瘀。若出血量多，加三七粉、益母草、乌贼骨、茜草以化瘀止血；若因寒致瘀，见肢冷畏寒，小腹冷痛者，加艾叶、桂心、炮姜以散寒行瘀；若因热致瘀，兼见经色紫红、质稠有块，心烦唇红者，加黄芩、丹皮、赤芍以清热凉血；若出血日久，气随血耗，症见气短乏力者，可合用生脉散以益气养血。

另外，可选用云南白药，每次 0.2～0.3 g，每 4 小时服 1 次。

（二）针灸治疗

基本处方：关元、三阴交、血海、膈俞、隐白。

方中关元为任脉经穴，又是足三阴经之会，可调冲任、理经血；三阴交为足三阴经交会穴，可调补三阴而益气固冲;膈俞为八会穴中的血会,血海为治血之要穴,共奏调经养血止血之功;艾灸隐白可止血治崩,为治疗崩漏的效穴。

加减运用:若血热内扰加大敦、行间、太冲,针用泻法,以清泻血热,固冲止血;气不摄血加脾俞、气海、足三里,针用补法,以健脾益气,固冲止血;肾气不足加百会、气海、命门、肾俞,针用补法,加灸法,以补益肾气,收摄经血;肾阴亏虚加肾俞、太溪、阴谷,针用补法,以滋肾益阴,宁冲止血;瘀滞胞宫,加地机、太冲、合谷,针用泻法,以理气化瘀止血。

另外,还可选用以下疗法。①耳针:取内生殖器、内分泌、神门、皮质下、肝、脾、肾,针刺中等强度,留针1～2小时,每天1次,或耳穴压丸或埋针。②挑刺疗法:在腰骶部督脉或足太阳经上寻找红色丘疹样反应点,每次2～4个点,用三棱针挑破0.2～0.3 cm长、0.1 cm深,将白色纤维挑断,每月1次,连续挑刺3次。③皮肤针:取腰骶部督脉、足太阳经,下腹部任脉、足少阴经、足阳明经、足太阴经,下肢足三阴经,由上而下反复叩刺3遍,中度刺激,每天1～2次。④穴位注射:取气海、血海、三阴交、足三里,每次选2～3穴,用维生素 B_{12} 或黄芪、当归注射液,每穴注射2 mL,每天1次。

(孙晓霞)

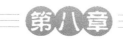
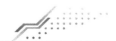

中医科护理

第一节　中医一般护理

中医一般护理涉及患者日常生活的各个方面,直接影响着疾病的治疗效果和预后,做好一般护理,在疾病的治疗和康复过程中有着重要的意义。一般护理包括病情观察、生活起居护理、情志护理、饮食调护、用药护理等方面。

一、病情观察

中医护理学的基本特点是整体观念和辨证施护。密切观察病情,收集有关病史、症状和体征,进行分析、综合,辨清疾病的原因、性质、部位及邪正关系,概括判断为某种性质的证;根据辨证的结果,才能确立相应的治疗和护理方法。

（一）内外详察

人体是一个有机的整体,在疾病状态下,局部的病变可以影响全身,精神的刺激可以导致气机的变化。在观察病情时,必须从整体上进行多方面的考察,对病情进行详细的询问及检查,广泛而详细地收集临床资料,才能为护理提供客观依据。这是一种从局部到整体、从现象到本质的辩证思维方法。

（二）四诊合参

望、闻、问、切四诊是中医收集病情资料的基本方法,每一种方法都各有特点,同时也存在一定的局限性。所以观察病情时必须四诊合参,才能对病证作出正确的判断,从而制订正确的护理措施。

（三）病证结合

"病"和"证"不是同一个概念。辨病是对疾病的认识,有利于从疾病的全过程和体征上认识疾病;辨证则是对疾病的进一步深化,重在从疾病当前的表现中明确病变的部位和性质。只有将二者有机结合,才能准确认识疾病的发展规律,为正确的护理指明方向。"病证结合"是中医临床的自然选择。

（四）甄别真假

由于病情的发展、病机的变化、邪正消长的差异、机体的表现不同或处于不同的发展阶段,护理时应密切观察病情变化,具体问题具体分析,运用不同的方法进行护理。一般情况下,疾病的临床表现与其本质属性是一致的,但有的疾病却出现某些和本质相矛盾,甚至相反的临床症状,即在证候上出现假象,临床护理时应细加甄别,勿犯虚虚实实之弊。

二、生活起居护理

生活起居护理是指针对患者的病情给予特殊的环境安排和生活照料。

(一)顺应自然

1.顺应四时

春、夏、秋、冬四季交替变化,人体的生理活动也会随之变化。春季阳气生发,应早起健身以舒发气机,吸取新鲜空气;但初春天气寒暖不一,应防止风寒侵袭,随时增减衣服。夏季阳气旺盛,应晚卧早起,保持心境平和;但由于暑湿较重,白天当避暑,夜晚不贪凉。秋天万物成熟,人体阳气逐渐内收,阴气渐长,应注意收敛精气;由于燥气较甚,昼夜温差悬殊,还要注意冷暖适宜,保养阴津。冬季阴寒极盛,阳气闭藏,应注意养精固阳,防寒保暖。

2.调适昼夜

人体的阳气随着昼夜晨昏的变化,呈现朝生夕衰的规律。患者机体阴阳失去平衡,自身调节能力随之减弱,对于昼夜晨昏的变化,也会出现较为敏感的反应,从而出现"昼安""夜甚"的现象。特别对一些危重的患者应加强夜间观察,防止出现意外的情况。

3.平衡阴阳

人体患病的根本原因,则是阴阳失去了平衡。因此,护理疾病,首要的是调理阴阳,应根据机体阴阳偏盛偏衰的具体情况去制订护理措施,从日常起居、生活习惯、居处环境等各方面贯彻平衡阴阳的思想,以使人体达到"阴平阳秘,精神乃治"的境地。

(二)适宜环境

1.病室环境

病室应安静、整洁、舒适,使患者身心愉快。如心脏疾病患者,常可因突闻巨响而引起心痛发作;失眠患者稍有声响就难以入眠或易醒等。因此,病室的陈设要简单、适用,保持地面、床、椅子等生活用品的清洁卫生;出入病室人员应做到"四轻",即说话轻、走路轻、关门轻、操作轻。

2.病室通风

保持空气清新是病室应有的基本条件之一,室内应经常通风。通风应根据季节和室内的空气状况,决定每天通风的次数和每次持续的时间,一般每天应通风 1～2 次,每次 30 分钟左右。通风时应注意勿使患者直接当风。

3.病室温度、湿度

病室温度一般以 18～20 ℃为宜,阳虚和寒证患者多畏寒肢冷,室温宜稍高;阴虚及热证患者多燥热喜凉,室温可稍低。病室的相对湿度以 50%～60%为宜。阳虚证和燥证患者,湿度可适当偏高;阴虚证和湿证患者,湿度宜偏低。

4.病室光线

一般病室要求光线充足,以使患者感到舒适愉快。但应根据病情不同宜适当调节,如感受风寒、风湿、阳虚及里寒证患者,室内光线宜充足;感受暑热之邪的热证、阴虚证、肝阳上亢、肝风内动的患者,室内光线宜稍暗;长期卧床的患者,床位尽量安排到靠近窗户的位置,以得到更多的阳光,有利于患者早期康复。

（三）生活规律

起居有常即日常生活有一定规律并合乎人体的生理功能活动。

1.作息合理

作息时间的制订应因时、因地、因人、因病情而不同。一般应遵循"春夏养阳，秋冬养阴"的原则。具体言之，春季宜晚睡早起，以应生发之气；夏季宜晚睡早起，以应长养之气；秋季宜早睡早起，以应收敛之气；冬季宜早睡晚起，以应潜藏之气。常言道"日出而作，日入而息"，在护理患者时，要督促其按时起居，养成有规律的睡眠习惯。

2.睡眠充足

充足的休息和睡眠，可促进患者身体康复，每天睡眠时间一般不少于8小时，故有"服药千朝，不如独眠一宿"之说。睡眠时间过长会导致精神倦怠，气血郁滞；睡眠时间过短则易使正气耗伤。更要避免以夜作昼，阴阳颠倒。

3.劳逸适度

在病情允许的情况下，凡能下地活动的患者，每天都要保持适度的活动，以促进气血流畅，增强抵御外邪的能力，有利于机体功能的恢复。患者的活动要遵循相因、相宜的原则，根据不同的病证、病期、体质、个人爱好以及客观环境等进行安排。活动场地以空气清新为好，应避免剧烈运动。

三、情志护理

七情六欲，人皆有之，情志活动属于人类正常生理现象，是机体对外界刺激和体内刺激的保护性反应，有益于身心健康。

情志护理是指在护理工作中，注意观察、了解患者的情志变化，观察其心理状态，减少或消除不良情绪的影响，使患者处于治疗中的最佳心理状态，以利于身体的康复。

（一）关心体贴

患者的情志状态和行为不同于正常人，常常会产生各种心理反应，如依赖性增强，猜疑心加重，主观感觉异常，情绪容易激动或不稳定，表现为寂寞、苦闷、忧愁、悲哀、焦虑等。护理人员应善于体察患者的疾苦，态度要和蔼，语言要亲切，动作要轻盈，衣着要整洁，使患者从思想上产生安全感，从而以乐观的情绪、良好的精神状态面对自己的病情，增强战胜疾病的信心。

（二）因人制宜

患者的体质有强弱之异，性格有刚柔之别，年龄有长幼之殊，性别有男女之分，同时家庭背景、生活阅历、文化程度、所从事的职业和所患疾病等都有不同，面对同样的情志刺激，会有不同的情绪反应。

1.体质差异

患者的体质有阴阳禀赋之不同，对情志刺激反应也各有不同，阳质多恼怒，阴质多忧愁；体质瘦弱之人，多郁而寡欢，而体质强悍之人，则感情易于暴发。

2.性格差异

一般而言，性格开朗乐观之人，心胸宽广，遇事心气平静而自安，故不易生病，病后也易于康复；性格抑郁之人，心胸狭窄，感情脆弱，情绪易于波动，易酿成疾病，病情缠绵。

3.年龄差异

儿童脏腑娇嫩，形气未充，易为惊、恐致病；成年人血气方刚，又处在各种复杂的环境中，易为怒、思致病;老年人,常有孤独感,易为忧郁、悲伤、思虑致病。

4.性格差异

男性属阳,以气为主,感情粗犷,刚强豪放,易为狂喜大怒而致病;女性属阴,以血为先,感情细腻而脆弱,一般比男性更易为情志所患,多易因忧郁、悲哀而致病。

(三)清静养神

七情六欲是人之常情,然喜、怒、忧、思、悲、恐、惊七情过激,均可引起人体气血紊乱,导致疾病的发生或加重。因此,精神调摄非常重要,要采取多种措施,保持患者情绪稳定,及时提醒探视者不要给患者不必要的精神刺激,危重患者尽量谢绝探视。

(四)移情易性

针对不同患者,应分别施予不同的情志护理方法。如情志相胜法、以情制情法、发泄解郁法、移情疗法、暗示疗法、释疑疗法等,以消除患者对疾病的疑惑,解除或减轻患者的不良情绪,转移其对疾病的注意力,给予其合理的宣泄渠道,促进机体的康复。

(五)怡情畅志

保持乐观愉快的情绪能使人体气血调和,脏腑功能正常,有益于健康。对于患者而言,不管其病情如何,乐观的心情均可以促使病情的好转,所以,医护人员要从言语、行为等各个方面,给予患者全方位的关心,使其能保持乐观的情绪和愉悦的心情。

四、饮食调护

利用饮食调护配合治疗,是中医护理的一大特色。在疾病治疗过程中,饮食调护得当,可以缩短疗程,提高疗效,有的食物还具有直接治疗疾病的作用。

(一)饮食宜忌

一般来讲,患病期间宜食清淡、易消化、营养丰富的食品,忌食生冷、油腻、辛辣等食物;具体而言应根据患者的证型进行合理的饮食指导。如寒证患者宜食温热性食物,忌食寒凉和生冷之品;热证患者宜食寒凉及平性食物,忌食辛辣、温燥之品;虚证患者饮食宜清淡而营养,忌食滋腻、硬固之品;实证患者饮食宜疏利、消导,忌食补益之品。

(二)辨证施食

1.因人、因病施食

饮食调护应根据不同的年龄、体质、个性等方面的差异,分别予以不同的调摄。体胖者多痰湿,饮食宜清淡,宜多食健脾除湿、润肠通便的食物;体瘦者多阴虚内热,宜食滋阴生津的食物;妊娠期妇女,宜食性味甘平、甘凉的补益之品,即所谓"产前宜凉";哺乳期宜食富有营养、易消化、温补而不腻之物,即所谓"产后宜温";小儿身体娇嫩,为稚阴稚阳之体,宜食性味平和,易于消化,又能健脾开胃的食物,而且食物宜品种多样,粗细结合,荤素搭配;老年人脾胃功能虚弱,运化无力,气血容易亏损,宜食清淡、熟软之物。

2.因时、因地施食

由于春、夏、秋、冬四时气候的变化对人体的生理、病理有很大影响,因此,应当在不同的季节合理选择调配不同的饮食。如春季应适当食用辛温升散的食品;夏季应进食清淡、解暑、生津之品;秋季饮食应以滋阴润肺为主,可适当食用一些柔润食物,以益胃生津;冬季宜食用具有滋阴补阳作用且热量较高的食物,而且宜热饮热食,以保护阳气。此外,饮食调护还应注意地理位置的差异,如南北不仅温差较大,生活习惯也不相同,应灵活调配饮食。

(三)调配食物

1.荤素搭配

各种食物中所含的营养成分各有不同,只有做到食物的合理搭配,才能使人体得到均衡的营养,满足各种生理活动的需要。《素问·脏气法时论》中指出:"五谷为养,五果为助,五畜为益,五菜为充,气味合而服之,以补精益气",就说明了饮食护理和全面概括了谷类、肉类、蔬菜、果品等饮食物在体内补益精气的作用。

2.饮食调和

饮食调和包括五味调和、寒热调和。饮食是否调和,对于人的身体健康至关重要。

(1)谨和五味:五味调和是中国传统饮食的最高法则。《吕氏春秋》记载:"调合之事,必以甘、酸、苦、辛、咸。"五行学说认为五味与五脏有密切的关系,即酸入肝,苦入心,甘入脾,辛入肺,咸入肾。五脏可因饮食五味的太过或不及而受到影响,五味调和适当,机体就会得到充分的营养;反之,如果长期偏食,就会引起机体阴阳平衡失调而导致疾病。如过食酸味的食物,可致肝木旺盛乘脾土,而见皮肉变皱、变厚、口唇肥厚等。另一方面饮食不当则会加重病情,如根据五行相克理论,肝病忌食辛味食物,否则会使肝气更盛,病必加剧。

(2)寒热调和:食物有寒热温凉之异,若过分偏嗜寒或热,会导致人体阴阳的失调,发生某些病变。如过食生冷、寒凉之物,可以损伤脾胃阳气,使寒湿内生,发生腹痛、泄泻等症;多食煎炸、温热之物,可以耗伤脾胃阴液,使肠胃积热,发生口渴、口臭、嘈杂易饥、便秘等症。因此,饮食须注意寒热调和,不可凭自己的喜恶而偏嗜。

(四)饮食有节

《黄帝内经》有"饮食有节,度百岁乃去",而"饮食自倍,脾胃乃伤"之记载。饮食有节包括定时和定量:定时是指进食要有相对固定的时间,有规律的定时进食,可以保证消化、吸收功能有节奏地进行,脾胃可协调配合,纳运正常。定量是指进食宜饥饱适中恰到好处,不可忍饥不食,更不可暴饮暴食。过饥则机体营养来源不足,无以保证营养供给,使机体逐渐衰弱,影响健康;过饱则会加重胃肠负担,使食物停滞于胃肠,不能及时消化,影响营养的吸收和输布。

(五)饮食卫生

新鲜清洁的食物,可以补充机体所需要的营养,而腐烂变质的食物易使人出现腹痛、泄泻、呕吐等中毒症状,严重者可出现昏迷或死亡。大部分食物需经过烹调加热后方可食用,其目的在于使食物更容易被机体消化吸收,同时,食物在加热过程中,通过清洁、消毒,可祛除一些致病因素。

(六)饮食有方

1.进食宜缓

进食时应该从容和缓,细嚼慢咽,这样既有利于各种消化液的分泌,又能稳定情绪。

2.进食宜专致

进食时,应尽量将头脑中的各种琐事抛开,把注意力集中到饮食上来,这样有利于消化吸收。

3.进食宜乐

进食前后应保持良好的环境和愉快的心情。进食的环境宜宁静整洁,进食的气氛宜轻松愉快,进食时可适当配以轻松舒缓的音乐。

五、用药护理

药物治疗是中医治疗疾病最常用的手段,护理人员除了要具备中药的基本知识外,更要正确地掌握给药时间和用药方法。

(一)用药原则

1.遵医嘱用药

药物不同,剂型不同,用药的途径、方法和时间也各有不同,用药时应严格遵医嘱。

2.执行查对制度

用药时查对的内容包括患者姓名、住院号、病名、药物种类和剂型、给药途径、煎煮方法、给药时间及饮食宜忌等,对于药性峻烈甚至有毒的药物,尤其要加以注意。

3.正确安全用药

用药是否正确,不仅关系到药物疗效,还可能出现毒副反应。用药时要特别注意了解患者有无药物过敏史及配伍禁忌,用药后要密切观察患者的用药反应,一旦发现毒副反应,应立即停药,报告医师,配合抢救。

(二)药物的用法及护理

1.解表类药物的用药护理

服药时宜热服,服药后即加盖衣被休息,并啜热饮,以助药力。发汗应以遍身微汗为宜,即汗出邪去为度,不可发汗太过。汗出过多时,应及时用干毛巾或热毛巾擦干,注意避风寒。如果出现大汗不止,易致伤阴耗阳,应及时报告医师,采取相应措施。

2.泻下类药的用药护理

服用寒下剂,不能同时服用辛燥及滋补药;逐水剂有恶寒表证或正气虚者忌服;润下剂宜在饭前空腹或睡前服用;攻下剂苦寒、易伤胃气,应以邪去为度,得效即止,慎勿过剂。用药期间,应密切观察生命体征及病情变化,注意排泄物的色、量、质等,如果泻下太过,出现虚脱,应及时报告医师,配合抢救。

3.温里类药的用药护理

使用温里药时,要因人、因时、因地制宜。若素体火旺之人,或属阴虚失血之体,或夏天炎暑之季,或南方温热之域,剂量一般宜轻,且中病即止;若冬季气候寒冷或素体阳虚之人,剂量可适当增加。温中祛寒药适用于久病虚证,由于药力缓,见效时间长,应嘱咐患者坚持服药。温经散寒药适用于寒邪凝滞经脉之证,服药后,应注意保暖,尤以四肢及腹部切忌受凉。回阳救逆药适用于阳气衰微,阴寒内盛而致的四肢厥逆、阳气将亡之危证。

4.清热类药的用药护理

宜饭后服药,服药后应注意休息,调畅情志,以助药力顺达。清热类药多属苦寒,易伤阳气,故服药期间,应注意观察病情变化,热清邪除后宜停药,以免久服损伤脾胃。饮食宜清淡,忌食黏腻厚味之品。脾胃虚寒者及孕妇禁用或慎用。

5.消导类药的用药护理

消食剂不可与补益药及收敛药同服,以免降低药效。服药期间,观察大便次数和形状,若泻下如注或出现伤津脱液,应立即报告医师。服药期间,饮食宜清淡,勿过饱,鼓励适当运动,有助于脾的升清和胃的降浊。

6.补益类药的用药护理

补益药宜饭前空腹服用,以利药物吸收。服药期间,应注意观察精神、面色、体重等变化,随时增减药量。由于补益药见效缓慢,故应做好心理护理,鼓励患者坚持用药,同时要注意饮食调护,忌食白萝卜和纤维素含量多的食物。

7.化痰止咳平喘类药的用药护理

温肺化痰类药物大多有毒,服用剂量不可过大;祛痰药物系行消之品,宜饭后服用,中病即止;平喘药宜在哮喘发作前或发作时服用;治疗咽喉疾病宜少量多次频服,缓缓咽下。用药期间注意观察病情变化,指导患者进行适度的户外活动,呼吸新鲜空气,使肺气通达。忌食生冷、辛辣、肥腻及过咸、过甜等助湿生痰之品,严禁烟酒。

8.安神类药的用药护理

安神类药宜在睡前半小时服用,病室应保持安静,做好情志护理,尤其是睡前要消除紧张和激动的情绪。

(陶　凤)

第二节　中医八法护理

八法是清代医家程钟龄根据历代医家对治法的归类总结出来的,是中医的治疗大法,也是指导临床护理工作的主要法则。它包括汗、吐、下、和、温、清、消、补八种方法,简称"八法"。现将八法各自的含义及其护理分述如下。

一、汗法及护理

汗法是通过开泄腠理、调畅营卫、宣发肺气等作用,使邪气随汗而解的一种治疗方法,主要用于外感表证。麻疹、水肿、疮疡、痢疾初起等兼有表证者,也可采用汗法以透泄邪毒。由于病情有寒热、邪气有兼夹、体质有强弱,故汗法有辛温、辛凉等区别。其主要护理措施如下。

(一)生活起居护理

患者居室应安静,空气应清新,宜多加衣被。根据病情、气候调节室内温度与湿度。

(二)饮食护理

饮食宜清淡,忌生冷、油腻、酸性收涩之品。

(三)情志护理

表证患者因恶寒、发热、头痛身痛等不适,精神亦有不畅,应做好精神安慰。

(四)用药护理

解表发汗之剂,多为辛散之品,不宜久煎;药宜温服,或药后饮热粥、热汤以助汗出,且以微汗为宜,不可大汗淋漓。如无汗,可再服。若病重可多次给药,以汗出病解。

(五)辨证施护

风寒表证多无汗,汤药宜热服,饮食中可加用姜、葱等以助汗。风热表证为有汗或汗出不畅,药宜温服,如伴有咽喉肿痛,汤药可不拘时频饮含服。

二、吐法及护理

吐法是通过涌吐的方法,使停留在咽喉、胸膈、胃脘的痰涎、宿食或毒物从口中吐出的一种治法,适用于病邪壅滞、病位较高、邪气有上越趋势的病证。

（一）病情观察

注意观察吐出物，如食积、痰涎或蛔虫等，并详细记录。如呕吐物中带有血液，及时报告医师。吐法易伤胃气，属暂用之法，不宜多次使用。

（二）饮食护理

饮食以流质、半流质或软食为宜，食量应控制或暂不进食，切忌过饱，以防再度壅滞。

三、下法及护理

下法是通过泻下通便，使积聚在体内的宿食、燥屎、冷积、瘀血、水饮等有形实邪排出体外的一种治疗方法，主要用于里实证。由于寒热虚实及病邪兼夹不同，下法又有寒下、温下、润下、逐水、攻补兼施之别。其主要护理措施如下。

（一）病情观察

泻下剂作用较快，服药后 15～30 分钟即能生效，药物作用时间可达 4～8 小时。药后注意观察泻下物的形状、颜色、气味及泻下次数等，并做好记录。若泻下物为柏油状便或有血液时，应及时报告医师，终止泻下，并采取止血措施。

（二）生活起居护理

应用下法可使大便变稀，大便次数增多，因此，病室应配备便器或适合器具，以便患者使用。

（三）饮食护理

下法药物易伤胃气，使用下法后，宜稀粥调养，或予以清淡、易消化的温热半流质或软食。若所治为里实热证，忌食辛热之物；里实寒证，忌食寒凉之物。

（四）用药护理

药宜空腹服用，得泻即止，切勿过剂。

（五）辨证施护

里实热证，应着重观察其服药后患者体温的改变，大便的形状、颜色、气味等；里实寒证，注意排便次数、大便的形状，使黏腻、冷粪结便转为清稀为度，如腹痛渐减，肢末回暖，为病情好转趋向；老年、体虚之人等出现大便燥结，多选用润下法；攻逐水饮之药多宜早晨空腹服用，1 天 1 次，用药前称体重、量腹围，以观察水肿消退情况，此类方剂作用峻猛，中病即止，切勿过剂。

四、和法及护理

和法是通过和解或调和作用，以疏解邪气、调整脏腑功能的一种治疗方法。适用于伤寒少阳证或半表半里证、肝脾不和证、肠胃不和证等。和法作用较为缓和，应用广泛。其主要护理措施如下。

（一）病情观察

患者若有呕吐、腹泻，多为肠胃不和，应注意观察呕吐物，泻下物的情况。

（二）饮食护理

饮食宜平补，营养丰富，易于消化，忌食生冷油腻之品。

（三）情志护理

肝气郁结患者情志不畅，应注意情志护理，多进行语言开导，鼓励患者多参加文娱、体育、社交活动，使其心境平和，精神愉快。

（四）用药护理

症见呕吐者，汤液宜小量频服。

（五）辨证施护

伤寒半表半里证患者，多有寒热往来，乍寒乍热，汗时出时止。应根据寒热变化，增减衣被；汗出后及时擦干汗液，并更换汗湿的衣被，防止汗出当风。

五、温法及护理

温法是指通过温里祛寒的作用，以治疗里寒证的一类治法。里寒证根据部位、程度不同，又分中焦虚寒证、亡阳厥逆证、寒凝经脉证等，故温法又有温中祛寒、回阳救逆、温经散寒的区别。里寒证在形成和发展过程中，往往寒邪与阳虚并存，故温法常与补法配合应用。其主要护理措施如下。

（一）生活起居护理

病室温度应稍高，阳光充足，衣被增厚，注意气候变化，以防外寒侵袭。

（二）饮食护理

饮食宜温补，或温热饮食，忌食生冷寒凉之品。

（三）用药护理

汤药宜文火久煎，温热服用。

（四）辨证施护

中焦虚寒证，出现呕吐时可服姜汁汤止呕；如腹痛、吐泻较甚者，可采用艾灸、热敷。亡阳虚脱证，应注意观察其体温、呼吸、脉搏等的变化。服药后汗止、神色转佳、肢体渐温、脉渐有力等，为阳气来复，病情好转之象。寒凝经脉证，病房应保持温暖、干燥，鼓励患者多进行室外活动，多接触阳光；并可用针灸、温熨、按摩等，以温经散寒，促进血脉的流通。

六、清法及护理

清法是指通过清热泻火、凉血解毒等作用，以清除里热之邪的一类治法，适用于里热证。里热证有虚实不同，实热证可分为热在气分、营分、血分、热壅成毒以及热在某一脏腑。故清法之中，又有清气分热、清营凉血、清热解毒、清脏腑热及清虚热之不同。其主要护理措施如下。

（一）病情观察

采用清法而服清热剂时，要注意观察、记录患者的体温、呼吸、脉搏、血压等情况，出现异常，及时报告医师，进行处理。

（二）生活起居护理

病室宜凉爽通风，衣着要宽松，汗后及时更换衣被；高热不退者，可采用物理降温法。对时邪疫疠患者，则应隔离，注意消毒。

（三）饮食护理

宜食清淡易消化之物，多饮清凉饮料，多食西瓜、梨、绿豆汤、冬瓜、苦瓜等凉性食品，忌辛辣、煎炸、油腻之品。

（四）情志护理

高热重病者，生活不能完全自理，情绪易于波动，应注意情志护理，做到细致耐心，精神上给予安慰,生活上给予照顾。神昏谵语患者,应特别注意看护,以防发生意外。

(五)用药护理

汤药一般宜凉服或微温服,高热患者可不拘时频服,但应热退即止,以免久服耗伤正气。

(六)辨证施护

气分高热者,应注意观察体温、神志、舌质等的变化。若壮热烦渴不减,并出现神昏、舌质红绛,是热由气分进入营血分,应加服清热解毒凉血之药或安宫牛黄丸等开窍之品,并可采用肛门给药降温或物理降温以阻止病情进一步发展。热入营血者,应注意观察其体温、神志、斑疹、出血等情况及其变化;有出血者,采用止血措施;神昏患者注意呼吸道的清理,令患者静卧休息,加强生活护理;热毒内盛或外科疮疡肿毒患者,应注意其口腔、咽喉、皮肤疮疡情况的变化,注意保持大便通畅,或加用泻下之品,使热毒从下窍排解。

七、消法及护理

消法是通过消食导滞、行气活血、化痰、利水、驱虫等方法,使气、血、痰、食、水、虫等积聚形成的有形之邪渐消缓散的一类治法。适用于食积、气滞血瘀、癥瘕积聚、水湿内停、痰饮、虫积等病证。其主要护理措施如下。

(一)生活起居护理

病室宜安静整洁,空气清新,寒温适宜。

(二)饮食护理

饮食宜清淡、富有营养、易消化,忌食生冷肥甘油腻之品。伤食积滞者可暂禁食;脾虚食积者可少食多餐,给予易消化的半流质或软食为宜。另可用山楂汁、鸡内金粥以消除胃中积滞。水肿者饮食应无盐或低盐,辅以薏米、赤小豆或用冬瓜皮、葫芦等煎汤代茶饮。

(三)情志护理

注意情志调护,消除急躁、恐惧、紧张心理,生活上多予关照,以利疾病的治疗。瘿瘤患者要特别注意避免情志刺激,应指导患者进行自我心理调节。

(四)用药护理

消导药物若取其气者,煎煮时间可稍短;若药味厚重取其质者,煎煮时间宜稍长。采用利水法治水肿时,汤药应浓煎。虫积患者宜空腹服药,服用驱虫药后,要注意观察大便及排出肠内寄生虫的种类和数量。

(五)辨证施护

消法适宜范围很广,不同的病证应采用不同的护理措施。

八、补法及护理

补法是指通过补益人体气血阴阳,主治各种虚弱证候的一类治法。补法的具体内容很多,但主要有补气、补血、补阴、补阳4种。其主要护理措施如下。

(一)生活起居护理

阳气亏虚患者,病室温度可稍高,多加衣被,室内灯光以暖色为宜;阴虚患者室内温度可稍低,保持凉爽、通风,衣被略减,室内色调以冷色为宜。

(二)饮食护理

虚证患者的饮食调理非常重要,所谓"药补不如食补""三分治,七分养。"阳虚、气虚患者宜用温补类食物,如羊肉、狗肉之类;阴虚患者,宜用清补类食物;血虚患者宜用滋补类食物。

(三)情志护理

慢性虚弱疾病,一般病程长,病情缠绵难愈,患者情绪易低落,注意思想开导。

(四)用药护理

补益之品多味厚滋腻,宜文火久煎;饭前服药,有利药物的吸收。

(五)辨证施护

脾气虚者应加强饮食调护,宜用温补且易消化的食物。血虚患者应多食营养丰富食物,平日可多进红枣、阿胶等补血之品。阴虚患者饮食宜清补,忌食辛辣、油炸、煎炒食物,同时注意节房事、戒烟酒,以防劫伤阴津。阳虚患者饮食宜温补,多食羊肉等温热之品,忌食生冷瓜果。

此外,体虚之人宜循序渐进地加强锻炼,增强体质。同时,进行自我调节,保证睡眠质量,以利病情的恢复。

(陶 凤)

第三节 感 冒

一、概述

感冒是指感受风邪,出现鼻塞、流涕、打喷嚏、头痛、恶寒、发热、全身不适等症状的一种病证,多由于六淫之邪、时行病毒侵袭人体所致。上呼吸道感染流行性感冒等可参考本病护理。

二、辨证论治

(一)风寒感冒

倦怠乏力、恶寒发热、无汗、头痛身疼、喷嚏、鼻塞流清涕、咳嗽痰稀白。舌苔薄白,脉浮紧。治以辛温解表。

(二)风热感冒

恶风发热、头胀痛、鼻塞流黄涕、咽痛咽肿、声音嘶哑、咳嗽痰黄。舌红,苔薄黄,脉浮数。治以辛凉解表。

(三)暑湿感冒

见于夏秋季节,周身酸困乏力、身热、无汗或少汗、头晕胀重、鼻塞流涕、胸闷泛恶。舌红,苔黄腻,脉濡数。治以清暑祛湿解表。

(四)气虚感冒

恶寒发热、自汗、头痛鼻塞、咳嗽痰白、倦怠乏力。舌淡苔白,脉浮无力。治以益气解表。

(五)阴虚感冒

发热、微恶风寒、无汗或微汗、头痛咽痛、干咳少痰、手足心热、心烦。舌红,少苔或无苔,脉细数。治以滋阴解表。

三、病情观察要点

(一)外感症状

发热恶寒、鼻塞流涕、打喷嚏、周身不适等。

(1)风寒感冒：恶寒重、发热轻，头痛身疼、鼻塞流清涕。

(2)风热感冒：发热重、恶寒轻，口渴，鼻塞流涕黄稠，咽痛或红肿。

(3)咽部肿痛与否常为风寒、风热的鉴别要点。

(二)汗出

(1)发热、汗出、恶风者属表虚证。

(2)发热、无汗、恶寒、身痛者属表实证。

(三)咳嗽、咳痰

咳嗽的程度、时间与规律；痰液的颜色、性质、量，是否易咳出。

(四)胃肠道反应

有无纳呆、恶心呕吐、腹泻。

(五)用药后反应

若服药后出现大汗淋漓、体温骤降、面色苍白、出冷汗为虚脱，立即通知医师。

四、症状护理要点

(一)病室环境

风寒、气虚者室温可偏高；风热阴虚者室温宜偏凉爽；暑湿感冒者室内避免潮湿。

(二)咳嗽咽痒

应远离厨房、公路、工地等烟尘较多的场所，病室内禁止吸烟。

(三)耳穴埋籽

主穴：肺、气管、肾上腺等。配穴：内鼻、耳尖、咽喉等。

(四)穴位按摩和灸法

主穴：大椎、曲池、足三里等。配穴：风寒型加外关、风池。风热型加印堂、合谷、少商。

(五)刮痧疗法

主穴：风池、合谷、百会、曲池、列缺。配穴：鼻塞不通者配迎香；咽痛配尺泽；热甚配十宣；头痛甚配百会、太阳(双)、印堂。

(六)拔罐法

取穴：肺俞、心俞、膈俞、天突、膻中、神阙，每穴留罐 5～10 分钟，每天 1 次。

五、饮食护理要点

饮食以清淡稀软易于消化为主，多饮水，少食多餐。忌辛辣、油腻厚味、荤腥食物。

(一)风寒感冒

宜食发汗解表之品，如葱、姜、蒜等调味的食物，或予以生姜红糖水热饮。

食疗方：姜葱粥、紫苏粥。

(二)风热感冒

宜食清淡凉润助清热之品，如秋梨、枇杷、藕、甘蔗等，可用鲜芦根煎水代茶饮等。

食疗方:黄豆香菜汤、银翘粥(金银花、连翘、芦根水煎去渣取汁与粳米同煮)等。

(三)暑湿感冒

宜食清热解表、祛暑利湿之品,如冬瓜、萝卜、鲜藿香或佩兰代茶饮等。

食疗方:荷叶粥、绿豆粥等。

(四)气虚感冒

宜食红枣、牛奶等温补易消化之品。

食疗方山药粥、黄芪粥。

(五)阴虚感冒

宜食甲鱼、银耳、海参等滋阴之品。

食疗方:百合粥、银耳粥等。

六、中药使用护理要点

(一)口服中药

口服中药时,应与西药间隔30分钟左右。

1.中药汤剂

汤药不宜久煎、风寒感冒宜热服,服药后盖被安卧;风热感冒、暑湿感冒宜凉服。

2.感冒清热冲剂

不宜在服药期间同时服用滋补性中药。

3.清热解毒口服液

风寒感冒者不适用。

4.感冒软胶囊

服药期间如出现胸闷、心悸等严重症状,立即停药。

5.蓝芩口服液

不宜在服药期间同时服用温补性中药;脾虚大便溏者慎用。

6.藿香正气水(软胶囊)

过敏体质者慎用,服药期间忌烟、酒及辛辣生冷食物。

(二)中药注射剂

中药注射剂应单独使用,与西药注射剂合用时须前后用生理盐水做间隔液。

1.双黄连注射液

首次静脉滴注过程中的前30分钟应缓慢,不宜与氨基糖苷类(庆大霉素、卡那霉素、链霉素、硫酸妥布霉素、硫酸奈替米星、硫酸依替米星)、大环内酯类(红霉素、吉他霉素)、诺氟沙星葡萄糖、氯化钙、维生素C、氨茶碱、穿琥宁、刺五加、丹参、川芎嗪等配伍。过敏体质者慎用。

2.柴胡注射剂

只用肌内注射方式给药,严禁静脉滴注或混合其他药物一起肌内注射;月经期、体虚者慎用,无发热者不宜使用。

(三)外用中药

观察局部皮肤有无不良反应。

1.贴敷药

取穴:大椎、神阙等。风热感冒加涌泉(双);风寒感冒加合谷(双),早、晚各1次。

2.药浴法

药浴的水位宜在胸部以下,药浴温度 38～40 ℃,药浴时间 10 分钟为宜。饥饿或过饱时不宜全身药浴;心脑血管疾病患者不建议药浴;60 岁以上患者药浴时须有家属陪伴。药浴时注意观察患者生命体征的变化,如出现任何不适,立即停止浸浴并报告医师。泡洗中、后要适量饮水。

3.药枕

一般选用透气性良好的棉布或纱布做成枕芯,药物不可潮湿,否则失效。每天使用 6 小时以上,连续使用 2～3 周。

七、健康宣教

(一)用药

服药期间不宜同时服用滋补性中药;服用发汗药后,注意观察出汗量,防止大汗虚脱,避免汗出当风。

(二)饮食

多饮温开水,饮食有节,忌烟酒及生冷、辛辣、油腻的食物。

(三)运动

感冒期间宜避免过劳,痊愈后加强锻炼以增强体质。

(四)生活起居

慎起居,避风寒,天暑地热之时,切忌坐卧湿地;坚持每天凉水洗脸,冷敷鼻部,增强耐寒能力;流行季节,避免去人口密集的公共场所,防止交叉感染,外出戴好口罩。

(五)情志

保持心情舒畅,多与人聊天,选择性听音乐:头痛者可听贝多芬的《A 大调抒情小乐曲》;消除疲劳者可听《矫健的步伐》《水上音乐》;增进食欲可听《餐桌音乐》等。

(六)定期复诊

遵医嘱定时复诊,若出现服解热药后体温骤降、面色苍白、出冷汗或服药后无汗、体温继续升高、咳嗽、胸痛、咯血,或热盛动风抽搐时及时就医。

(陶　凤)

第四节　哮　　病

一、概述

哮病是以发作性喉中哮鸣有声,呼吸困难,甚则喘息不得平卧为主要表现的顽固发作性肺系疾病。哮病的病因为脏气虚弱,宿痰伏肺,复因外邪侵袭、饮食不当、情志失调、劳累过度等因素诱发。支气管哮喘和喘息型支气管炎以及其他原因引起的哮喘均可参考本病护理。

二、辨证论治

(一)寒哮

呼吸急促,喉中哮鸣有声,胸膈满闷如塞,咳不甚,痰少、咳吐不爽,口不渴或口渴喜热饮,面色晦滞带青,形寒畏冷。舌淡苔白滑,脉浮紧或弦紧。治以温肺散寒、化痰平喘。

(二)热哮

气粗息涌,喉中痰鸣如吼,胸高胁胀,咳呛阵作,咳痰色白或黄,黏稠厚浊,咳吐不利,烦闷不安,面赤汗出,口苦,口渴喜饮。舌红苔黄腻,脉滑数或弦滑。治以清热肃肺、化痰定喘。

(三)肺虚

气短声低,咳痰清稀色白,喉中常有轻度哮鸣音,每因气候变化而诱发,面色㿠白。舌淡苔薄白,脉细弱或虚大。治以补肺固卫。

(四)脾虚

气短不足以息,少气懒言,每因饮食不当而引发。舌淡苔薄腻或白滑,脉细弱。治以健脾化痰。

(五)肾虚

平素气息短促,动则为甚,腰酸腿软,脑转耳鸣,不耐劳累,下肢欠温,小便清长。舌淡,脉沉细。治以补肾纳气。

三、病情观察要点

(一)发作前症状

如打喷嚏、流鼻涕、干咳,鼻咽、咽部发痒等黏膜过敏表现。

(二)诱发因素

如受寒、过热、饮食不当、疲劳过度、烟酒和异味刺激等。

(三)呼吸道症状

观察患者呼吸频率、节律、深浅及呼气与吸气时间比,观察患者痰的色、质、量,咳痰时的伴随症状,咳痰的难易程度,呼吸道是否通畅。

(四)伴随症状

观察病情变化,哮病发作及持续时间,患者的神志、面色、汗出体温、脉搏、血压等情况,口唇及四肢末梢的发绀程度。

(五)并发症

有无电解质酸碱平衡失调、呼吸衰竭、自发性气胸等。

(六)危重症的观察

(1)发作持续 24 小时以上,出现呼吸困难、发绀、大汗、面色苍白提示病情危重。

(2)患者出现头痛、呕吐、意识障碍时,应观察是否有二氧化碳潴留,配合医师实施治疗、抢救。

四、症状护理要点

(一)病室环境

(1)病室应避免各种变应原,如烟雾、油漆、花草等异味刺激性气体。

（2）寒哮患者病室温度宜偏暖,避风寒。

（3）热哮患者病室应凉爽通风,防止闷热,但应避免对流风。

（二）避免诱发因素

哮病患者应避免寒冷、饮食不节、疲劳、烟酒等诱发因素。

（三）及时处理发作前症状

当哮病患者出现打喷嚏、流鼻涕、干咳、咽痒等发作前症状时,立即通知医师,及时用药,减轻或预防哮病的发生。

（四）体位

（1）哮病发作时给予端坐位或半坐卧位,也可让患者伏于一小桌上,以减轻疲劳。

（2）出现烦躁时应给予床挡保护,防止跌伤。

（五）痰多,痰黏

哮鸣咳痰多,痰黏难咳者,用叩背、雾化吸入等法,助痰排出。

（六）喘息哮鸣,心中悸动

喘息哮鸣,心中悸动者,应限制活动,防止喘脱。

（七）吸氧

遵医嘱给予用氧治疗。

（八）艾灸法

哮病发作时可艾灸肺俞、膈俞 20 分钟,寒哮发作时艾灸天突、膻中、气海等穴。

（九）中药吸入剂

寒哮发作时,用洋金花叶放在纸卷中点火燃烧,作吸入剂用。

（十）拔火罐治疗

热哮取肺俞（双）、大椎、双风门、伏兔、丰隆等穴。

（十一）穴位按揉

足三里、合谷、后溪、昆仑等穴,或指压舒喘穴。

（十二）哮病持续发作

哮病持续发作者,且伴有意识障碍、呼吸困难、大汗、肢冷等症,应立即通知医师,配合抢救。

五、饮食护理要点

饮食宜清淡,富营养,少食多餐,不宜过饱。忌生冷、辛辣、鱼腥发物、烟酒等食物。

（一）寒哮

宜进食温热宣通之品,以葱、姜、胡椒等辛温调味以助散寒宣肺,忌生冷、海腥、油腻等食物。

食疗方:麻黄干姜粥(麻黄、干姜、甘草、粳米煮粥服用)。

（二）热哮

宜食清淡、易消化的半流饮食,多饮果汁,如梨汁。

食疗方:加味贝母梨膏(川贝母、杏仁、前胡、生石膏、甘草、橘红、雪梨熬成糊状服用)。

（三）肺虚

宜食动物肺、蜂蜜、银耳、百合、黄芪膏等补肺气之品。

食疗方:黄芪炖乳鸽、黄芪炖燕窝等。

（四）脾虚

宜食如莲子、山药、糯米、南瓜、芡实等清淡、易消化、补脾之品,注意少食多餐。

食疗方:参芪粥、山药半夏粥。

（五）肾虚

宜食木耳、核桃、胡桃、杏仁等补肾纳气之品。

食疗方:白果核桃粥、五味子蛋(五味子煮汁腌鸡蛋)。

六、中药使用护理要点

（一）口服中药

口服中药时,应与西药间隔 30 分钟左右。

（1）哮病发作时暂勿服药,一般在间歇时服用。如有定时发作者,可在发作前 1～2 小时内服药,有利于控制发作或减轻症状。

（2）寒哮汤药宜热服;热哮汤药宜温服。

（3）固肾定喘丸:过敏体质者慎用。

（4）哮病因痰而起,故哮病合并咳嗽者慎用止咳药,以免痰液淤积,加重病情。

（二）中药注射剂

中药注射剂应单独使用,与西药注射剂合用时须前后用生理盐水做间隔液。

止喘灵注射液:孕妇及高血压病、心脏病、前列腺肥大、尿潴留患者慎用;出现多尿时应立即通知医师,并观察是否发生血容量降低,电解质紊乱。不宜与氨茶碱配伍。

（三）外用中药

观察局部皮肤有无不良反应。

中药敷贴:使用时应告知患者敷贴处皮肤可能出现灼热、发痒的情况,观察用药后反应。有明显热证、合并支气管扩张、咯血的患者不宜贴敷。

七、情志护理要点

（1）病室环境宜安静,减少探视,避免不良情绪刺激。

（2）哮病发作时来势凶猛,患者多表现为惊恐万分,因此发作期首先应稳定患者的情绪,使其积极配合治疗。

（3）慢性反复发作的哮病迁延不愈,患者易悲观、焦虑,护士应关心安慰患者,让患者了解哮病是可以控制和缓解的,稳定患者情绪,以利康复。

（4）与哮病患者共同分析、寻找变应原和诱发因素并设法避免,树立战胜疾病的信心。

八、健康宣教

（一）用药

掌握常用吸入制剂的用法、用量,急性发作时能正确地使用,以快速缓解支气管痉挛。

（二）饮食

宜清淡,忌油腻;宜温和,忌过冷、过热;宜少食多餐,不宜过饱;忌过甜过咸;不吃冷饮及人工配制的含气饮料;避免吃刺激性食物和产气食物。

（三）运动

加强体质训练，根据个人情况，选择太极拳、内养功、八段锦、慢跑、呼吸操等方法长期锻炼，避免剧烈运动。

（四）生活起居

注意气候变化，做好防寒保暖，防止外邪诱发；避免接触刺激性气体及灰尘；忌吸烟、饮酒。随身携带吸入制剂。

（五）情志

保持情绪稳定，勿急躁、焦虑；避免情绪刺激诱发哮喘。

（六）定期复查

遵医嘱定期复诊。

（七）预防

做好哮喘日记，记录发病的症状、发作规律、先兆症状、用药情况及用药后反应；积极寻找变应原，预防哮病复发。

（陶　凤）

第五节　喘　证

一、概述

喘证是因久患肺系疾病或受他脏病变影响，致肺气上逆，肃降无权，以气短喘促，呼吸困难，甚则张口抬肩，不能平卧，唇甲青紫为特征的病证。多因外感六淫侵袭肺系，或饮食不当、情志失调、劳欲久病所致。肺炎、喘息性支气管炎、肺气肿、肺源性心脏病、心源性哮喘、硅肺及癔症等发生呼吸困难时，可参照本病护理。

二、辨证论治

（一）风寒闭肺

喘咳气急，胸部胀闷，痰多稀薄色白，伴有头痛，恶寒，或伴发热，口不渴无汗。舌苔薄白，脉浮紧。治以宣肺散寒。

（二）表寒里热

喘逆上气，胸胀或痛，鼻煽，咳而不爽、痰吐黏稠，伴有形寒，身热，烦闷，身痛，有汗或无汗，口渴。舌红苔薄白或黄，脉浮数。治以宣肺泄热。

（三）痰热遏肺

喘咳气涌，胸部胀痛，痰多黏稠色黄，或痰中带血，或目睛胀突，胸中烦热，面红，身热有汗、尿赤。舌红苔黄或黄腻，脉滑数。治以清泄痰热。

（四）痰浊阻肺

喘而胸满闷窒，甚则胸盈仰息，咳嗽痰多黏腻色白，咳吐不利，兼有呕恶，纳呆，口黏不渴。苔厚腻，脉滑。治以化痰降逆。

(五)肺气虚

喘促气短,气怯声低,喉有鼾声,咳声低弱,痰吐稀薄,自汗畏风。舌淡苔薄,脉细弱。治以补肺益气。

三、病情观察要点

(一)呼吸形态

(1)是否有呼吸急促,张口抬肩,胸部满闷,不能平卧等。

(2)喘证发作的时间、程度等特点。

(二)咳嗽、咳痰

(1)咳嗽的时间、频次、诱发因素。

(2)咳痰的色、量、性质及咳吐的难易度。

(三)发作时的伴随症状

(1)发热、汗出的情况。

(2)水肿患者观察尿量和皮肤等情况。

(四)生命体征

密切观察患者生命体征及喘息,咳嗽,面色,神志。如出现呼吸困难、神志不清、四肢厥冷、面青唇紫时应立即报告医师,配合处理。

四、症状护理要点

(一)喘憋、气促

(1)空气清新,避免刺激性气味或粉尘,定时开窗通风。

(2)急性发作时绝对卧床休息,取半坐位,鼓励适当活动下肢,防止动脉血栓形成;缓解期注意休息,体位以患者舒适为宜;出现神志恍惚或躁动不安时,加床挡保护,防止跌伤。

(3)遵医嘱吸氧。

(4)拔火罐:主穴取定喘、风门、肺俞,配穴取中脘、肾俞,走罐2～3遍。

(5)穴位按揉:重按肺俞、脾俞、膏肓俞。实证加按风池、风府、迎香、足三里;虚证加按中脘、风池、风府。

(6)刮痧疗法:主穴取大椎、定喘、肺俞、天突,配穴取太渊、天突、内关。先刮主穴,再刮配穴,由轻到重,出现痧痕为度。

(二)咳嗽、咳痰

(1)遵医嘱予清肺化痰的中药雾化吸入,稀释痰液,协助患者漱口、叩背。

(2)如喉中痰鸣,咳痰不畅,应翻身拍背,以助咳痰,必要时给予吸痰。

(三)伴随症状的护理

(1)喘证高热的患者,慎用冰袋和乙醇擦浴进行物理降温,以防邪气郁闭不得宣达,喘作更甚。

(2)因外感诱发的喘证,要注意观察使用解表药后的汗出情况,如出汗较多,应勤换衣被。

(3)长期卧床水肿的患者,准确记录出入量,注意保持皮肤清洁干燥,做好受压部位的皮肤护理。

五、饮食护理要点

饮食宜高热量、高蛋白、多维生素、易消化饮食,少食多餐为宜,忌辛辣、油腻、刺激、生冷和产气的食物,禁吸烟、饮烈性酒,水肿者限制钠盐摄入。

(一)风寒闭肺

宜食海带、大豆、莲子、萝卜等清肺散寒之品。

食疗方:杏仁粥。

(二)表寒里热

宜食梨肉、罗汉果、莲子、薏苡仁、银耳等祛火化痰之品。

食疗方:百合糯米粥。

(三)痰热遏肺

宜食梨肉、大豆、银耳等清肺热,和气平喘之品。

食疗方:银耳莲子粥。

(四)痰浊阻肺

宜食蔬菜、栗子、木耳、大枣等生津化痰之品。

食疗方:薏苡仁粥。

(五)肺气虚

宜食梨肉、杏肉、百合、大枣、花生等清淡甘润,益肺健脾之品。

食疗方:山药茯苓粥。

六、中药使用护理要点

(一)口服中药

口服中药时,应与西药间隔 30 分钟左右。

1.麻黄汤或定喘汤

服用麻黄汤或定喘汤时,不宜同时服用滋补性中药。

2.小青龙颗粒(合剂、胶囊)

高血压、心脏病患者慎服。

3.苦甘颗粒

高血压、心脏病患者慎服。

4.痰饮丸

可导致便秘,应注意观察患者的大便情况。

(二)中药注射剂

中药注射剂应单独使用,与西药注射剂合用时须前后用生理盐水做间隔液。

1.清开灵注射液

注射液稀释后必须在 4 小时以内使用。忌与硫酸庆大霉素、青霉素 G 钾、肾上腺素、重酒石酸间羟胺、乳糖酸红霉素、多巴胺、洛贝林、肝素、硫酸美芬丁胺、葡萄糖酸钙、B 族维生素、维生素 C、硫酸妥布霉素、硫酸庆大霉素、西咪替丁、精氨酸、氨茶碱等药物配伍使用。

2.双黄连注射液

首次静脉滴注过程中的前 30 分钟应缓慢,不宜与氨基糖苷类(庆大霉素、卡那霉素、链霉素、硫酸妥布霉素、硫酸奈替米星、硫酸依替米星）、大环内酯类（红霉素、吉他霉素）、诺氟沙星葡萄糖、氯化钙、维生素 C、氨茶碱、穿琥宁、刺五加、丹参、川芎嗪等配伍，以免产生浑浊或沉淀，过敏体质者慎用。

3.痰热清注射液

静脉滴注时浓度不宜过高，10～20 mL 注射液用 250～500 mL 溶媒稀释为宜；滴速不宜过快，以 40～60 滴/分为宜。忌与维生素 C、甘草酸二钠、丹参、加替沙星、甲磺酸帕珠沙星、阿米卡星、奈替米星乳酸环丙沙星、依替米星、泮托拉唑、葡萄糖依诺沙星、头孢吡肟、盐酸莫西沙星、阿奇霉素、西咪替丁、吉他霉素、果糖二磷酸钠、头孢匹胺等配伍。

（三）外用中药

观察局部皮肤有无不良反应。

中药敷贴：使用时应告知患者敷贴处皮肤可能出现灼热、发痒的情况，观察用药后反应。有明显热证、合并支气管扩张、咯血的患者不宜贴敷。

七、健康宣教

（一）用药

遵医嘱按时服药，不可随意增减药量或停药，正确掌握吸入制剂的方法。

（二）饮食

合理膳食，增加营养，增加机体抵抗力，少量多餐，忌烟、酒。

（三）运动

可进行散步打太极拳等有氧运动，增强体质。

（四）生活起居

戒烟，避免接触刺激性气体及灰尘；注意四时气候变化，随时增减衣被，以防外邪从皮毛口鼻侵入；注意休息，防止过劳。

（五）情志

保持良好情绪，防止七情内伤。

（六）氧疗

如患者有严重慢性缺氧状况，应坚持长期氧疗，提高生活质量。

（七）定期复诊

遵医嘱按时服药，定时来医院复查，出现喘憋气短、乏力等症状及时就诊。

（陶　凤）

第六节　肺　痨

一、概述

肺痨是具有传染性的慢性虚弱疾病，以咳嗽、咯血、潮热、盗汗及身体逐渐消瘦为主要临床特征。本病致病因素分为内因与外因，外因系指痨虫传染，内因系指正气虚弱，两者往往互为因果。

肺结核可参照本病护理。

二、辨证论治

(一)肺阴亏虚

干咳少痰或痰中带血,胸痛、潮热、颧红,或有轻微盗汗,口干舌燥。舌红苔薄黄、少津,脉细或兼数。治以滋阴润肺,清热杀虫。

(二)阴虚火旺

呛咳气急,痰少质黏或量多,难咳,时时咯血,色鲜红,午后潮热,五心烦热,骨蒸,颧红,口渴,心烦,失眠盗汗,急躁易怒,胸胁掣痛。舌红干、苔薄黄或剥,脉细数。治以补益肺肾,滋阴降火。

(三)气阴耗伤

咳嗽无力,气短声低,或咯血(色淡红),午后潮热,畏风怕冷,自汗,纳少便溏,面色㿠白,颧红。舌质嫩红,边有齿痕,苔薄,脉细弱数。治以养阴润肺、益气健脾。

(四)阴阳两虚

痰中或见夹血、血色暗淡,咳逆喘息少气,形体羸弱,劳热骨蒸,面浮肢肿,潮热,形寒,自汗。舌光质红少津,脉细数或兼数。治以温补脾肾,滋养精血。

三、病情观察要点

(1)发热的时间和热势,观察患者发热规律。患者发热时是否伴有颧红、盗汗、骨蒸发热、手足心热等。

(2)咳嗽发作的性质及程度。

(3)咳痰的量、色、性状。

(4)是否伴有咯血,咯血的量、颜色、性质、出血的速度及意识状态、生命体征。

(5)胸痛患者应观察疼痛的时间、性质,如出现呼吸困难,要立即报告医师。

(6)患者体重的变化。

四、症状护理要点

(1)病室环境安静、整洁、阳光充足、空气新鲜,室内禁止吸烟。防止灰尘及烟味刺激导致咳嗽加重。对于有结核病灶的患者,严格执行呼吸道隔离,病床之间不得少于 1.6 m,病室定时消毒。

(2)发热定时测量体温,做好发热护理。

(3)痰多不能自行咳出的患者,可协助翻身拍背,或遵医嘱予清肺化痰中药雾化吸入。

(4)干咳较重时,嘱患者切忌用力,遵医嘱给予止咳药;若呛咳气急、咽痒、口中有血腥味,为咯血先兆,应嘱患者患侧卧位,头偏向一侧,防止窒息。

(5)咯血的护理:①患者可选用半卧位或头侧平卧位,大咯血时应绝对卧床休息。②不要大声讲话;剧烈咳嗽,咯血量多者禁食;咯血停止后或少量咯血时,可行半流食。③准确记录出血量,观察患者咯血时的面色、神志、汗出、肢温及生命体征的变化,出现血脱先兆及时通知医师,准备抢救物品及止血药。

(6)胸痛时指导患者勿用力咳嗽,取舒适体位缓解疼痛。

(7)每周测量体重 1 次,为肺痨患者提供高热量、高蛋白、富含维生素的饮食。

(8)肺痨盗汗者可用五倍子、飞朱砂敷脐,贴敷过程中注意局部皮肤的观察。

(9)气功疗法:做正卧位内养功,通过平卧、放松、入静、意守、调息等,可调整脏腑、平衡阴阳,改善症状,提高机体免疫力。

五、饮食护理要点

饮食宜清淡易消化,高热量、高蛋白、富含维生素,忌食生冷及肥甘厚腻的食物,宜少食多餐,进食时细嚼慢咽。

(一)肺阴亏虚

宜食百合、鸭梨、银耳、藕汁等滋阴润肺之品。

食疗方:贝母冰糖炖豆腐。

(二)阴虚火旺

宜食甲鱼、鸡蛋、冬瓜、萝卜等滋阴降火之品。

食疗方:冰糖银耳羹。

(三)气阴两虚

宜食鱼、牛奶、红枣、莲子、黑芝麻等补益气血之品。

食疗方:百合猪肺汤(猪肺、百合、党参煮汤)。

(四)阴阳两虚

宜食百合、银耳、人参、甲鱼等滋阴补阳之品。

食疗方:虫草大枣汤(人参、冬虫夏草、大枣、冰糖煮水服用)。

六、中药使用护理要点

强调早期、联合适量、规律、全程化疗的重要性,使患者树立战胜疾病的信心,积极配合治疗。当出现巩膜黄染、肝区疼痛、胃肠不适、眩晕、耳鸣等不良反应时及时与医师联系,勿自行停药。

(一)口服中药

口服中药时,应与西药间隔30分钟左右。

(1)滋阴降火、润肺补肾的中药汤剂,可早晚空腹服用。

(2)滋阴益气类药物不宜喝茶及吃萝卜等降气食物。

(3)人参固本丸:宜饭前服用,不宜同时服用五灵脂、皂角制剂,以免影响药效。高血压病患者慎用。

(二)外用中药

观察局部皮肤有无不良反应。

(1)可佩戴安息香保养元气,增强正气。

(2)用雄黄酒擦迎香穴,以达辟秽之功。

(3)用净五灵脂、白芥子、生甘草研末加醋,与蒜捣匀,贴敷于颈椎至腰椎夹脊穴旁开1寸半处,1~2小时,皮肤灼热取之。

七、情志护理要点

(1)病室环境宜安静,减少探视,避免不良情绪刺激。

(2)肺痨患者病情迁延,长期养病并需隔离修养,生活单调乏味,因此应鼓励患者可以通过散步、打太极拳、画画、练书法、听音乐等方式丰富生活,缓解不良情绪。

(3)劝患者禁恼怒,息妄想,树立战胜疾病的信心。

八、健康宣教

(一)用药

坚持服用抗结核药,严格遵医嘱服药,保证治疗的全程、联合、规律,严禁擅自停药、加药或减药,以防复发。服药期间注意不良反应,定期检查肝肾功能。

(二)饮食

宜清淡,养阴清热之品,加强营养,多饮水,忌食辛辣刺激之品。

(三)运动

注意锻炼身体,可进行散步、打太极拳等有氧运动,增强体质。

(四)生活起居

痰培养阳性时,有一定传染性,适当戴口罩隔离;痰培养阴性后,传染性较小。每天增加开窗通风时间。注意气候的变化,防止复感外邪,加重病情。注意休息,防止过劳。养成不随地吐痰的习惯,患者使用的痰具等用具均应消毒。戒烟,远房事。

(五)情志

保持良好心态,避免恼怒、悲伤、恐惧。

(六)定期复诊

遵医嘱定期复查,如出现咳嗽、乏力、消瘦、发热等症状应及时就医。

(陶 凤)

第七节 呕 吐

一、概述

凡由于胃失和降,气逆于上,迫使胃中之物从口中吐出的一种病证,称为呕吐。多由于外感六淫,内伤饮食,情志不调,禀赋不足等影响于胃,使胃失和降,胃气上逆所致。急性胃炎、胃黏膜脱垂症、神经性呕吐、幽门痉挛、不完全性幽门梗阻、胆囊炎、胰腺炎等出现呕吐时可参照本病护理。

二、辨证论治

(一)外邪犯胃

突然呕吐,胸脘满闷,发热恶寒,头身疼痛。舌苔白腻,脉濡缓。治以疏邪解表,化浊和中。

(二)饮食停滞

呕吐酸腐,脘腹胀满,嗳气厌食,大便或溏或结。舌苔厚腻,脉滑实。治以消食化滞,和胃降逆。

(三)痰饮内停

呕吐清水痰涎,脘闷不食,头眩心悸。舌苔白腻,脉滑。治以温中化饮,和胃降逆。

(四)肝气犯胃

呕吐吞酸,嗳气频作,胸胁胀痛。舌红苔薄腻,脉弦。治以疏肝理气,和胃降逆。

(五)脾胃虚寒

呕吐反复迁延不愈,劳累或饮食不慎即发,伴神疲倦怠,胃脘隐痛,喜暖喜按。舌淡或胖苔薄白,脉弱。治以温中散寒,和胃降逆。

(六)胃阴不足

时时干呕恶心,呕吐少量食物黏液,饥不欲食,咽干口燥,大便干结。舌红少津,脉细数。治以滋阴养胃,降逆止呕。

三、病情观察要点

(一)呕吐

观察呕吐的虚实,呕吐物的性状与气味,呕吐时间等。

1.呕吐的虚实

发病急骤,病程较短,呕吐量多,呕吐物酸腐臭秽,多为实证;起病缓慢,病程较长,呕而无力,呕吐量不多,呕吐物酸臭不甚,伴精神萎靡,倦怠乏力多为虚证。

2.呕吐物的性状

酸腐难闻,多为食积内腐;黄水味苦,多为胆热犯胃;酸水绿水,多为肝气犯胃;痰浊涎沫,多为痰饮中阻;泛吐清水,多为胃中虚寒。

3.呕吐的时间

大怒、紧张或忧郁后呕吐,多为肝气犯胃;暴饮暴食后发病,多为食滞内停;突然发生的呕吐伴有外感表证者,多为外邪犯胃;晨起呕吐在育龄女性,多为早孕;服药后呕吐,则要考虑药物反应。

(二)伴随症状

如出现下述症状,及时报告医师,配合抢救。

(1)呕吐剧烈,量多,伴见皮肤干燥,眼眶下陷,舌质光红。

(2)呕吐频繁,不断加重或呕吐物腥臭,伴腹胀痛、拒按、无大便及矢气。

(3)呕吐物中带有咖啡样物质或鲜血。

(4)呕吐频作,头昏头痛,烦躁不安,嗜睡、呼吸深大。

(5)呕吐呈喷射状,伴剧烈头痛、颈项强直、神志不清。

四、症状护理要点

(一)呕吐

(1)虚寒性呕吐:胃脘部要保暖,热敷或可遵医嘱隔姜灸中脘,或按摩胃脘部。

(2)寒邪犯胃呕吐时,可用鲜生姜煎汤加红糖适量热服。

(3)食滞欲吐者,可先饮温盐水,然后用压舌板探吐。

(4)呕吐后用温热水漱口,保持口腔清洁。

(5)呕吐频繁者可耳穴埋籽:取脾、胃、交感等穴;亦可指压内关、合谷、足三里等穴。

(6)穴位贴敷：取穴足三里、中脘、涌泉、内关、神阙等穴位。

(7)昏迷呕吐者，应予侧卧位，防止呕吐物进入呼吸道而引起窒息。

(二)胸胁胀痛

稳定患者情绪，可推拿按揉肝俞、脾俞、阳陵泉等穴。

(三)不思饮食

可自上而下按揉胃脘部，点按上脘、中脘、天枢、气海等穴。

(四)咽干口燥

可用麦冬、玉竹或西洋参代茶饮。

(五)恶寒发热

做好发热护理，根据医嘱采取退热之法，注意观察生命体征的变化。

五、饮食护理要点

饮食应清淡开胃易消化，禁食辛辣、煎炸、肥甘、生冷、油腻的食物。宜少食多餐。

(一)肝气犯胃

宜食陈皮、萝卜、山药、柑橘等理气降气之品，禁食柿子南瓜、马铃薯等产气的食物。

食疗方：香橙汤（香橙、姜、炙甘草）。

(二)饮食停滞

宜食山楂、米醋等消食化滞，和胃降逆之品。

食疗方：山楂麦芽饮，炒莱菔子粥，山楂粥等。

(三)阴虚呕吐

宜食木耳、鸡蛋、鲜藕、乳制品等益胃生津之品。

食疗方：雪梨汁、荸荠汁、藕汁、西洋参泡水、银耳粥等。

(四)脾胃虚寒

宜食鸡蛋、牛奶、姜、熟藕、山药、红糖等温中健脾之品。

食疗方：姜丝红糖水，紫菜鸡蛋汤。

(五)痰饮内停

宜食温化痰饮，和胃降逆之品，如姜、薏苡仁、山药、红豆等。

食疗方：山药红豆粥。

六、中药使用护理要点

(一)口服中药

口服中药时，应与西药间隔30分钟左右。

1.中药汤剂

(1)取坐位服药，少量频服，每次20～40 mL，忌大口多量服药。

(2)外邪犯胃、脾胃虚寒者宜饭后热服；饮食停滞、痰饮内停者宜饭后温服；肝气犯胃者宜饭前稍凉服。

2.中成药

(1)舒肝丸（片、颗粒）：不应与西药甲氧氯普安合用。

(2)沉香化气丸：不宜与麦迪霉素合用。

（3）藿香正气散,保和丸,山楂丸:应在饭后服用。

（二）外用中药

观察局部皮肤有无不良反应。

遵医嘱选穴,穴位贴敷时注意按时更换。

七、情志护理要点

（1）护士应多与患者交谈,了解患者的心理状态,建立友好平等的护患关系。关怀、同情患者,减轻其紧张、烦躁及怕他人嫌弃的心理压力。

（2）教会患者进行自我舒缓情绪的方法,如音乐疗法、宣泄法、转移法等。

（3）鼓励患者多参与娱乐活动,如下棋、读报、看电视、听广播等。

（4）对精神性呕吐患者应消除一切不良因素刺激,必要时可用暗示方法解除患者不良的心理因素。

八、健康宣教

（一）用药

遵医嘱服药,中药汤剂应少量频服。

（二）饮食

饮食应清淡开胃易消化,禁食辛辣、煎炸、肥甘、生冷、油腻的食物。注意饮食卫生,规律进食,少食多餐,逐渐增加食量,不暴饮暴食。

（三）运动

加强身体锻炼,提高身体素质。每天饭前、饭后可用手掌顺时针方向按摩胃脘部10分钟。

（四）生活起居

养成良好的生活习惯,注意冷暖,特别注意胃部保暖,以减少或避免六淫之邪或秽浊之邪的侵袭。平日可于饭前饭后按摩内关、足三里等穴,每次5~10分钟。

（五）情志

调摄精神,保持心情舒畅,避免精神刺激,防止因情志因素引起呕吐。

（六）定期复查

遵医嘱定时复诊,若出现呕吐频繁,或伴腹胀腹痛无排便,或呕吐带血时需及时就医。

（陶　凤）

第八节　便　　秘

一、概述

便秘是指粪便在肠内滞留过久,秘结不通,排便周期延长;或周期不长但粪质干结,排出艰难;或粪质不硬,虽有便意,但便而不畅的病证。多由于饮食不节、情志失调、外邪犯胃、禀赋不足所致。各种疾病引起的便秘均可参照本病护理。

二、辨证论治

便秘的证治分为实秘和虚秘两类,实秘辨证分为肠胃积热,气机郁滞 2 型。虚秘的辨证分为脾气虚弱、脾肾阳虚、阴虚肠燥 3 型。

(一)肠胃积热

大便干结,腹胀满,按之痛,口干口臭。舌红苔黄燥,脉滑实。治以清热润肠通便。

(二)气机郁滞

大便干结,欲便不出,或便而不爽,少腹作胀。苔白,脉弦细。治以理气导滞,降逆通便。

(三)脾虚气弱

便干如栗,临厕无力努挣,挣则汗出气短,面色无华。舌淡苔白,脉弱。治以补脾益气,润肠通便。

(四)脾肾阳虚

大便秘结,面色㿠白,时眩晕心悸,小便清长,畏寒肢冷。舌淡体胖大,苔白,脉沉迟。治以温补脾肾,润肠通便。

(五)阴虚肠燥

大便干结,努挣难下,口干少津,纳呆。舌红少苔,脉细数。治以滋阴生津,养血润燥。

三、病情观察要点

(一)排便情况

(1)排便间隔时间,大便性状,大便量,有无排便困难等情况。

(2)伴随症状:有无腹痛、腹胀、头晕、心悸、汗出,有无便后出血,腹部有无硬块,年老体弱伴有其他疾病的患者,要防止出现疝气、虚脱,甚至诱发中风、胸痹心痛等。

(二)便秘的诱发因素

(1)饮食中缺乏纤维素或饮水量不足。

(2)食欲下降或进食量少。

(3)长期卧床,腹部手术及妊娠。

(4)生活环境改变,精神紧张,滥用药物等。

(5)各种原因引起便秘的肠道疾病,如肠梗阻、肿瘤、痔疮等。

四、症状护理要点

(一)大便秘结

(1)实秘者,可推按中脘、天枢、大横、大肠俞等穴位;胃肠实热者可按揉足三里穴;气机郁滞者可按揉中府、云门、肝俞等穴。多日秘结不通,可遵医嘱给缓泻剂,如番泻叶沸水浸泡代茶饮,或用开塞露等通便,必要时遵医嘱给予药物灌肠。

(2)虚秘者,注意防寒保暖,可予热敷、热熨下腹部及腰骶部。或遵医嘱艾灸,取穴:大肠俞、天枢、支沟等。

(3)培养定时排便的习惯,即使无便意,也应坚持每天晨间或早餐后蹲厕。

(4)指导患者顺结肠方向按摩下腹部,每天 1～3 次,每次 10～20 分钟。根据病情增加运动量。

（5）采取最佳的排便姿势，气血虚弱或年老虚赢的患者，排便最好在床上或采用坐式为宜，勿临厕久蹲，用力努挣，防止虚脱。

（6）耳穴埋籽。主穴：脾、胃、大肠、直肠下段、便秘点；配穴：内分泌、交感、肺、肾等。

（二）皮肤护理

便后用软纸擦拭，温水清洗；肛肠疾病引起的便秘，便后可遵医嘱中药熏洗。

五、饮食护理要点

饮食宜清淡易消化，多食富含纤维的粗粮及绿色新鲜蔬菜、水果。禁食辛辣刺激，肥甘厚味，生冷煎炸之品，忌饮酒无度。可每天晨起用温开水冲服蜂蜜 1 杯。

（一）肠胃积热

宜食白菜、油菜、梨、藕、甘蔗、山楂、香蕉等清热通便之品。

食疗方：白萝卜蜂蜜汁。

（二）气机郁滞

宜食柑橘、萝卜、佛手、荔枝等调气之品，可饮蜂蜜柚子茶、玫瑰花茶。

食疗方：香槟粥（木香、槟榔、粳米、冰糖）。

（三）脾气虚弱

宜食山药、白薯、白扁豆粥等健脾益气之品。

食疗方：黄芪苏麻粥（黄芪、苏子、火麻仁、粳米）。

（四）阴虚肠燥

宜食黑芝麻、阿胶、核桃仁等滋阴润燥之品，可研粉以蜂蜜水调服。

食疗方：枸杞子粥、山药粥。

（五）脾肾阳虚

宜食牛肉、羊肉、狗肉、洋葱、韭菜等温性之品，忌生冷瓜果，烹调时加葱、姜等调味。

食疗方：杏仁当归炖猪肺。

六、中药使用护理要点

（一）口服中药

口服中药时，应与西药间隔 30 分钟左右。

1.中药汤剂

（1）脾虚气弱，阴虚肠燥、脾肾阳虚者，汤药可温服，于清晨或睡前服用效果佳。

（2）肠道实热者，汤药宜偏凉服用，清晨空腹服用效果更佳。

2.中成药

（1）麻仁润肠丸：含鞣质，不宜与抗生素、生物碱、洋地黄类、亚铁盐、维生素 B_1 等同用，孕妇忌服，月经期慎用。

（2）牛黄解毒片（丸、胶囊、软胶囊）：性质寒凉，不宜与强心苷类、磺胺类、氨基糖苷类、四环素类等多种药物合用。

（3）三黄片（胶囊）：不宜与治疗贫血的铁剂、含金属离子的制剂、维生素 B_1、多酶片等合用，孕妇忌服。

（二）外用中药

观察局部皮肤有无不良反应。

敷脐：外用中药装入布袋置于神阙穴，盖布后热熨，1～2 次/天，每次 30 分钟。

七、健康宣教

（一）用药

遵医嘱服药，切忌滥用泻药。

（二）饮食

清淡易消化，多食富含纤维的粗粮，及绿色新鲜蔬菜、水果。多饮水，不饮浓茶。禁食辛辣刺激，肥甘厚味，生冷煎炸之品，禁忌饮酒无度。

（三）运动

适当运动，避免少动、久坐、久卧。可根据具体情况选用太极拳、五禽戏、气功、八段锦、慢跑、快走等方法。其中腰腹部的锻炼对便秘患者更适合。

（四）生活起居

每天按揉腹部，养成良好的排便习惯，定时如厕，即使无便意，也应定时蹲厕，但勿久蹲，不应超过 3 分钟；勿如厕时看书报；排便时勿过度屏气。

（五）情志

调畅情志，戒忧思恼怒，保持情绪舒畅，克服排便困难的心理压力。

（六）定期复诊

遵医嘱定时复查，若出现腹胀、腹痛，或大便带血、肛门有物脱出时及时就医。

（陶　凤）

第九节　痢　　疾

一、概述

痢疾是以腹痛，里急后重，大便次数增多，痢下赤白脓血为主症的病证。痢疾是夏秋季常见的肠道传染病。病因有外感时疫邪毒和内伤饮食两方面。细菌性痢疾、阿米巴痢疾，以及溃疡性结肠炎、放射性结肠炎、细菌性食物中毒等出现类似本节所述症状者，可参照本病护理。

二、辨证论治

（一）湿热痢

腹痛，里急后重，下痢赤白脓血，赤多白少或纯下赤冻，肛门灼热，小便短赤，或发热恶寒，头痛身楚，口渴发热。舌红苔黄腻，脉滑数。治以清热解毒，调气行血。

（二）疫毒痢

起病急骤，壮热，恶呕便频，痢下鲜紫脓血，腹痛剧烈，口渴，头痛，后重感特著，甚者神昏惊厥。舌红绛苔黄燥，脉滑数或微欲绝。治以清热凉血解毒。

(三)寒湿痢

腹痛拘急,痢下赤白黏冻,白多赤少,里急后重,脘闷,口淡,饮食乏味,头身困重。舌淡苔白腻,脉濡缓。治以温中燥湿,调气和血。

(四)阴虚痢

下痢赤白,日久不愈,或下鲜血,脐下灼痛,虚坐努责,食少,心烦,口干口渴。舌红绛少津少苔,脉细数。治以养阴清肠化湿。

(五)虚寒痢

下痢稀薄,带有白冻,甚则滑脱不禁,腹部隐痛,排便不爽,喜按喜温,久痢不愈,食少神疲,四肢不温。舌淡苔白滑,脉沉细而弱。治以温补脾肾,收涩固脱。

(六)休息痢

下痢时发时止,常因饮食不当、受凉、劳累而发,发时便频,夹有赤白黏冻,腹胀食少,倦怠嗜卧。舌淡苔腻,脉濡软虚数。治以温中清肠,调气化滞。

三、病情观察要点

(一)腹痛、里急后重

观察发作的时间、性质、部位、程度、与体位的关系、缓解的方法及伴随症状。

(1)新病年少,形体壮实,腹痛拒按,里急后重便后减轻者多为实证;久病年长,形体虚弱,腹痛绵绵,痛而喜按,里急后重便后不减或虚坐努责者为虚证。

(2)湿热痢腹痛阵作;疫毒痢腹痛剧烈;寒湿痢腹部胀痛;阴虚痢为脐腹灼痛,或虚坐努责;虚寒痢常为腹部隐痛,腹痛绵绵。

(二)肛门灼痛

与湿热下注、肛周炎症、分泌物刺激有关。

(三)大便次数及性状改变

注意观察大便与腹痛的关系,大便的次数、性质、量、气味、颜色、有无脓血黏冻。

(1)痢下白冻或白多赤少者,多为湿重于热,邪在气分,其病清浅;若纯白冻清稀者,为寒湿伤于气分;白而滑脱者属虚寒。

(2)痢下赤冻,或赤多白少,多为热重于湿,热伤血分,其病较深;若痢下纯鲜血者,为热毒炽盛,迫血妄行。

(3)痢下赤白相杂,多为湿热夹滞。

(4)痢下色黄而深,其气臭秽者为热;色黄而浅,不甚臭秽者为寒。

(5)痢下紫黑色、暗褐色者为血瘀;痢下色紫暗而便质清稀为阳虚。

(6)痢下焦黑,浓厚臭秽者为火。

(7)痢下五色相杂为湿热疫毒。

(四)发热

观察发热程度及伴随症状。

(1)湿热痢若兼有表证则恶寒发热,头痛身楚,热盛灼津则口渴。

(2)疫毒痢热因毒发,故壮热。热盛伤津则口渴,热扰心神则烦躁,热扰于上则头痛。热入营分,高热神昏谵语者,为热毒内闭。

四、症状护理要点

(一)腹痛、里急后重

(1)腹痛时,可指压内关或合谷等穴位。

(2)疫毒痢者,腹痛剧烈,痢下次多,应暂禁食,遵医嘱静脉补液或按揉天枢、气海、关元、大肠俞等穴。

(3)寒湿痢者,腹部冷痛,注意保暖,给予热敷,或用白芥子、生姜各 10 g 共捣烂成膏敷脐部。

(4)虚寒痢者,腹痛绵绵,注意四肢保暖,可给予艾灸天枢、神阙等穴,或食用生姜、生蒜,以温中散寒。

(5)患者里急后重时,嘱患者排便不宜过度用力或久蹲,以免脱肛。

(二)肛门灼痛

(1)保持肛周皮肤清洁,便后用软纸擦肛门并且用温水清洗,如肛门周围有糜烂溃破,可遵医嘱外涂油膏治疗。

(2)肛门灼热、水肿时,可遵医嘱予以中药熏洗。

(3)有脱肛者,清洁后用消毒纱布涂上红油膏或黄连软膏轻轻还纳。

(三)发热

(1)正确记录体温、脉搏呼吸、汗出情况。

(2)保持皮肤清洁,汗出后用毛巾擦拭,并及时更换湿衣被,保持床铺清洁干燥。

(3)协助高热患者做好口腔护理,饭前饭后用银花甘草液、氯己定、生理盐水等漱口,口唇干裂可涂保湿唇膏或油剂。

(4)保证足够液体量,鼓励患者多饮温开水、淡糖盐水,可用麦冬、清竹叶、灯芯草等泡水代茶饮或遵医嘱静脉补液。

(5)高热无汗时,可遵医嘱行物理降温或给予中西药退热,或给予背部刮痧以辅助治疗。观察退热情况,防止抽搐、神昏等险证。

五、饮食护理要点

饮食以清淡、细软、少渣、易消化的流质或半流质为主,鼓励患者多饮温开水或淡盐水,每天总液量为 3 000 mL 左右。不宜饮用牛奶,忌食生冷、辛辣、油腻、硬固、煎炸之品,忌豆类、薯类等产气食品。

(一)湿热痢

宜食清热解毒之品,如铁苋菜、地锦草、马齿苋、西瓜、苹果等。

食疗方:蒜泥马齿苋、薏米粥、陈茗粥(陈茶叶、大米)。

(二)疫毒痢

宜食清热凉血解毒之品,如鲜芦根煎汤代茶饮,痢下次多,应暂禁食。

食疗方:鲫鱼汤。

(三)寒湿痢

宜食温中燥湿,调气和血之品,如粳米、鲈鱼、大枣等。

食疗方:薏米莲子粥、大蒜炖肚条、肉桂粥。

(四)阴虚痢

宜食养阴清肠化湿之品,如黑木耳、茯苓、枸杞子、桑椹、龙眼肉、薏苡仁、莲子及大枣等。

食疗方:绿茶蜜饮、绿豆汤、石榴皮煮粥(石榴皮、粳米)。

(五)虚寒痢

宜食温补脾肾,收涩固脱之品,如山药、莲子、胡桃肉、白扁豆、薏苡仁、生姜、生蒜等。

食疗方:姜汤、桃花粥、豆蔻粥(肉豆蔻、生姜、粳米)。

(六)休息痢

宜食温中清肠,调气化滞之品,如粳米、南瓜、香菇、黄花菜等。

食疗方:参枣米饭、山药饼。

六、中药使用护理要点

(一)口服中药

口服中药时,应与西药间隔 30 分钟左右。

1.中药汤剂

宜饭前服用。若有恶心,服用前可以在舌上滴少许生姜汁。

2.香连浓缩丸(片)

不宜与阿托品、咖啡因等同用,否则会增加生物碱的毒性;忌油腻、生冷之品,禁烟、酒。

3.葛根芩连微丸(胶囊)

泄泻腹部凉痛者忌服。

4.芩连片

泄泻腹部凉痛者忌服。不宜与乳酶生、丽珠肠乐同服。

(二)中药注射剂

中药注射剂应单独使用,与西药注射剂合用时须前后用生理盐水做间隔液。

穿心莲注射剂:不宜与氟罗沙星、左氧氟沙星、乳酸环丙沙星、妥布霉素、红霉素、阿米卡星、维生素 B_6 等同用。

(三)外用中药

观察局部皮肤有无不良反应。

1.保留灌肠

给药前排空二便,取右侧卧位,臀部抬高 10 cm,液面距肛门不超过 30 cm,肛管插入 15 cm 左右,药液温度 39～41 ℃,量 50～100 mL,徐徐灌入,灌完后取平卧位,再取左侧卧位,保留 60 mm 以上,保留至次晨疗效更佳。

2.中药贴敷

神阙穴,1 次/天,每次贴敷 3～4 小时。注意观察局部皮肤有无发红、瘙痒,或水疱等症状,并及时通知医师。告知患者切忌搔抓,以防止感染。

七、健康宣教

(一)用药

慢性患者应坚持治疗,在医师指导下合理用药。

（二）饮食

不宜过食生冷，不吃变质食物。在痢疾流行季节可以适量食用生蒜瓣，或用马齿苋、绿豆煎汤饮用以预防感染。

（三）运动

宜卧床静养，不可过度活动。指导久病体虚的患者循序渐进地锻炼身体，增强抗病能力和促进康复。

（四）生活起居

注意个人卫生，养成饭前、便后洗手习惯，预防疾病发生和传播。加强水饮食卫生管理，避免外出用餐，防止病从口入。久病初愈，正气虚弱，注意生活起居有节，劳逸结合。

（五）情志

开展多种形式的文娱活动，以丰富生活内容，怡情悦志。

（六）定期复诊

遵医嘱定期复诊，若出现大便次数及性状的改变、腹痛、里急后重等症状时，应及时就医。

（陶　凤）

针灸推拿与康复

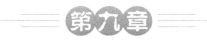

针 法

第一节 进 针

一、持针法

持针法是医师操作毫针保持其端直坚挺的方法。临床常用右手(刺手)持针,以三指持针法为主。"持针之道,坚者为宝"是持针法操作的总则。同时,医师持针应重视"治神",全神贯注,运气于指下,勿左顾右盼,以免影响针刺疗效,给患者造成不必要的痛苦。

(一)方法

1.两指持针法

用拇指、示指末节指腹捏住针柄,适用于短小的针具(图 9-1)。

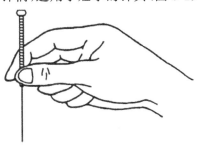

图 9-1 两指持针法

2.三指持针法

用拇指、示指、中指末节指腹捏拿针柄,拇指在内,示指、中指在外,三指协同,以保持较长针具的端直坚挺状态(图 9-2)。

3.四指持针法

用拇指、示指、中指捏持针柄,以无名指抵住针身,称四指持针法。适用于长针操持,以免针体弯曲(图 9-3)。

4.持柄压尾法

用拇指、中指夹持针柄,示指抬起顶压针尾,三指配合将针刺入。适用于短针速刺(图 9-4)。

5.持针身法

用拇、示两指捏一棉球,裹针身近针尖的末端部分,对准穴位,用力将针迅速刺入皮肤(图 9-5)。

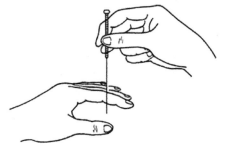

图 9-2　三指持针法

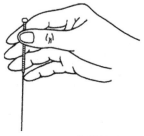

图 9-3　四指持针法

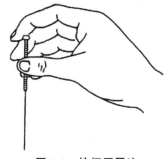

图 9-4　持柄压尾法

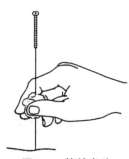

图 9-5　持针身法

6.两手持针法

用右手拇、示、中三指持针柄,左手拇、示两指握固针体末端,稍留出针尖1～2分许。适用于长针、芒针操持。双手配合持针,可防止长针弯曲,减少进针疼痛(图 9-6)。

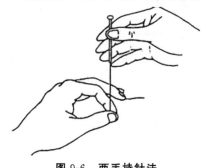

图 9-6　两手持针法

(二)临床应用

1.保持针体端直坚挺

应用以上诸法持针,可保持针体端直,避免进针与行针过程中针体弯曲。

2.有助于指力深透

各种持针法如应用得当,有助于医师灵活利用自己的指力、掌力、腕力,通过针体到达针尖,从而使针尖易于透皮,并透达至穴位深层,从而激发经气。

3.掌握针刺的方向和深浅

有经验的针灸师可通过持针之刺手,体察针刺方向、深浅及有效刺激量,尤其是针下如鱼吞饵的得气感。

4.催气、守气、行气

刺入一定深度后,刺手持针应用各种手法,可激发和维持针感,并使其循经传导甚而气至病所。

(三)注意事项

1.持针必须端正安静

刺手持针,进针前要调神安息,进针时宜心、手配合,进针后仍须全神贯注,如此才能达到针刺有效的目的。

2.持针必须正指直刺

刺手持针宜将针柄(或针体)固定,以保持针体端直坚挺,不致弯曲、歪斜。

二、押手法

押手法是医师用手按压、循摄穴位皮肤和相关经脉,以协同刺手进针行针的方法。临床常用左手按压、爪切穴位,称为押手。针刺时押手的正确运用,有揣穴定位、爪切固定、减轻疼痛、激发经气等实际意义。历代医家如窦汉卿、杨继洲、高武、汪机,以及近现代医家周树冬、赵缉庵、陈克勤等均重视押手的应用,在具体操作上又有较多补充和发展。

(一)方法

押手一般可分为指按和掌按两法,常用左手按压、爪切,也有用右手为押手者。

1.指按法

指按法为进针时用左手手指按压的方法。

(1)单指押手法:用左手拇指或示指定穴位后,用指尖按压、爪切穴位。适用于一般情况。

(2)双指押手法:用左手拇指、示指按住穴位两侧,并向外用力将皮肤撑开,以固定穴位,便于进针。适用于肌肉松弛、肥厚处的穴位,以及长针深刺。

2.掌按法

掌按法为用左手手掌按压穴位左下方,以固定穴位、协同进针的方法。

(1)左手掌位于穴位左下方,拇、示二指位于穴位上下,绷紧皮肤,固定穴位,其余三指自然屈曲或伸开放平,尽量扩大与皮肤接触的面积。进针时,可用其余三指在穴位周围等处频频爪刮、轻弹,或用力点按。押手与刺手同时用力向下,在双手配合下,针尖随之迅速透皮。

(2)左手掌位于穴位左下方,示、中二指位于穴位皮肤两侧,用示指重按穴位,中、示二指紧夹针体末端(近针尖处),再用左手拇指抵住右手的手掌心处,以协同右手进针。进针时,左手两指紧压穴位,拇指紧抵右手掌心,可减轻疼痛,固定穴位,尤宜于长针。这是近代医家赵缉庵常用的押手法,姑名之为"赵缉庵押手法"。

(二)临床应用

1.揣穴定位

临床常用左手揣穴,取定腧穴的部位,或两手配合分拨、动摇、旋转、循按,使穴位显露,并避免刺入肌腱、血管、关节、骨骼等处而造成损伤。

2.减轻进针疼痛

用左手手指爪切或手掌按压穴位,或在进针时按揉穴位,使局部感觉减退,可减轻针刺疼痛,甚而达到无痛。双手配合,是无痛进针的重要方法之一。

3.辨别得气

进针之前用左手揣揉按压穴位,或在进针后用左手循摄穴位相关经脉,可激发经气,迅速获得针感,如左手指下有如动脉搏动一样的感觉,即是气至的征象。许多有经验的针灸医师,都通过手指触觉来体会"气至"感应,如穴周肌肉有抽动、跳动感等。

4.减轻组织损伤

临床正确应用押手固定穴位,可协同掌握针刺方向和深浅,减轻因手法过强而引起的肌肉挛缩和局部出血,从而减轻组织损伤所引起的疼痛,以及滞针、弯针、折针等意外情况的发生。

(三)注意事项

(1)一般情况下,应双手协同进针,左手按穴,右手持针刺入。如双手同时持针操作,可分别用左右手的小指或无名指按压穴位,以代替押手。

(2)押手用力宜与刺手配合,适度而施。或双手同时用力下压,或左手稍稍放松、右手持针向下刺入,总以方便进针为原则。

三、进针法

进针法又称下针法,是将毫针刺入穴位皮下的技术方法。临床常用的进针法有双手、单手、管针3类。若从进针速度而言,又有快速进针与缓慢进针的区别。不论哪一种进针法,其关键在于根据腧穴部位的解剖特点,选择合适的毫针,并重视"治神"和左右手的配合,以达到无痛或微痛的进针。

历代医家重视进针方法的应用,但多散见于文献各处。唯清代周树冬《金针梅花诗钞》中专列"进针十要",分为端静、调息、神朝、温针、信左、正指、旋捻、斜正、分部、中的等十方面内容,对临床从事针灸工作者有一定指导意义。现代各家尤其重视无痛进针,在快速进针等法的应用方面有较多发展。

(一)方法

1.双手进针法

双手进针法即左手按压爪切,右手持针刺入,双手配合进针的操作方法。

(1)爪切进针法:又称指切进针法,临床最为常用。左手拇指或示指的指甲掐切固定针穴皮肤,右手持针,针尖紧靠左手指甲缘速刺入穴位(图9-7)。

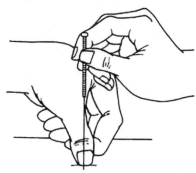

图 9-7　爪切进针法

(2)夹持进针法:多用于3寸以上长针。左手拇、示二指捏持针体下段,露出针尖,右手拇、示二指持针柄,将针尖对准穴位,双手配合,迅速将针刺入皮内,直至所要求的深度(图9-8)。

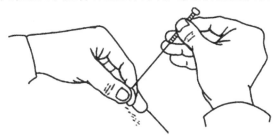

图9-8 夹持进针法

(3)舒张进针法:左手五指平伸,示、中二指分张置于穴位两旁以固定皮肤,右手持针从左手示、中二指之间刺入穴位(图9-9)。行针时,左手中、示二指可夹持针体,防止弯曲。此法适用于长针深刺。对于皮肤松弛或有皱褶处,用左手拇、示二指向两侧用力,绷紧皮肤(图9-10),利于进针,多用于腹部穴位的进针。

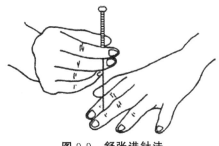

图9-9 舒张进针法

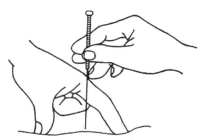

图9-10 舒张进针法

(4)提捏进针法:左手拇、示二指按着针穴两旁皮肤,将皮肤轻轻提捏起,右手持针从提起部的上端刺入。此法多用于皮肉浅薄处,如面部穴位的进针(图9-11)。

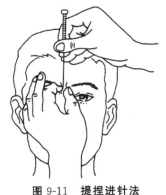

图9-11 提捏进针法

2.单手进针法

多用于较短的毫针。用右手拇、示二指持针,中指端紧靠穴位,指腹抵住针体中段;当拇、示二指向下用力按压时,中指随之屈曲,将针刺入,直刺至所要求的深度。此法三指两用,在双穴同进针时尤为适宜(图9-12)。

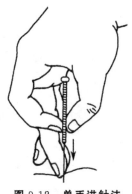

图 9-12　单手进针法

尚有梅花派单手进针法,其操作技术为用拇、示二指夹持针体,微露针尖两三分;用中指尖在针穴上反复揣摩片刻,发挥如同左手的作用,使局部有酸麻和舒适感。然后将示指尖爪甲侧紧贴在中指尖内侧,将中指第 1 节向外弯曲,使中指尖略离开针穴中央,但中指指甲仍紧贴在针穴边缘,随即将拇、示二指所夹持的针沿中指尖端迅速刺入,不施旋捻,极易刺入。针入穴位后,中指即可完全离开应针之穴,此时拇、示、中三指即可随意配合,施行补泻。

3.管针进针法

将针先插入用玻璃、塑料或金属制成的比针短 3 分左右的小针管内,放在穴位皮肤上,左手压紧针管,右手示指对准针柄一击,使针尖迅速刺入皮肤,然后将针管去掉,再将针刺入内(图 9-13)。此法进针不痛,多用于儿童和惧针者。也有用安装弹簧的特制进针器进针者。

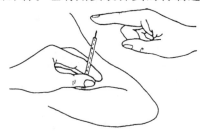

图 9-13　管针进针法

4.快速进针法

除上述爪切进针、夹持进针、管针进针之外,还可采用以下两种方法快速刺入。

(1)插入速刺法:医师用右手拇、示二指捏住针体下端,留出针尖两三分,在穴位切痕上猛急利用腕力和指力快速将针尖刺入皮肤。

(2)弹入速刺法:左手持针体,留出针尖两三分,对准穴位;右手拇指在前、示指在后,呈待发之弩状,对准针尾弹击,使针急速刺入皮下。可用于 2 寸以下的毫针,对易晕针者和小儿尤宜。

5.缓慢进针法

原则上进针宜迅速穿皮而无痛,但对于一些特殊部位仍宜缓慢进针,亦即"下针贵迟,太急伤血"之义。

(1)缓慢捻进法:左手单指爪切或双指舒张押手,右手持针稍用压力,轻微而缓慢地以<45°角的手法,均匀捻转针柄,边捻边进,使针体垂直于皮肤,渐次捻刺皮内。进针时,不要用力太猛,捻转角度不可太大。

（2）压针缓进法：右手拇、示二指持针柄，中指指腹抵住针体，用腕力和指力不捻不转，缓慢进针匀速压入穴位皮内。针刺入皮内后，不改变针向，如遇有明显阻力或患者有异常感觉时，应停止进针。进针后不施捻转、提插手法。适用于眼眶内穴位及天突穴等（图9-14）。

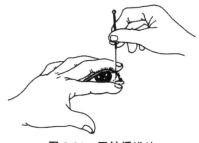

图9-14 压针缓进法

（二）临床应用

进针法的合理应用，旨在刺入部位正确，透皮无痛或微痛，迅速取得针感。为此，根据不同情况选择应用相应的进针法，可达到以上所述的目的。

1.针具长度

2寸以内的毫针，可采取爪切进针、单手进针和快速进针。2.5寸以上的毫针，则宜采取夹持进针、缓慢捻进等进针法。

2.患者体质

小儿和容易晕针者，宜采用管针进针法；成人和针感迟钝者，则可采用其他各种进针法。

3.腧穴部位

腹部穴位及肌肉松弛处宜用舒张进针法，面部穴位及肌肉浅薄处宜用提捏进针法，眼眶内穴位及一些特殊穴位（天突）则宜用压针缓进法。目前，临床较常用的是爪切进针法、快速插入法和缓慢捻进法。

（三）注意事项

（1）进针必须持针稳，取穴准，动作轻，进针快（个别亦须慢）。

（2）进针必须手法熟练，指、腕、掌用力均匀。在双手进针时，押手爪切按压，刺手持针刺入，相互配合。

（3）进针前要对患者做好安慰工作，要求医患双方配合，进针时患者体位合适，切莫随意变动。

（4）进针时可配合咳嗽、呼吸等法，以减轻进针疼痛。随咳下针，还可激发经气。如针刺头额等痛觉敏感处，可屏息以缓痛。

（张茂亮）

第二节 针刺方向和深浅

进针入穴后，根据针刺治疗的要求和腧穴部位的特点，正确掌握针刺的方向和深浅，并根据针刺感应和补泻法等具体情况，适度调节针向和深浅，是获得、维持和加强针感的重要措施。

一、针向法

在进针和行针过程中,合理选择进针角度,以及时调整针刺方向,以避免进针疼痛和组织损伤,获得、维持与加强针感的方法,即所谓针向(针刺方向)法。

(一)方法

1.进针角度选择法

进针角度选择法指进针时可根据腧穴部位特点与针刺要求,合理选择针体与表皮所形成角度的方法。一般分为直刺、斜刺和横刺3种(图9-15)。

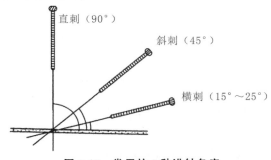

图 9-15 常用的 3 种进针角度

(1)直刺法:将针体垂直刺入皮肤,针体与皮肤成 90°。适用于大多数穴位,浅刺与深刺均可。

(2)斜刺法:将针体与皮肤成 45°左右,倾斜刺入皮肤。适用于骨骼边缘和不宜深刺者,如需避开血管、肌腱,也可用此法。

(3)横刺法:又称沿皮刺、平刺或卧针法。沿皮下进针,横刺腧穴,使针体与皮肤成 15°左右,针体几乎贴近皮肤。适用于头面、胸背及皮肉浅薄处。

2.针向调整法

针向调整法指针刺入穴位后,根据针感强弱及其传导方向等情况,以及时提针、调整针向以激发经气的方法。

(1)针向催气法:在针刺入穴内一定深度,行针仍不得气,或针感尚未达到要求时,可提针至浅层,呈扇状向穴位深层再度刺入。

(2)针向行气法:行针得气后,为促使针感传导、控制感传方向,可搬倒针体、调整针向,使针尖对准病所(或欲传导之方向),再次刺入或按针不动。常配合应用摆、努、按、关闭、循、摄等辅助手法。

(二)临床应用

1.保证针刺安全,避免针刺疼痛

针刺时根据不同穴位组织结构与生理特点,严格掌握进针角度和针刺方向,可避免针刺疼痛和组织损伤,防止重要脏器的损伤。如肺俞、风门宜微斜向脊柱直刺 5 分至 1 寸,不可深刺以免损伤肺脏。哑门穴宜对准口部、耳垂水平进针,直刺 1 寸,不可向内上方深刺,以免损伤延髓。

2.通经导气

采取适当针刺方向,将针尖对准病所,再施行各种手法如循、摄、弹、摆、搓、捻转、按压关闭等,可促使经气运行,达到气至病所的目的。在得气基础上,针尖向上可使气上行,针尖向下可使气下行,往往较单纯应用循、摄等法为佳。

3.有效地发挥腧穴治疗作用

通过不同针向的针刺,可达到不同的针感,从而扩大腧穴主治范围,发挥其治疗作用。如秩边穴直刺,针感向下肢放射至足跟,可治下肢疼痛、瘫痪;向会阴部方向斜刺,针感可向外生殖器放射,治生殖器疾病;向内下方斜刺,针感向肛门部放射,可治脱肛、痔疮。

4.透穴而起到一针多穴作用

根据不同治疗要求,采取不同针向,一针透多穴,临床可用直刺、斜刺、沿皮刺,以及单向透刺、多向透刺等方法,疏通经络,调整气血运行,促使针感扩散、传导,达到更佳的治疗效应。

(三)注意事项

(1)针刺方向要根据施术部位、腧穴特点、病情需要、患者体质、形体胖瘦等具体情况决定,选择合适的角度进针。

(2)针刺方向要以能否得气为准则,不得气时要调整方向,使气速至,得气后则应固定针向,守气调气。

二、针刺深浅法

针刺深浅法是根据腧穴部位特点和病情需要,在针刺得气取得疗效前提下,结合患者体质、针刺时令等因素,正确掌握针刺深度的方法。

在皇甫谧《针灸甲乙经》卷三中,有342穴针刺深度的记述,后世诸家大多以此为据。近代以来,各穴针刺深度大多有增无减。但必须指出,针刺深浅应该正确掌握,以确保安全而取得针感为原则。

(一)方法

1.依据腧穴部位定深浅

一般肌肉浅薄,内有重要脏器处宜浅刺;肌肉丰厚之处宜深刺。如头面、胸背部及四肢末端腧穴当浅刺,腰背、四肢、腹部穴位可适当深刺。此即"穴浅则浅刺,穴深则深刺"。此外,还应根据经脉阴阳属性来掌握针刺深浅。一般来说,阳经属表宜浅刺,阴经属里宜深刺。

2.依据疾病性质定深浅

热证、虚证宜浅刺,寒证、实证宜深刺。如"脉实者,深刺之,以泄其气;脉虚者,浅刺之,使精气无得出。""气悍则针小而入浅,气涩则针大而入深。"表证,可浅刺以宣散;里证,宜深刺以调气等。总之,应辨疾病证候之性质来选择针刺深浅。

3.依据疾病部位定深浅

一般病在表、在肌肤宜浅刺,在里、在筋骨、在脏腑宜深刺。"刺骨者,无伤筋;刺筋者,无伤肉;刺肉者,无伤脉;刺脉者,无伤皮;刺皮者,无伤肉;刺肉者,无伤筋;刺筋者,无伤骨。"

4.依据体质定深浅

一般肥胖、强壮、肌肉发达者,宜深刺;消瘦、虚弱、肌肉脆薄者,宜浅刺。成人宜深刺,婴儿宜浅刺。

5.依据时令定深浅

"春夏宜刺浅,秋冬宜刺深。""春气在毛,夏气在皮肤,秋气在分肉,冬气在筋骨,刺此病者各以其时为齐。故刺肥人者,以秋冬之齐;刺瘦人者,以春夏之齐。"《难经·七十难》解释说:"春夏者,阳气在上,人气亦在上,故当浅取之;秋冬者,阳气在下,人气亦在下,故当深取之。"

6.依据得气与补泻要求定深浅

针刺后浅部不得气,宜插针至深部以催气;深部不得气,宜提针于浅部以引气。有些补泻方法要求先浅后深,或先深后浅,此时应依据补泻要求定针刺深浅。

(二)临床应用

1.深浅刺法

根据病变深浅,分别采用浅刺与深刺,以治皮、肉、筋、脉、骨之疾。浅刺如毛刺、半刺、浮刺,深刺如输刺、短刺、关刺等;并灵活选择针具,浅刺用短毫针、锃针和皮肤针,深刺用较长的毫针、芒针等。

2.深浅补泻

结合营卫、徐疾等补泻法,补法从卫分(浅层)候气,泻法从营分(深层)候气。补法由浅层逐渐深入,三部进针,一部退针;泻法由深层逐渐退出,一部进针,三部退针。

3.透穴刺法

应根据病变深浅和腧穴部位特点,采取直刺深透、斜刺平透、横刺浅透。病在浅表、皮薄肉少,宜在浅层沿皮透刺,如地仓透水沟;病在肌肉、四肢穴位,宜斜刺平透,如合谷透后溪;病在肌腱关节,可直刺深透,如肩髃透极泉。

4.取穴处方

浅刺取穴宜多,可反复多行捻转,适用于病变后期、正气不足者;深刺取穴宜少,中病即止,注意掌握深度,勿盲目提插捻转,适用于病变进行期、邪气炽盛者。

5.深刺处方

如治中风假性延髓性麻痹吞咽困难,翳风穴用3寸针,向喉结方向进针2.25寸,行小幅度、高频率捻转手法,配风池、完骨、内关、天柱、合谷、太冲等可取得佳效。针刺翳风穴深部可及颈内动脉,风池穴深部有椎动脉、椎静脉,从而可改善椎-基底动脉及颈内动脉的血液循环,获得临床效果。

又如通阳要穴大椎,取用以治阳气失于温通之阳气郁闭证时,可在保证安全前提下适当深刺(一般可刺2寸)。并因其针刺角度不同而使针感向不同方向传导,从而达到预期的临床疗效。

(三)注意事项

(1)针刺深浅应以得气为准,并根据治疗要求,结合针刺方向和手法操作来掌握。

(2)针刺深浅宜确保安全,在各穴深浅分寸的标准范围内掌握。如确需深刺并超过界定范围者,必须认真仔细体察针下感觉,在充分掌握局部解剖特点的前提下进行操作,以免损伤重要脏器、血管、神经等组织。

(3)针刺深浅以病位深浅、病证虚实寒热为关键,病深则深刺,病浅则浅刺,以免犯"虚虚实实"之戒。

(张茂亮)

第三节 提插和捻转

进针后施以一定手法,促使针下得气,气至后又可行针,以加强针感。其基本手法是提插和捻转。提插和捻转手法,既可单独施行,又可合并运用。在临床上,提插、捻转兼施,用力均匀,速度缓慢,手法平和,即所谓导气法。

一、提插法

提插法包括上提和下插两个动作,即针体在腧穴空间上下的运动。《灵枢·官能篇》有"伸"和"推"的方法,但尚未述及提插之名。实际上,伸就是提,推就是插。提插法常称为提按法,琼瑶真人《琼瑶神书》就有"提提、按按"之称。提针和插针两者相对,一上一下,是进针达到一定深度后,在所要求的层次或幅度内反复操作的手法,与分层进退针不可混淆。

提插是针刺过程中具体行针的基本手法,陈会《神应经》用以催气,杨继洲《针灸大成》用以行气,泉石心《金针赋》则结合在"龙虎龟凤"四法中。后世在"推而内之是谓补,动而伸之是谓泻"(《难经·七十八难》)的启发下,将提插法应用于针刺补泻,发展为单式补泻手法的一种,并与徐疾、捻转、呼吸、九六补泻等结合,构成烧山火和透天凉等各种复式补泻手法。所以杨继洲《针灸大成》有"治病全在提插"之说,可见其在针刺过程中具有重要作用。

(一)方法

1.提插法

进针后,将针从浅层插至深层,再由深层提到浅层。前者为下插,又谓内、入、按、推;后者为上提,又称出、伸、引。下插与上提的幅度、速度相同,均匀不分层操作。如此一上一下均匀的提插动作,是为提插法。(图 9-16)

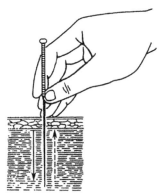

图 9-16 提插法

2.分层呼吸提插法

提插结合患者呼吸,并分层操作,提针与插针并无用力之不同。如先在人部(穴位中层)得气后,趁患者吸气时,提针退至天部;或趁患者呼气时,将针插至地部。如此反复进行,可促使经气运行。

(二)临床应用

1.催气

针刺未得气,可用提插、捻转结合,促使气至。单独运用提插手法,也有催气作用。

2.行气

在针刺得气基础上,针体在 1 分左右范围内连续均匀提插,可使针感扩散。《针灸大成》云:"徐推其针气自往,微引其针气自来。"此即指提插可以行气,可使针感扩散,甚至循经感传、气至病所。提插亦可配合呼吸,如此则激发经气的作用更加明显。

(三)注意事项

(1)提插作为基本手法时,指力要均匀,提插幅度一般以 3～5 分为宜,不可过大。同时频率也不宜过大。

(2)提插幅度大(3～5 分),频率大(120～160 次/分),针感即强;反之,提插幅度小(1～2 分),频率小(60～80 次/分),针感相对较弱。因此,需根据患者体质、年龄与腧穴部位深浅,乃至病情缓急轻重、接受针刺的次数(初诊、复诊)而逐步调节提插的幅度与频率。

(3)提插又称提按:提并不是要拔针外出,与出针不同;插也不是使针直入,仅是按插针体,使其下沉。

(4)肌肉菲薄的穴位,用提插宜慎,一般可用捻转法代替。

二、捻转法

捻转法是拇、示二指持针,捻动针体使针左右均匀旋转的手法。作为一种基本手法,《灵枢·官能篇》云:"切而转之""微旋而徐推之"。其中的旋和转,即指捻转针体的动作。《黄帝内经》中有关捻转针体动作的描述,尚无左转、右转的区别,尽管后世有以左转、右转针体来注释《黄帝内经》针刺补泻手法的,但毕竟无可靠的文献依据。直至金代,窦汉卿《针经指南》才以左转、右转的动作来区别针刺补法和泻法,从而发展为捻转补泻手法。捻转又称为撚,临床应用广泛。除捻转可以进针之外,还可配合提插以催气,配合针向与呼吸行气。

(一)方法

作为基本手法的捻转,即针体进入穴位一定深度以后,用拇指和示指持针,并用中指微抵针体,通过拇、示二指来回旋转捻动,反复交替而使针体捻转。(图 9-17)

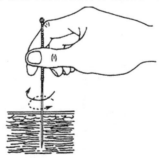

图 9-17　捻转法

捻转时,拇指与示指必须均匀用力,其幅度与频率可因人而异。患者体弱,对针刺敏感者,捻转幅度小(180°),频率小(60～80 次/分);患者体强,对针刺不太敏感者,捻转幅度大(360°),频率大(120～160 次/分)。因其用力均匀,左右交替旋捻,无左转与右转用力之别,故有人称为"对称捻转术"。

(二)临床应用

1.进针

捻转进针是临床常用的方法,一般可用轻微、缓慢、幅度＜90°的捻转手法进针。

2.催气

针刺至一定深度,患者尚未得气时,可将针上下均匀地提插,并左右来回地做小幅度的捻转,如此反复多次,可促使针下得气,是目前临床常用的催气法。

3.行气

(1)配合呼吸:呼气时,拇指向前用力大些,向后用力小些,如此捻转,以左转为主,经气可向穴位下方传导。吸气时,拇指向后用力大些,向前用力小些,如此捻转,以右转为主,经气可向穴位上方传导。

(2)配合针刺方向(针尖):即利用针刺方向行气,出现针刺感应循经传导时,将针体连续捻转,幅度稍大时,使针下有紧张感,往往可促使针感进一步循针尖方向扩散,甚至达到"气至病所"的效果。

4.针感保留与消减

将出针时,用力持针向一个方向捻针,然后迅速出针,可使针感保留。针感保留的强弱程度及时间长短,与用力和捻转幅度有关。如将出针时,针感过强,患者难以忍受,医师可用极轻微的指力持针,均匀反复捻转针体,针感即可迅速减轻或消失。

(三)注意事项

(1)以拇指和示指末节的指腹部来回捻转。

(2)捻转的幅度一般掌握在180°左右,最大限度也应控制在360°以内。具体情况须根据治疗目的、患者体质及耐受度而定。

(3)捻转时切忌单向连续转动,否则针体容易牵缠肌纤维而使患者感到局部疼痛,并造成出针时的困难。

(4)捻转手法应轻快自然,有连续交替性,不要在左转与右转之间有停顿。

三、导气法

导气法是徐入徐出,缓慢地由穴位浅层进入至深层,由深层退出至浅层,不具有补泻作用的针刺手法。在临床上,本法常用于气血逆乱、清浊相干,以及虚实病证表现不明显者。导气之名,"徐入徐出,谓之导气,补泻无形,谓之同精,是非有余不足也。"导,有引导义。导气之旨,在于引导脏腑经络中互扰乖错的清浊之气,恢复正常的阴阳平衡状态。金元李东垣阐发经旨,重视气机升降,立法升清降浊,以"导气"针法和药物同用,来治疗各种病症。明代高武《针灸聚英》专列"东垣针法"一节,详明五乱导气针法之要诀。刘纯《医经小学》平针法,按天、人、地三部徐徐而入,再按地、人、天三部徐徐而出,是属导气法。今人论平补平泻,云进针后"再作均匀地提插捻针,使针下得气,然后根据情况,将针退出体外,这种方法主要用于虚实不太显著或虚实兼有的病证"。这种以得气为度的手法,不具有补泻作用,手法平和,应属本法。

(一)方法

1.导气法

根据从阳引阴、从卫取气,从阴引阳、从营置气的原则,在进针得气后做导气手法。由天部徐徐进针至地部,再从地部徐徐退针至天部;或由地部徐徐退针至天部,再从天部徐徐进针至地部。每进退1次需时3～4分钟,每1次为导气1°。可反复行针3°～5°。每度导气可留针3～5分钟后,再行下一度导气手法,也可连续操作。待导气完毕后,留针15～20分钟。

2.平补平泻法

进针至穴位一定深度,用缓慢的速度,均匀平和用力,边捻转、边提插,上提与下插、左转与右转的用力、幅度、频率相等,并注意捻转角度要在90°～180°,提插幅度尽量要小,从而使针下得气,留针 20～30 分钟,再缓慢平和地将针渐渐退出。

(二)临床应用

1.催气、守气

如针刺尚未得气时,可用本法催气,促使针下得气;如已得气,可用以维持与保留针感。

2.适用病症

本法可用于虚实不太明显或虚实相兼的慢性病症,如郁证、瘿病、慢性喉痹、癫病、脏躁、遗精等。尤其适用于清浊相干、气乱于脏腑经络的病症,如胸痹、咳嗽、脘痞、胀满、痹证等。在临床上,可根据脏病取背俞、腑病取募穴,经脉病取荥、输穴(以输穴为主)的原则来取穴,远取与近取结合组方,施以本法每有佳效。

(三)注意事项

(1)本法操作的全过程,医师必须全神贯注,用力均匀,进、退针的方向和每度导气的针刺深度要保持一致。

(2)注意"徐入徐出",进入针与退出针的时间相等,用力均匀,速度缓慢,始终如一。本法不同于徐疾补泻(进针、退针两者时间不等),也不同于提插补泻(提针、插针用力大小不等,速度有快、慢之分)。

(3)手法平和,有连续性,务使针感舒适,不宜过强(补泻无形)。

(4)根据不同情况决定留针时间长短,一般可留针 20～30 分钟。

(张茂亮)

第四节　留针和出针

在针刺得气以后,可根据病情需要,将针留置穴内或取出穴外,前者称为留针,后者称为出针。留针与出针两法,在临床上是加强针刺感应,协助针刺补泻,提高针刺疗效的又一重要方法,不可忽视。

一、留针法

留针法是针刺得气以后,将针体留置穴内,让它停留一段时间后,再予出针的方法。临床可分为静留针法和动留针法两种,根据病情和患者体质不同而分别使用。此外,还有不少患者并不适宜留针,有的留针反而会影响疗效。因此,对是否需要留针,以及留针时间的长短,都必须辨证而施,不可机械。

留针法为历代医家所重视。在《黄帝内经·灵枢》81 篇经文中,言及留针法应用的就有 29 条之多。如《灵枢·本输篇》根据四时阴阳之序指出:"冬取诸井诸腧之分,欲深而留之。"《灵枢·经脉篇》则认为,热证宜疾出针,寒证宜久留针。此外,还有依据患者形体肥瘦等具体情况来决定留针与否的经文。

对于留针法的应用,承淡安《中国针灸学》将其分为置针术和间歇术,前者即静留针法,后者即动留针法。他认为,置针术可抑制镇静,间歇术则以兴奋为目的。

(一)方法

根据留针期间是否间歇行针,可分为以下两类方法施用。

1.静留针法

针刺入穴内,让其安静自然地留置一段时间,其间不施行任何针刺手法。《素问·离合真邪论》所云"静以久留",即是此例。静留针法,又可根据病证情况的不同,分别采取短时间静留针和长时间静留针法。短时间静留针法,可静留针 20 分钟至 1 小时;长时间静留针法,可静留针几小时,甚而几十小时,现代大多用皮内针埋植代替。

2.动留针法

将针刺入穴内,得气后仍留置一段时间,其间间歇行针,施以各种手法。短时间动留针法,可留针 20～30 分钟,其间行针 1～3 次;长时间动留针法,可留针几小时,甚而几十小时,每 10～30 分钟行针 1 次,在症状发作时尤当及时行针,加强刺激量。

(二)临床应用

1.候气

进针至穴内一定深度后,可静以留针,以候气至。《素问·离合真邪论》所云"静以久留,以气至为故,如待所贵,不知日暮"就是这种候气法。候气时,可以采用静留针,也可采用捻转、提插结合以催其气至。

2.守气和行气

留针期间静而留之,保持针体在穴内深度不变,或手持针柄运气于指下,并治神调息,以维持针感,是为守气之法。留针期间,调整针刺方向与深浅,或采用相应的手法间歇行针以加强针感,促使针感循经传导,是为行气。

3.协调补泻

虚寒证用各种针刺补法后,再予留针,有的在留针一段时间后可出现针下热感,正气得以充实。实热证用各种针刺泻法后,再予留针,有的在留针期间可出现针下凉感,邪气得以清泄。

4.辨证施用

留针需根据患者的具体情况而施用。急性病症或慢性病急性发作,如急性细菌性痢疾、急腹症、哮喘和坐骨神经痛等症状发作时,宜长时间行动留针法;慢性病患者一般采用静留针法,体弱不耐针刺者可短时间静留针,顽固性病症如头痛、久泻、慢性鼻炎等,可采取长时间静留针法。头皮针、耳针或远道刺、巨刺时,留针期间可配合病所运动、导引、按摩诸法。正气不虚,症状不显著,常采用短时间动留针法。留针应根据病证性质而施,里证、阴证、寒证宜久留,表证、阳证、热证宜短时间留针,甚而不留针。留针还必须因人、因时制宜。婴幼儿不宜留针,可浅刺、疾刺;老年人、体虚者可短时间留针;青壮年则可留针时间适当延长。春夏季留针时间宜短,秋冬季留针时间则可适当长些。

(三)注意事项

1.根据患者针感和针刺耐受性来掌握

针感显著、气至病所,或对针刺不能耐受者,宜短时间留针,甚而不予留针。针感不显、感应迟钝,或对针刺有较强耐受性者,可采用长时间留针或间歇行针。

2.根据治疗要求正确使用

针刺已达到治疗目的,所谓"中病"者,如仍留针不去则会损伤正气。如针刺未达到治疗目的,留针时间过短,又易造成邪气滞留、病情反复等不良后果。

3.要保持环境适宜

一般而言，留针大多取患者卧位的姿势，患者应保持体姿舒适平稳，避免乱动、乱碰，以免滞针、弯针、折针等。留针时，诊室要保持安静，空气要保持清新，气氛良好，以免影响患者情绪。冬春寒冷季节，留针时要保持室内温度，对虚寒者尤须覆盖衣被以保暖。

二、出针法

出针是毫针技术操作过程的最后步骤，是针刺达到要求后将针取出的方法。在临床上，出针法应根据病证虚实、患者体质、针刺深浅和腧穴特点等具体情况正确施行，否则会影响疗效，甚而引起出血、血肿、针刺后遗感等不良后果。

《灵枢·邪气藏府病形》云："刺滑者，疾发针而浅内之，以泻其阳气而去其热。刺涩者，必中其脉，随其逆顺而久留之，必先按而循之，已发针，疾按其痏，无令其血出，以和其脉。"经文中的"发针"即是出针。《素问·针解》云："徐而疾则实者，徐出针而疾按之；疾而徐则虚者，疾出针而徐按之。"这都说明出针的快慢宜以脉象之滑涩、病证之虚实等为依据。

泉石心《金针赋》云："出针贵缓，太急伤元气。"历代针家都强调指出，出针不可草率从事，否则容易耗伤气血，影响疗效。在现代临床上，对出针法又有发展。如高玉椿主张出针当重视先后顺序，有升降出针法的区别；而李志道则根据病情缓急，采用阴性和阳性不同的出针法。

（一）方法

1.双手出针法

出针前，稍捻针柄，待针下轻松滑利时方可出针。出针时，左手持一消毒干棉球按压穴位（或夹持针体底部），右手拇、示二指持针柄，捻针退出皮肤。出针后，虚证宜速按针孔以防气泄；实证则摇大针孔，暂不按针孔，以祛邪。

2.单手出针法（梅花派）

用左手或右手拇、示二指捻动针柄，轻轻提针外出，中指则按住针孔旁的皮肤，略施力按摩或按压不动，以免肌肉随针牵起，再逐步或一次外提。出针后迅即用中指按压针孔或不按针孔。此法可用于左右手同时出针。

3.快速出针法

左手用干棉球按压腧穴旁，右手快速拔针而出。此法具有不疼痛、出针快的特点，适用于浅刺的腧穴。

4.缓慢出针法

左手用干棉球按压腧穴旁，右手持针先将针退至浅层，稍待片刻后缓缓捻针退出。此法可防止出针后出血，减轻针刺后遗的麻、胀、重、痛等不适感，不伤气血。

（二）临床应用

在临床上，出针法应根据病证虚实、病情缓急等情况正确施行。

出针补泻法：虚证宜徐出针而疾按针孔，为补法；实证宜疾出针而徐按针孔（或不按针孔），为泻法。

（三）注意事项

1.出针前应注意针下感觉

一般而言，只有在针下感觉松动滑利时，方可出针。如针下沉紧，推之不动，按之不移，多为邪气未退、吸拔其针，或真气未至，或肌肉缠针产生滞针现象。此时不可出针，宜留针以候邪气退、真气至,或循、切经络腧穴周围,使气血宣散。滞针者可在针旁 5 分处再进一针,或左右前后各进一针,分别摇动捻转,使肌肉松弛,再逐步将针退出。必须注意的是,此时退针宜缓,退出些许,留针片刻,不得孟浪,以免折针、弯针。

2.出针时应注意用力轻巧

不论是快速出针,还是缓慢出针,都应柔和、轻巧、均匀捻动针柄,将针取出。如遇有阻力,宜稍停后再按一般方法施术。如用力过猛,往往会引起疼痛、出血及针刺后遗感。

3.头、目等部位应注意针孔按压

对于头皮、眼眶等易出血的部位,出针时尤其要注意缓缓而行,同时左手要用力按压针孔,出针后尤须用干棉球按压较长时间,以免出血或血肿。对于留针时间较长,出针后亦应着力按压针孔。

4.出针当重视先后顺序

一般而言,出针应按“先上后下、先内后外”的顺序进行。也就是说,先取上部的针,后取下部的针;先取医师一侧的针,后取另一侧的针。

5.针刺后遗感的处理

出针后,如针孔局部或循经上下胀、痛、麻木而难忍受,可用一手指轻微按揉落零五穴(手背第 2、3 掌骨间,指掌关节后 1 寸处)片刻,或针刺之,即可使其消减。此外,亦可在腧穴四周进行按摩,或循经上下推、按、敲、剁,以消减不适针感。

6.出针后患者须稍事休息

出针后不必急于让患者离去,当稍事休息,待气息调匀、情绪稳定后方可离去。有的患者出针后不久会出现晕针,有的患者出针后无局部出血或血肿,但过了片刻可能出血、血肿,因此出针后令患者休息,并严密观察,可防止意外发生。

(张茂亮)

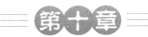

第十章

灸　法

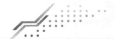

第一节　艾炷着肤灸

艾炷着肤灸是将艾炷直接放置施灸部位皮肤上烧灼的方法,故又称直接灸。根据灸后有无烧伤化脓,又可分为化脓灸和非化脓灸。骑竹马灸、横三间寸灸等都是灸背部穴的特殊艾炷着肤灸。背部灸穴有特定测量法,在历史文献中殊多记述,值得研究。

一、瘢痕灸

瘢痕灸又称化脓灸,是用黄豆大或枣核大艾炷直接放置腧穴进行施灸,局部组织经烧伤后产生无菌性化脓现象(灸疮)的灸法。这种烧伤化脓现象,古称灸疮。因灸疮愈合之后,多有瘢痕形成,故又称瘢痕灸。王执中《针灸资生经》:"凡着艾得灸疮,所患即瘥,若不发,其病不愈。"可见本法必须达到化脓方有效果,灸疮的发与不发是取效的关键。

(一)方法

1.体位选择

可采取卧位或坐位,应以体位自然,肌肉放松,施灸部位明显暴露,艾炷放置平稳,燃烧时火力集中,热力易于深透肌肉为准。亦需便于医师正确取穴,方便操作,患者能坚持施灸治疗全过程。体位放妥后,再在施灸部位上正确点穴,点穴可用圆棒蘸甲紫溶液或墨笔做标记。

2.施灸顺序

一般宜先灸上部,后灸下部;先灸背部,后灸腹部;先灸头部,后灸四肢;先灸阳经,后灸阴经。先阳后阴,取其从阳引阴而无亢盛之弊;先上后下,则循序渐进、次序不乱;先少后多,使艾火由弱而强,便于患者接受。

如需艾炷灸多壮者,必须由少逐次渐多,或分次灸之,即所谓报灸。需大炷者,可先用小艾炷灸起,每壮递增之,或用小炷多壮法代替。

但在特殊情况下,也可酌情灵活运用,不可拘泥。如气虚下陷之脱肛,可先灸长强以收肛,后灸百会以举陷等,如此才能提高临床疗效。

3.艾炷制备安放

艾炷按要求做好,除单纯采用细艾绒之外,也可加些芳香性药末,如丁香、肉桂等分研末(丁桂散),利于热力渗透。先在穴位上涂些凡士林,以增加黏附作用,使艾炷不易滚落。放好后,用线香点燃艾炷。

4.间断法和连续法

当艾炷燃尽熄灭后,除去灰烬,再重新换另一个艾炷点燃,称为间断法,不易出现灸感循经传导。不待艾炷燃尽,当其将灭未灭之际,即在余烬上再加新艾炷,不使火力中断,每可出现感传,则称为连续法。

5.灸穴疼痛灼热

当艾炷燃烧过半时,灸穴疼痛灼热,患者往往不能忍受。此时,医师可用手拍打穴处周围,或在其附近抓挠,或拍打身体其他部位,以分散其注意力,从而减轻疼痛。一般只有在第1壮时最痛,以后各壮就可忍受。

6.艾炷灸补泻

以徐疾和开阖分别补泻。

(1)补法:艾炷点燃置穴,不吹其火,待其徐徐燃尽自灭,火力缓慢温和,是为徐火、弱火。灸治的时间较长,壮数可多。灸毕一壮,用手指按一会儿施灸穴位,是闭其穴,以使真气聚而不散。

(2)泻法:艾炷置穴点燃,用口吹旺其火,促其快燃,火力较猛,快燃快灭,是为疾火、强火。当患者觉局部灼痛时,即迅速更换艾炷再灸。灸治时间较短,壮数较少,灸毕不按其穴,是开其穴,以起到祛散邪气的作用。

7.敷贴淡膏药

灸毕,可在灸穴上敷贴淡膏药,每天换贴1次。或揩尽灰烬,用干敷料覆盖,不用任何药物。

8.灸疮

待5~7天后,灸穴处逐渐出现无菌性化脓现象,有少量分泌物,可隔1~2天更换干敷料或贴新的淡膏药。疮面宜用盐水棉球揩净,避免污染,防止并发其他炎症。正常的无菌性化脓,脓色较淡,多为白色。若感染细菌而化脓,则脓色黄绿。经30~40天,灸疮结痂脱落,局部可留有瘢痕。

如灸疮干燥,无分泌物渗出,古人称为“灸疮不发”,往往不易收效。可多吃一些营养丰富的食物,或服补气养血药物,以促使灸疮的正常透发,提高疗效。也有在原处再加添艾炷数壮施灸,以促使灸疮发作。

对瘢痕进行观察,常可判定临床疗效。如瘢痕灰白,平坦柔软,说明已达到治疗要求。如瘢痕紫暗,起坚硬疙瘩,病根未除,须在原处继续艾灸。

(二)临床应用

适用于全身各系统顽固病症而又适宜灸法者,如头风、中风、癫痫、哮喘、瘰疬、肺结核、慢性肠胃病、骨髓炎、关节病等。

(三)注意事项

(1)医师应严肃认真,专心致志,精心操作。施灸前应对患者说明施灸要求,消除恐惧心理。若需瘢痕灸,必须先征得患者同意。应处理好灸疮,防止感染。

(2)根据患者的体质和病证施灸,取穴要准,灸穴勿过多,热力应充足,火力宜均匀,切勿乱灸暴灸。

(3)灸治中,出现晕灸者罕见。若一旦发生晕灸,则应按晕针处理方法而行急救。

(4)施灸过程中,应防止艾火烧伤衣物、被褥等。施灸完毕,必须将艾炷熄灭,以防止发生火灾。对于昏迷、反应迟钝或局部感觉消失的患者,应注意勿灸过量,避免烧烫伤。

(5)灸法尤忌大怒、大劳、大饥、大倦,受热、冒寒。灸后不可马上饮茶,恐解火气。忌生冷瓜果。

二、麦粒灸

非化脓灸法主要是麦粒灸,即用麦粒大或黄豆大的小艾炷直接在腧穴施灸,灸后不引起化脓的方法。因其艾炷小,刺激强,时间短,收效快,仅有轻微灼伤或发疱,不留瘢痕,故目前在临床应用较多。更宜用于小儿病及头面穴。因须在艾炷烧近皮肤时用压灭方法中断灸火,故又称为压灸。

(一)方法

1.点燃

为防止艾炷滚落,可在灸穴抹涂一些凡士林,使之黏附,然后将麦粒大的艾炷放置灸穴上;用线香或火柴点燃,任其自燃,或微微吹气助燃。

2.移去或压灭

至艾炷烧近皮肤,患者有温热或轻微灼痛感时,即用镊子将未燃尽的艾炷移去或压灭,再施第2壮。也可待其燃烧将尽,有清脆之爆炸声,将艾炷余烬清除,再施第2壮的。

3.灸穴疼痛

若需减轻灸穴疼痛,可在该穴周围轻轻拍打,以减轻痛感。若灸处皮肤呈黄褐色,可涂一点冰片油以防止起疱。

4.壮数

根据情况一般可用3～7壮。若第2次再在原处应用,每多疼痛,效果亦大减,故需略行更换位置,但不要超出太远。

5.程度

本法灼痛时间短,约20秒,一般以不烫伤皮肤或起疱为准。即使起疱,亦可在2～3天内结痂脱落,不遗瘢痕。

(二)临床应用

适用于气血虚弱、小儿发育不良及虚寒轻证等。对各种痛证与急性炎症,效果也很明显,每可立即生效。

(三)注意事项

(1)操作要熟练,避免烧伤。

(2)灸后如起小疱,宜涂甲紫溶液,令其自行吸收。

(3)如灸百会,灸前先剪去穴区头发(如中指甲大)一块,灸后半月不洗头。

(4)若是小儿,要家长抱扶,配合治疗,以免意外。

(张茂亮)

第二节　艾炷隔物灸

艾炷隔物灸又称间接灸、间隔灸,是在艾炷与皮肤之间衬垫某些药物而施灸的一种方法。艾炷隔物灸具有艾灸与药物的双重作用,火力温和,患者易于接受。

一、隔姜灸

隔姜灸是在艾炷和皮肤间隔生姜片进行灸治的方法。早见于朱端章《卫生家宝方·痈疽发背方》,而后清代吴尚先的《理瀹骈文》等也有记载。本法有温中散寒、和胃止呕等治疗作用。

(一)方法

将新鲜老姜,沿生姜纤维切成厚 0.2～0.5 cm 的姜片(大小据穴区部位所在和所选艾炷大小决定),中间用针扎小孔数个。置施灸穴位上,用大艾炷或中艾炷点燃,放在姜片中心施灸。若患者有灼痛感时,可将姜片提起,使之离开皮肤片刻,旋即放下,再行灸治,反复进行。以局部皮肤潮红湿润为度。一般每次施灸 5～10 壮。

(二)临床应用

温中散寒,和胃止呕,祛寒解表。适用于感冒、咳喘、呕吐、胃痛、腹痛、腹泻、遗精、阳痿、不孕、痛经、面瘫、风寒湿痹等。

(三)注意事项

(1)用新鲜老姜,现切现用为好,不用干姜和嫩姜。

(2)姜片厚薄根据灸治部位和病证而定。面部等敏感处要厚些,急性病、痛证要薄些。

(3)如不慎起水疱时,须防止感染。

二、隔蒜灸

隔蒜灸又称蒜钱灸,是在艾炷和皮肤间隔蒜片进行灸治的方法。早见于葛洪《肘后备急方》,古人主要用于痈疽,现代还用于肺结核和疣等。除此之外,还有用蒜泥、药粉和艾绒铺在背部的长蛇灸。

(一)方法

1.隔蒜片灸

将独头大蒜横切成厚约 0.3 cm 的薄片,用针扎孔数个,放在患处或施灸穴位上,用大、中艾炷点燃放在蒜片中心施灸,每施灸 4～5 壮,须更换新蒜片,继续灸治。

2.隔蒜泥灸

将大蒜捣成蒜泥状,制成厚约 0.3 cm 的圆饼,置患处或施灸穴位,再上置艾炷,点燃施灸。

此两种隔蒜灸法,每穴每次宜灸足 7 壮,以灸处泛红为度。

(二)临床应用

消肿拔毒,散结止痛。用于治疗痈、疽、疮、疖、瘰疬、肺结核、腹中积块及蛇蝎毒虫所伤等病症。

(三)注意事项

(1)用新鲜大蒜,现切现用为好。

(2)蒜片厚薄根据灸治部位和病证而定。面部等敏感处要厚些,急性病、痛证要薄些。

(3)如不慎起水疱时,须防止感染。

三、隔盐灸

隔盐灸是用盐做隔物进行艾灸的方法。早见于《肘后备急方》,用治小便不通、霍乱、蛇咬伤等。而后有用治阴证伤寒的。隔盐灸一般只能用于脐中,也就是神阙穴。近今有用竹圈隔盐灸的报道,可用于四肢躯干,从而扩大了它的主治范围。

(一)方法

1.隔盐灸

将纯干燥的食盐纳入脐中,填平脐孔,上置大艾炷施灸。如脐部凹陷不明显,可预先在脐周围一湿面圈,再填入食盐。如患者稍有灼痛,即应更换艾炷。也有于盐上放置姜片施灸,待患者有灼痛时,可将姜片提起,保留余热至燃完一炷。一般可灸 3～7 壮。急性病可多灸,不限制壮数。

2.竹圈隔盐灸

空心竹圈若干个,内径 3～5 cm 不等,高 1 cm,再用两层纱布包裹其底部,纱布边缘用橡皮筋系紧在竹圈的外围。竹圈内均匀铺上食盐,以能遮盖纱布为限,然后在竹圈内再装满艾绒,中央隆起,不能太松。点燃艾绒,使其慢慢燃烧至底部盐层响起噼啪声,1 圈可灸 20～30 分钟。

(二)临床应用

回阳、救逆、固脱,适用于急性腹痛、吐泻、痢疾、脱证、癃闭等。

(三)注意事项

(1)要求患者保持原有体位,呼吸匀称。

(2)如有脐部灼伤,要涂以甲紫溶液,并用消毒纱布覆盖固定,以免感染。

(3)竹圈隔盐灸时,如患者疼痛难忍,可将竹圈稍离穴位。

四、隔附子灸

隔附子灸首见于唐代《备急千金要方》《外台秘要》,用治痈疽、风聋等。后世有用于外科疮久成瘘者。隔物分为附子片和附子饼两种,有温经散寒、温肾壮阳作用。

(一)方法

1.附子片灸

将附子用水浸透后,切成 0.3～0.5 cm 的薄片,用针扎数孔,放施灸部位施灸(同隔姜灸法)。

2.附子饼灸

取生附子切细研末,用黄酒调和做饼,大小适度,厚 0.4 cm,中间用针扎孔,置穴位上,再以大艾炷点燃施灸,附子饼干焦后再换新饼,直灸至肌肤内温热、局部肌肤红晕为度。日灸 1 次。

(二)临床应用

附子性味辛温大热,有温肾壮阳的作用,与艾灸并用,适用于各种阳虚证,如阳痿、早泄、遗精、疮疡久溃不敛、痛经等。

(三)注意事项

(1)注意室内通风。

(2)选择平坦不易滑落处灸治。

(3)阴虚火旺及过敏体质者不宜。

五、隔药饼灸

隔药饼灸又称药饼灸,可分为两类。一类为单味中药或加 1～2 味辅助中药研末制作而成的隔药饼灸,如上述的隔附子饼灸等;另一类是指将复方中药煎汁或研末后加入少量赋形剂制成小饼状,并隔此药饼用艾炷灸或艾条灸的一种间接灸法。

(一)方法

1.药饼的分类

大致可分为两类:一为针对某些病证的,如骨质增生药饼、溃疡性结肠炎药饼、足跟痛药饼、硬皮病药饼等;一类为根据中医治则制作的药饼,如活血化瘀药饼、健脾益气药饼、补肾药饼等。

2.药饼制作法

(1)药汁浓缩法:按配方称取各味中药,加水适量煎2次,去渣,再以文火浓缩至一定量,加入赋形剂;亦可根据要求,部分药物煎汁浓缩,部分药物研末成粉,二者混合调匀后加入赋形剂。用特制的模子压成薄饼。

(2)研末调和法:可配方称取药物,研极细末,一般要求过200目筛,装瓶密封备用。用时据临床需要临时用调和剂调和,再用特制的模子压成药饼。目前,常用的调和剂有醋、黄酒、乙醇、姜汁、蜂蜜等。

也可先按上法研成极细末备用,临用时据证情可分别选用大蒜、嫩姜、葱白等其中之一,与药粉各取适量,一齐捣烂,用模子压成药饼。

3.药饼灸法

根据病证选用药饼。隔药饼灸,多取经穴,亦可用阿是穴;可只取单穴,亦可多穴同用。应用时,将药饼置于穴位上,将中或大壮艾炷隔饼施灸,患者觉烫时可略做移动,壮数多少据症情而定。灸疗过程中,如药饼烧焦,应易饼再灸。一般于灸毕移去药饼,亦可根据病证特点和药饼的性质,灸毕仍留置药饼于穴区,固定数小时后去掉。灸治的间隔时间与疗程,可视病证而定。

(二)临床应用

近年来隔药饼灸在临床上应用颇广,且多用于难治性病证,如骨质增生及脊髓空洞症、冠心病、慢性非特异性溃疡性结肠炎、小儿硬皮病、胃下垂、软组织损伤、足跟痛、过敏性鼻炎等。另外,还可用于保健与延缓衰老等。

(三)注意事项

(1)药饼的配方及制作,应根据病证具体情况决定。

(2)药饼要求新鲜配制,现制现用,每只药饼只能使用1次。

(3)灸后如出现水疱、灼伤等情况,可按前述的方法来处理。

（张茂亮）

第三节 艾条悬起灸

艾条悬起灸是将艾条和穴区保持一定距离进行灸治的方法,主要有温和灸、回旋灸、雀啄灸3种。

一、温和灸

温和灸是将艾条和穴区保持一定距离,局部皮肤温热而无灼痛的艾条灸法。

（一）方法

将艾卷的一端点燃,对准应灸的腧穴部位或患处,距离皮肤 2～3 cm,进行熏烤(图 10-1),使患者局部有温热感而无灼痛为宜,一般每穴灸 20～30 分钟,至皮肤红晕潮湿为度。

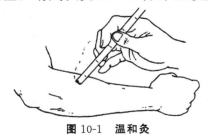

图 10-1　温和灸

若遇到昏厥或局部知觉减退的患者及小儿时,医师可将一手示、中两指置于施灸部位两侧,这样可以通过医师的手指来测知患者局部受热程度,以便随时调节施灸距离,掌握施灸时间,防止烫伤。

（二）临床应用

临床应用广泛,适用于一切灸法主治病症。用温和灸,艾条距皮肤 1～1.5 cm。

（三）注意事项

(1)灸治时艾条要和皮肤保持一段距离,其热力要注意因人、因病而宜。

(2)本法力缓,不宜于急重病证。

二、回旋灸

回旋灸是用艾条在穴位上往返回旋施灸的方法。

（一）方法

点燃艾条,悬于施灸部位上方约 3 cm 高处。艾条在施灸部位上左右往返移动,或反复旋转进行灸治(图 10-2)。使皮肤有温热感而不致灼痛,以局部深色红晕为宜。一般每穴灸 20～30 分钟,移动范围在 3 cm 左右。

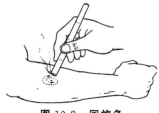

图 10-2　回旋灸

（二）临床应用

热力强,适用于急性病症,病灶较小的痛点。尤其是病损表浅而面积大者,如神经性皮炎、牛皮癣、股外侧皮神经炎、皮肤浅表溃疡、带状疱疹等,对风寒湿痹及面瘫也有效。

（三）注意事项

同温和灸。

三、雀啄灸

艾条灸的一种,用艾条在穴位处上下移动,因其如鸟雀啄食样,故名。

（一）方法

置点燃的艾条于穴位上约 3 cm 高处,艾条一起一落,忽近忽远上下移动,如鸟雀啄食样（图 10-3）。一般每穴灸 5 分钟。此法热感较强,注意防止烧伤皮肤。

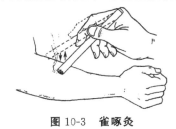

图 10-3　雀啄灸

（二）临床应用

温经通络。多用于昏厥急救、小儿疾病、胎位不正、无乳等。

（三）注意事项

(1)不可太靠近皮肤,尤其是小儿和皮肤知觉迟钝者。

(2)可配合三棱针、皮肤针放血,但要注意局部消毒。

（张茂亮）

第四节　温针灸和温灸器灸

一、温针灸

温针灸是针刺与艾灸结合应用的一种方法,适用于既需要留针而又适宜用艾灸的病症。本法兴于明代,高武《针灸聚英》、杨继洲《针灸大成》均有记载。现代临床应用广泛,简便易行,针灸并用,值得推广。

（一）方法

将针刺入腧穴得气后并给予适当补泻手法,留针时将纯净细软的艾绒捏在针尾上,或用艾条一段（长 1～2 cm）,插在针柄上,均应距皮肤 2～3 cm,再从下端点燃施灸（图 10-4）。待艾绒或艾条烧完后除去灰烬,将针取出。

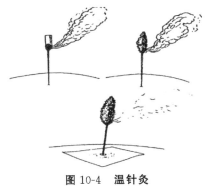

图 10-4　温针灸

帽状艾炷的主要成分是艾叶炭,类似无烟艾条,长度为2～3 cm,直径为0.5～1 cm,一端有小孔,点燃后可插在针柄上,无烟,可燃烧30分钟,形如帽状,故名之。

(二)临床应用

温经散寒,活血通脉。用于风湿痹证和各种疼痛等。

(三)注意事项

(1)嘱患者不要任意移动肢体,以防灼伤。

(2)严防艾火脱落,可预先用硬纸剪成圆形纸片,并剪一至中心的小缺口,置于针下穴区上。

二、温灸器灸

温灸器的式样很多,大多底部均有数十个小孔,内有小筒一个,可以装置艾绒和药末后点燃,然后在灸穴或相应部位上来回熏熨,其实是熨法的一种。以下介绍一种温灸筒,可以固定在腧穴上持续灸疗,以治疗疾病。

(一)方法

1.温灸筒结构

灸筒由内筒、外筒两个相套而成,均用2～5 mm厚度的铁片或铜片制成。内筒和外筒的底、壁均有孔,外筒上用一活动顶盖扣住,无走烟孔,施灸时可使热力下返,作用加强。内筒安置一定位架,使内筒与外筒间距固定。外筒上安置一手柄以便夹持或取下。亦可在外筒上安置两个小铁丝钩,其尾端可系松紧带以固定灸筒于腧穴上(图10-5)。

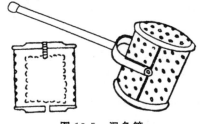

图 10-5　温灸筒

2.操作方法

(1)装艾:取出灸筒的内筒,装入艾绒至大半筒,然后用手指轻按表面艾绒,但不要按实。

(2)点火预燃:将内筒装入外筒,用火点燃中央部的艾绒(不能见火苗),放置室外,灸筒底面触之烫手而艾烟较少时,可盖上顶盖,取回施用。但必须注意,预燃不足则施灸时艾火易灭,过度则使用时艾火不易持久。

(3)施灸:将灸筒(底面向下)隔几层布放置于腧穴上即可,以患者感到舒适、热力足够而不烫伤皮肤为佳。

(4)固定:在灸筒上预置小铁丝钩,其尾端可系以一绳(或松紧带)之两端,如灸四肢偏外侧的穴位(如足三里),将两个铁丝钩分别钩住绳的两端,如此灸筒即可固定在穴位上。

(5)灸后处置:一般在下次灸时再将筒内艾灰倒出为妥。

(二)临床应用

1.主治

凡适用于艾灸的病症,可用本法施灸。尤其适用于慢性病,但贵在持之以恒。

2.灸量

久病羸弱,进食少而喜凉恶热者,可用小火灸治。前 15 天的灸量,腹部穴每次灸 20 分钟,背部、四肢穴每穴每次灸 15 分钟。待进食增多、体力增长后再用一般的灸量,头部灸 10 分钟,背部、四肢灸 20 分钟,腹部灸 30 分钟。

(三)注意事项

(1)极少数患者灸后可见头晕、口干、鼻衄、纳呆、乏力,应该减少灸量。

(2)各种慢性病,可用中脘、足三里等通理腑气。

(3)温灸时如觉过热,可增加隔布层数。若仍觉过热,可用布块罩在灸筒上,如此进入空气减少,温度即可下降。不热时则减少隔布,或将顶盖敞开片刻,但不可将筒倾倒。

（张茂亮）

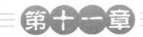

推拿手法

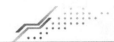

第一节　叩击类手法

一、拍法

(一)操作方法

以虚掌拍打体表。要求手指自然并拢,掌指关节微屈呈虚掌;拍打要平稳且有节奏,拍下后迅速提起,用力宜先轻后重(图 11-1)。

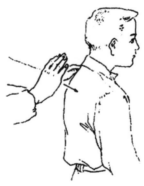

图 11-1　拍法

(二)临床应用

本法着力面较大,刺激较重,常用于肩背、腰臀和大腿部。具有舒筋活络,行气活血,缓急止痛等作用。

二、击法

(一)操作方法

用拳背、掌根、小鱼际,指端等击打体表。要求用力快速而短暂,垂直叩击体表,着力时不能拖抽,叩击频率要均匀而有节奏(图 11-2)。

(二)临床应用

本法力度较大,且动作迅速,对应用部位有较大冲击力,具有舒筋通络,调和气血,缓解痉挛,消瘀止痛的作用。不同的击法适用于不同的部位:拳击法多用于大椎穴与腰骶部,每次打击 3～5 下;掌根击法多用于臀部与大腿;小鱼际击法又称侧击法,可单手操作,也可合掌双手击打,多用于头部、肩背和四肢部;指尖击法可用中指或三指、五指,用于全身各部。注意本法刺激较强,对老年体弱、久病体虚者慎用。

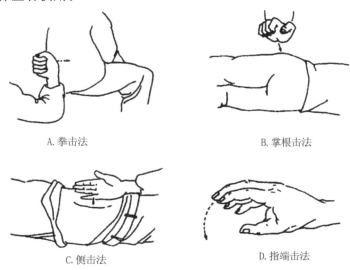

A. 拳击法　　　　　　　　　　　B. 掌根击法

C. 侧击法　　　　　　　　　　　D. 指端击法

图 11-2　击法

三、拳叩法

(一)操作方法

双手握空拳,用小鱼际和小指尺侧着力交替叩击体表。要求用小臂发力,腕部放松,快速而有节奏的叩打体表(图 11-3)。

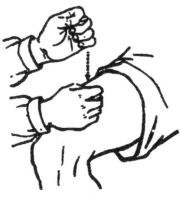

图 11-3　拳叩法

(二)临床应用

本法轻重交替,刺激较强:具有舒松筋脉,行气活血的作用。拳叩法多用于肩背、腰骶和大腿等部位。

(张茂亮)

221

第二节　挤压类手法

一、按法

(一)操作手法

以手指或掌着力,逐渐用力,按压一定的部位或穴位。要求按压的方向垂直向下,用力由轻渐重,平稳而持续不断,使压力深透(图11-4)。

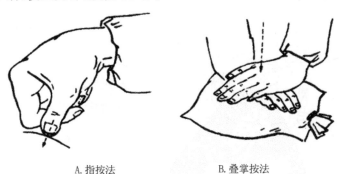

A.指按法　　　　　　　　　B.叠掌按法

图11-4　按法

(二)临床应用

本法刺激较强,适用于全身各部位。具有通经活络,解痉止痛,开通闭塞等作用。临床应用时,指按法可用于全身各部位和穴位,掌按法多用于腰背及臀部,叠掌按法多用于脊背部。

二、点法

(一)操作方法

用指端或屈曲的指间关节突起部按压某一穴位或部位。要静止发力,逐渐加压,以得气或患者能够耐受为度,不可久点(图11-5)。

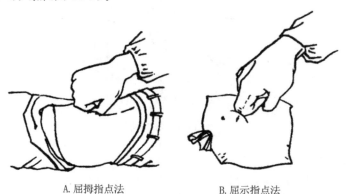

A.屈拇指点法　　　　　　　B.屈示指点法

图11-5　点法

(二)临床应用

本法为刺激较强的手法,其应用范围和作用与按法大致相同,但多用于骨缝处的穴位和某些小关节的压痛点等。

三、拿法

(一)操作方法

以拇指与示、中二指相对用力捏住某一部位或穴位,逐渐用力并做持续的捏揉动作,为三指拿法;如加上环指一起揉捏则为四指拿法;如再加上小指同时着力则为五指拿法,也称抓法。要求用指面着力,揉捏动作要连续不断,用力由轻到重,再由重到轻(图11-6)。

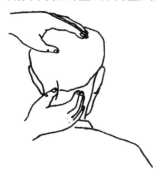

图 11-6 拿法

(二)临床应用

本法刺激较强,常用于颈项、肩背和四肢等部位。具有疏通经络,解表发汗,镇静止痛,开窍醒神等作用。临床应用时,三指拿常用于颈项,肩部和肘、膝、腕、踝等关节处;四指拿多用于上臂、大腿和小腿后侧;五指拿多用于头部、腰背部等。

四、捻法

(一)操作方法

用拇指和示指的指面着力,捏住一定部位,稍用力作对称的搓捻动作。要求捻动快速灵巧,移动缓慢(图11-7)。

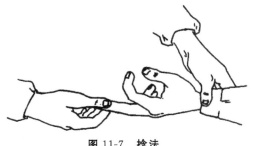

图 11-7 捻法

(二)临床应用

本法是比较轻柔缓快的手法,多用于四肢小关节,如手指、足趾等部位。具有滑利关节,通经活络,促进末梢血液循环等作用。

五、掐法

(一)操作方法

以拇指指甲着力,在一定穴位或部位上深深掐压,要求用力平稳,逐渐加重,以有得气感为度;若用于急救,则用力较重,以患者清醒为度(图11-8)。

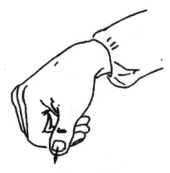

图 11-8　掐法

(二)临床应用

本法刺激性极强,临床较少应用。常作为急救手法,治疗昏厥、惊风、肢体痉挛、抽搐等,具有开窍醒神,镇惊止痛,解除痉挛等作用。

（张茂亮）

第三节　摩擦类手法

一、推法

(一)操作方法

以手指、掌、肘部着力,紧贴皮肤,做缓慢的直线推动。要求用力均匀,始终如一,重而不滞,轻而不浮(图11-9)。

(二)临床应用

本法适用于全身各部位,具有理顺经脉,舒筋活络,行气活血,消肿止痛等作用。临床应用时,指推法多用于头项、胸腹、腰背和四肢部的穴位和病变较小的部位,掌推法多用于肩背与腰骶部,肘推法多用于脊背、腰骶部,分推法多用于头面、胸腹和背部。

二、摩法

(一)操作方法

以手掌面或示、中、环三指指面着力,用前臂发力,连同腕部做盘旋活动,带动掌、指等着力部位做环形抚摩动作,可顺时针或逆时针方向摩动,每分钟50～160次。要求用力平稳,不可按压,不带动皮下组织(图11-10)。

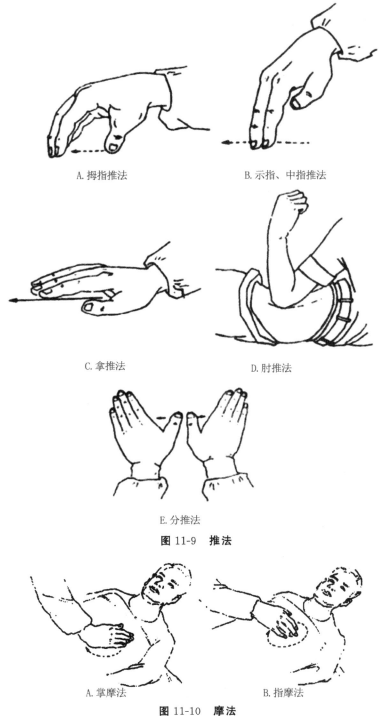

A. 拇指推法 　　　　　　　　　　B. 示指、中指推法

C. 拿推法 　　　　　　　　　　D. 肘推法

E. 分推法

图 11-9　推法

A. 掌摩法 　　　　　　　　　　B. 指摩法

图 11-10　摩法

(二)临床应用

本法轻柔和缓,刺激量小,适用于全身各部位。具有健脾和中,消食导滞,理气止痛,活血散瘀,消肿止痛等作用。临床应用时,指摩法多用于胸腹及头面部,掌摩法多用于腹部、腰背和四

肢部。

三、擦法

(一)操作方法

以手掌面或大、小鱼际处着力,进行直线往返摩擦,要求着力部分紧贴皮肤,但不可重压;不论是上下擦还是左右擦,均须沿直线往返进行,不能喎斜;用力要均匀、连续,先慢后快,以局部深层发热为度,注意不要擦破皮肤,可使用润滑介质(图11-11)。

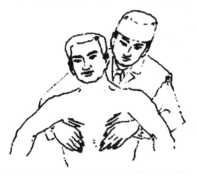 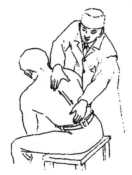 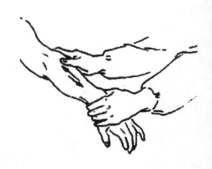

图 11-11(A)　掌擦法　　　　　图 11-11(B)　小鱼际擦法　　　　　图 11-11(C)　大鱼际擦法

(二)临床应用

本法温热柔和,可用于全身各部位,具有温经散寒,活血通络,调理脾胃,温中止痛,消肿散结等作用。临床应用时,掌擦法多用于胸腹和腰骶部,大鱼际擦法多用于面部、胸腹及上肢、小鱼际擦法多用于肩背、腰骶和臀部。

四、搓法

(一)操作方法

用双掌手面挟住一定部位,相对用力做方向相反的来回快速搓揉,要求双手用力对称,搓动轻快、柔和、均匀,移动缓慢(图11-12)。

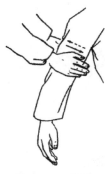

图 11-12　搓法

(二)临床应用

本法轻快柔和,常用于四肢,胁肋等部位。具有舒筋活络,行气活血,疏肝理气、放松肌肉等作用。

五、抹法

（一）操作方法

以拇指螺纹面贴紧皮肤，做上下左右或弧形曲线的往返推动。要求用力轻柔，不可重滞；动作轻快灵活，但不能飘浮（图11-13）。

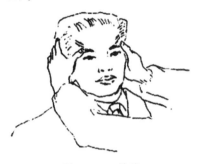

图 11-13　抹法

（二）临床应用

本法常作为临床治疗的开始或结束手法，主要用于头面部和手掌部。具有开窍醒目，镇静安神等作用。

（张茂亮）

第四节　摆动类手法

一、一指禅推法

（一）操作方法

手握空拳，拇指盖住拳眼，以拇指端或指面、偏峰着力，沉肩垂肘，手腕悬屈，以前臂摆动带动拇指指间关节的屈伸活动。摆动幅度要均匀一致，每分钟120～160次，紧推慢移，做缓慢的直线或循经往返移动（图11-14）。

（二）临床应用

本法着力点小，压强较大，刺激深透柔和，具有舒筋活络，调和营卫，行气活血，健脾和胃的作用。本法可用于全身各部穴位或部位，其中指峰推多用于四肢关节部和腰臀部；指面推多用于胸腹部和颈项部；偏峰推多用于头面部。

二、滚法

（一）操作方法

以小鱼际掌背侧至第3掌指关节部着力，用前臂旋转摆动，带动腕部屈伸、外旋的连续不断的动作。要求压力均匀柔和，滚动时贴紧体表，动作协调、连续，每分钟120～160次（图11-15）。

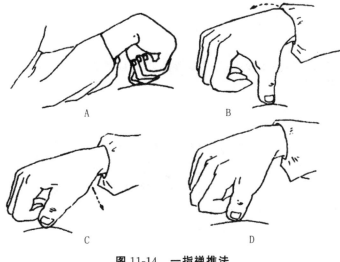

图 11-14　一指禅推法

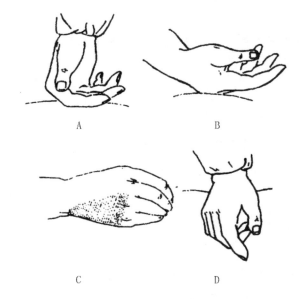

图 11-15　擦法

(二)临床应用

本法接触面积大,压力大而柔和,除头面部、胸腹部外,全身各部均可使用。具有舒筋活血,滑利关节,缓解肌肉、韧带痉挛,消除肌肉疲劳等作用。临床应用时,掌背擦法多用于肌肉丰厚的部位,小鱼际擦多用于颈项部,掌指关节擦多用于腰臀、大腿等部位。

三、揉法

(一)操作方法

以鱼际、手掌、手指螺纹面和肘、小臂尺侧等部位着力,吸定于一定部位和穴位上,作轻柔缓和的顺时针或逆时针旋转推动,并带动皮下组织。要求压力均匀适度,揉动和缓协调,不能滑动和摩擦,每分钟120～160次(图11-16)。

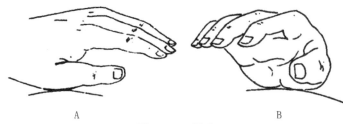

图 11-16　揉法

(二)临床应用

本法着力面积有大有小,刺激缓和,柔软舒适,全身各部位均可使用。具有宽中理气,消积导滞,舒筋活络,温通气血,活血祛瘀等作用。临床应用时,鱼际揉多用于头面、颈项和四肢部,掌揉多用于胸腹和腰背部,指揉多用于头面、胸腹和四肢部的穴位,肘臂揉多用于腰臀等肌肉丰厚的部位。

(李奎九)

第五节　振动类手法

一、抖法

(一)操作方法

用双手握住患肢远端,用力做小幅度的上下连续抖动。要求患者尽量放松肢体肌肉,抖动的幅度由小渐大,抖动频率要快,使患肢有松动感(图11-17)。

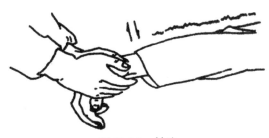

图 11-17　抖法

(二)临床应用

本法比较柔和、轻快、舒松,常用于上肢、下肢和腰部。具有疏通经络,滑利关节,松解粘连等作用。

二、振法

(一)操作方法

以手掌或手指为着力点,按压在一穴位或部位上,做连续不断的快速颤动。要求前臂和手静止发力,使肌肉强力收缩,产生快速振动,幅度要小,频率要快,振动不可时断时续(图 11-18)。

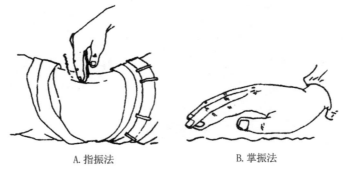

A. 指振法   B. 掌振法

图 11-18　振法

(二)临床应用

本法作用温和,常用于胸腹、头面和肢体部。具有祛瘀消积,和中理气,消食导滞,调节胃肠功能等作用。

(梁　勇)

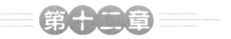

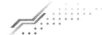

第十二章
五官科病证的针灸治疗

第一节 近 视

近视是以视近清楚、视远模糊为主症的眼病,又称"能近怯远症"。近视发生的原因有先天禀赋不足致肝肾亏虚,久视伤血使气血受损,以及不良用眼习惯使眼过度疲劳,目络瘀阻,目失所养致视物昏花。

本病即西医学近视眼,为屈光不正的疾病之一,多发于青少年时期。

一、辨证要点

(一)主症
视物昏花,能近怯远。

(二)肝肾阴虚
失眠,健忘,腰酸,目干涩,舌红,脉细。

(三)心脾两虚
神疲乏力,纳呆便溏,头晕心悸,面色无华,舌淡,脉细。

二、治疗

(一)基本治疗
治法:补益肝肾、养血明目。以调节眼部经气为主,穴位近取和远取相结合。

主穴:睛明、承泣、风池、光明。

配穴:肝肾阴虚者加肝俞肾俞;心脾两虚者加心俞、脾俞;用眼过度、视物昏花者加四白、足三里、三阴交。

方义:睛明、承泣可疏通眼部经气,是治疗眼疾的常用穴,为局部取穴。风池为足少阳与阳维脉之交会穴,内与眼络相连;光明为足少阳经之络穴,与肝经相通,两穴相配有通经活络、养肝明目之功。

操作:毫针刺,平补平泻。肝俞、肾俞、心俞、脾俞用补法,可加灸,睛明应注意针刺深度,避免伤及眼球和血管。

(二)其他治疗

1.皮肤针法

轻度或中度叩刺眼周围穴及风池穴,也可中度叩刺颈椎旁至大椎穴。

2.耳针法

选眼、肝、肾、心、脾。毫针刺或王不留行籽贴压。

三、按语

(1)针灸对假性近视效果显著,年龄越小效果越好。

(2)针灸治疗同时,应注意用眼卫生,坚持做眼保健操,以辅助治疗。

(李 艳)

第二节 目 赤 肿 痛

一、病因病机

本证多因外感风热,郁而不宣;或因肝胆火盛,循经上扰,致经脉闭阻,血壅气滞而发。

二、辨证

目赤肿痛,畏光,流泪,眼涩难开。并兼有头痛,发热,脉浮数等症为风热;如兼有口苦,烦热,脉弦等症为肝胆火盛。

三、治疗

治法:取手阳明、足厥阴经穴为主。针用泻法。

处方:合谷、太冲、睛明、太阳(奇穴)、上星。

方义:本方有清泄风热、消肿定痛的作用。因目为肝窍,阳明、太阳、少阳的经脉均循行于目部,故取合谷调阳明经气以泄风热,太冲导厥阴经气而降肝火,睛明为太阳、阳明交会穴,能宣泄患部之郁热,上星、太阳,点刺出血,则清火泄热之功尤著。

加减:风热加少商、上星;肝胆火盛加行间、侠溪。

(陈 波)

第三节 睑 腺 炎

睑腺炎又称麦粒肿、针眼、偷针,是以睑缘局部红肿、硬结、疼痛,形如麦粒为特征的病证。常易单眼患病,也可两目同时并发。它是眼睑组织受细菌感染形成的眼腺组织化脓性炎症。

中医认为本病多因外感风热,客于眼睑;或过食辛辣等物,以致脾胃湿热上攻于目,导致营卫失调,气血凝滞,热毒阻滞于眼睑皮肤之间而发病。

一、辨证

本病初起较轻,胞睑皮肤微有红肿痒痛,继则形成局限性硬结,形如麦粒,推之不移,按之疼痛,全身伴有发热,微恶风寒,头痛,耳前可触及肿核,重者局部红肿热痛,甚则肿核大而消散,眼缘毛根或眼睑内出现黄白脓点,脓成溃破排脓始愈。

(一)外感风热

兼见恶寒、发热、头痛、咳嗽,舌苔薄、脉浮数。

(二)脾胃湿热

兼见口臭、口干、口渴、便秘、心烦,舌苔黄腻、脉濡数。

二、论治

(一)针灸

治则:疏风清热消肿,利湿和中止痛。

处方:鱼腰、太阳、四白、风池、合谷、阴陵泉。

方义:鱼腰、太阳、四白为局部取穴以疏导眼睑局部之郁热;合谷为手阳明大肠经之原穴以疏风清热消肿;风池取之以疏散风邪;阴陵泉取之以清脾胃湿热。

加减:外感风热者加攒竹、行间祛风清热;热毒炽盛者加大椎、曲池清热解毒;脾胃湿热者加三阴交、阴陵泉健脾利湿。

操作:毫针刺用泻法,太阳可点刺出血,风池穴刺向鼻尖,切记不能向上深刺,以上诸穴每天1次,每次20~30分钟。

(二)耳针疗法

取眼、肝、脾、目,强刺激,每天1次;耳尖点刺出血。

(三)拔罐疗法

取大椎,用三棱针点刺出血后拔罐。

(四)梅花针法

叩刺以病变局部出现灼热感或红晕为度。

三、按语

(1)针灸治疗本病,炎症初期可使其吸收、消肿,并有止痛作用,疗效较好。

(2)脓未溃时,可做热敷,以干净毛巾浸入热水后拧干敷患处。酿脓之后,患处切勿挤压,以免脓毒扩散,变生他证。

(3)平时应注意眼部卫生,增强体质,防止发病。

四、现代研究

睑腺炎是眼科常见病,采用传统的针刺治疗方法,可收到较满意的临床效果。其作用机制是针刺具有退热、消炎、镇静、止痛之功能,能激发和增强人体的免疫力,促进炎症消退和脓头迅速排出,伤口结痂愈合。

（杨春煦）

233

第四节 耳鸣、耳聋

耳鸣、耳聋是指听觉异常的两种症状,可由多种疾病引起。耳鸣以自觉耳内鸣响为主症,耳聋以听力减退或听觉丧失为主症。耳鸣、耳聋的病因病机大致相同,实证多因风邪侵袭、肝胆火盛、痰火郁结上扰清窍;虚证多因肾精亏损、脾胃虚弱而致气血生化不足,经脉空虚不能上承于耳而发病。

西医学中,耳鸣、耳聋可见于多种疾病,包括耳科疾病、脑血管病、高血压病、动脉硬化、贫血、红细胞增多症、糖尿病、感染性疾病、药物中毒、外伤性疾病等。

一、辨证要点

(一)实证

主症:暴病耳聋,或耳中溃胀,鸣声隆隆不断,按之不减。

外感风邪:开始多有感冒症状,继之卒然耳鸣、耳聋、耳闷胀,伴头痛恶风,发热口干,舌红苔薄白或薄黄,脉浮数。

肝胆火盛:兼见头胀,面赤,咽干,烦躁善怒,脉弦。

痰热郁久:耳内憋气感明显,兼见头昏头痛,胸闷痰多,舌红苔黄腻,脉弦滑。

(二)虚证

主症:久病耳聋,耳中如蝉鸣,时作时止,劳累则加剧,按之鸣声减弱。

肾精亏损:兼见头晕,腰腿酸软乏力,遗精,带下,脉虚细。

脾胃虚弱:兼见神疲乏力,食少腹胀,大便溏,脉细弱。

二、治疗

(一)基本治疗

治法:清肝泻火,豁痰开窍,补肾健脾。取手、足少阳经穴为主。

主穴:听宫、耳门、听会、翳风、中渚、侠溪。

配穴:外感风邪者加外关、合谷;肝胆火盛者加太冲、丘墟;痰热郁久者加丰隆、阴陵泉;肾精亏虚者加肾俞、太溪;脾胃虚弱者加气海、足三里。

方义:耳门、听宫、听会为耳前三穴,主治耳疾。手、足少阳两经经脉均绕行于耳之前后,取手少阳之耳门、翳风和足少阳之听会疏导局部少阳经气。听宫为手太阳与手少阳经之交会穴,疏散风热,聪耳启闭。循经远取侠溪、中渚,通上达下,疏导少阳经气,宣通耳窍。

操作:实证毫针刺用泻法,虚证毫针刺用补法,耳前三穴可交替使用。

(二)其他治疗

1.穴位注射法

选翳风、完骨、肾俞、阳陵泉。每次选2穴,交替使用。用丹参注射液或维生素 B_{12} 注射液,每穴 0.5～1 mL,每天或隔天 1 次。

2.耳针法

选肝、肾、胆、内耳、皮质下、神门。毫针刺或王不留行籽贴压。

3.电针法

选耳门、听宫、听会、翳风,每次 2 穴,交替使用,强度以患者能耐受为度,每次 30 分钟。

三、按语

(1)针灸对神经性耳鸣、感音性耳聋有一定效果,应早期治疗,但对鼓膜损伤致听力完全丧失者疗效不佳。

(2)引起耳鸣、耳聋的原因很复杂,治疗中应明确诊断,并治疗原发病。

（张茂亮）

第五节　鼻　　衄

一、病因病机

肺气通于鼻,足阳明之脉,起于鼻之交频中。如肺蕴风热或胃有火邪,上迫鼻窍,均能导致血热妄行而为鼻衄,亦有因外伤而致者。

二、辨证

鼻衄出血而伴有发热咳嗽等症者,为肺经有热;如兼有口渴、烦热、便秘等症者,是胃经有热。

三、治疗

治法:取手阳明、督脉经穴为主。针用泻法。

处方:合谷、上星。

方义:手阳明与手太阴表里相合,又与足阳明经脉相接,故取合谷以清泄诸经之热而止血;督脉为阳脉之海,阳热迫血妄行,故用上星清泻督脉,使亢热渐平而衄自止。

加减:热在肺者加少商;热在胃者加内庭。本证虽多属热,灸法并非绝不可用,古有灸上星二七壮的验方,是用灸法以引郁热之气外发。其次,凡因外伤等原因而致鼻衄不止者,指针甚验,其法用两手拇、示二指同时对掐昆仑、太溪四穴,往往奏效。

（张茂亮）

第六节　咽喉肿痛、喉蛾

咽喉肿痛和喉蛾均是常见的咽喉疾病,因两者的证治有其共同之处,故合并叙述。

一、病因病机

咽接食管,通于胃;喉连气管,通于肺。如因外感风热等邪熏灼肺系,或肺、胃二经郁热上壅,致生咽喉肿痛或喉蛾,此属实证。

如肾阴亏耗,虚热上炎,亦可致咽喉肿痛,此属虚证。

二、辨证

(一)咽喉肿痛

1.实热证

咽喉间轻度红肿疼痛,如兼咳嗽、口渴、便秘、时有寒热头痛者,多属外感风热与肺胃郁热。

2.阴虚证

咽喉红肿疼痛不剧烈,入夜较重。

(二)喉蛾

生于咽喉之旁,或单侧,或双侧,状如蚕蛾,红肿疼痛。

三、治疗

(一)实热证

治法:实热证以取手太阴、手足阳明经穴为主,针用泻法。

处方:少商、尺泽、合谷、陷谷、关冲。

方义:本方通治咽喉肿痛、喉蛾之属于热证者。咽是胃窍,喉是肺窍,一属太阴,一属阳明,为二经经脉循行的部位。少商系手太阴经的井穴,点刺出血,泄肺中之热,为治喉证的主穴。尺泽是手太阴经的合穴,泻肺经实热,取实则泻其子之意。合谷、陷谷,是手足阳明经输穴,可清阳明郁热。再配合三焦经井穴关冲,点刺出血,使上中二焦之热清,肺胃同治,以达到消肿定痛的作用。

(二)阴虚证

治法:阴虚证以足少阴经穴为主,针用平补平泻法。

处方:太溪、照海、鱼际。

方义:太溪是足少阴经原穴,照海为足少阴经和阴跷脉的交会穴,二脉均循行于喉咙,故用之能调二经经气。鱼际为手太阴荥穴,可清肺热。三穴同用,使虚火得清,不致灼伤阴液,故适用于阴虚的咽喉肿痛。

加减:便秘加丰隆。

(张茂亮)

第七节　口　疮

口疮是口舌表面溃烂,形若黄豆的一种病证,又称"口疡""口疳",本证多由心脾积热,外感邪热,或阴虚阳亢,或虚阳浮越等,致邪热上蒸、虚火上浮,发为口疮。

西医学中,口疮多见于溃疡性口炎、复发性口疮。

一、辨证要点

（一）主症

口舌表面溃烂。

（二）心脾积热

唇、颊、上腭及舌面等处见绿豆大小黄白色溃疡，周围鲜红微肿，灼热作痛，舌红苔黄腻，脉滑数。

（三）阴虚火旺

口疮灰白，周围色淡红，溃疡面积小而少，每因劳累而诱发，此愈彼起，反复绵延，舌红苔少，脉细数。

二、治疗

（一）基本治疗

治法：清热泻火。以手、足阳明经穴为主。

主穴：地仓、廉泉、曲池、合谷、劳宫。

配穴：心脾积热者加腕骨；阴虚火旺者加通里、照海；痛甚者加金津、玉液点刺出血。

方义：地仓为手、足阳明与阳跷脉之会，可清泻阳明邪热。廉泉为阴维脉、任脉之会，联系舌本，疏通口腔气机，为局部取穴。曲池为手阳明经合穴、合谷为手阳明经原穴，两穴合用以泻阳明之热。劳宫为手厥阴荥穴，可清心火而止痛。

操作：心脾积热者，毫针刺用泻法，刺激宜强；阴虚火旺者，毫针刺用平补平泻。

（二）其他治疗

1.耳针法

选心、口、脾、胃、三焦。毫针刺或王不留行籽贴压。

2.挑治法

用三棱针在大椎穴及大椎旁开 1.5～2 cm 处皮下上下划动，划断皮下纤维 2～3 根，刺后挤压针孔，令少量出血，最后用碘酒涂于伤口。

三、按语

针刺治疗口疮有一定效果。平时注意口腔卫生，少食刺激性食物。

（张茂亮）

第八节　牙　痛

牙痛是指牙齿因某种原因引起的疼痛，为口腔疾病中常见的症状，遇冷、热、酸、甜等刺激时发作或加重，归属于中医学"牙宣""骨槽风"等的范畴。牙痛的常见原因有胃火、风火和肾阴不足。

西医学中，牙痛常见于各种牙病，如龋齿、牙髓炎、冠周炎、根尖周炎、牙周炎等。

一、辨证要点

(一)主症

牙齿疼痛。

(二)风火牙痛

牙痛阵发性加重,痛甚则龈肿,兼形寒身热,脉浮数。

(三)胃火牙痛

牙痛剧烈,兼有口臭,齿龈红肿或出脓血,口渴口臭,便秘,舌红苔黄燥,脉弦数。

(四)虚火牙痛

如隐作痛,时作时止,牙龈微红肿,久则牙龈萎缩,牙齿松动,口不臭,腰脊酸软,手足心热,舌红少苔,脉细数。

二、治疗

(一)基本治疗

治法:风火牙痛、胃火牙痛者清热泻火,消肿止痛;虚火牙痛者养阴清热止痛。取手、足阳明经穴为主。

主穴:合谷、颊车、内庭、下关。

配穴:风火牙痛者加外关、风池;胃火牙痛者加厉兑、二间;虚火牙痛者加太溪、行间;龋齿牙痛加偏历。

方义:手足阳明经入上下齿,阳明郁热,循经上扰而为牙痛。取合谷清手阳明之热。取颊车、内庭、下关疏导足阳明经气,通经止痛。

操作:毫针刺用泻法,循经远取可左右交叉刺。虚火牙痛太溪用补法。

(二)其他治疗

1.耳针法

选口、神门、牙、胃、大肠、肾。毫针刺或王不留行籽贴压。

2.电针法

选颊车、下关、合谷。先行毫针刺,得气后选用密波,通电20～30分钟。每天1～2次,直至缓解为止。

3.穴位注射法

取合谷、颊车、翳风、下关。每次2穴,交替使用。用阿尼利注射液或柴胡注射液,每穴注射0.5～1 mL,隔天1次。

4.穴位敷贴法

将大蒜捣烂,于睡前贴敷双侧阳溪穴,至发疱后取下,用于龋齿牙痛者。

三、按语

(1)针刺治疗牙痛效果良好,但对龋齿只能暂时止痛。

(2)引起牙痛的原因很多,应针对不同的原发病进行治疗。

(3)注意口腔卫生和避免冷、热、酸、甜的刺激。

(4)应与三叉神经痛相鉴别。

(张茂亮)

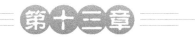

第十二章 骨科病证的针灸治疗

第一节 颈项部扭挫伤

颈部扭挫伤是指颈椎周围的肌肉、韧带、关节囊等组织受到外力牵拉、扭捩或外力直接打击而损伤。

一、诊断要点

(1)头颈部有扭捩或外力打击病史。

(2)受伤后颈项、背部疼痛,有时可牵涉到肩部。

(3)检查:①颈项部活动受限,以侧屈、旋转位较明显。②颈项部可扪及痉挛的肌肉,局部有明显压痛,但无上肢放射痛。③臂丛神经牵拉试验阴性,无颈神经压迫体征。④颈椎X线片未见异常。

二、病因病机

头部突然受到外力打击或头部受到撞击或坐车时的急刹车,超过颈部生理活动的范围,造成颈部经筋、脉络的损伤,经血溢于脉外,瘀血痹阻,经气不通,发为疼痛。

三、辨证与治疗

(一)主症

项背部疼痛,连及肩部,颈部活动受限,有明显的压痛。舌质暗,脉弦。

(二)治则

活血化瘀,通经止痛。

(三)处方

天柱、完骨、阿是穴、后溪。

(1)侧屈疼痛加中渚、三间。

(2)旋转疼痛加风池、阳陵泉。

(3)压痛点位于督脉加大椎。

(4)压痛点位于足太阳经加养老、至阴。

(5)压痛点位于足少阳经加外关、悬钟、关冲。

(6)压痛点位于阳明经加合谷。

(四)操作法

诸穴均采用捻转泻法,首先在井穴用三棱针点刺出血,在阿是穴用刺络拔罐法,再针刺四肢远端穴位,针刺时针感要强,并使针感传导,同时令患者活动头颈部,一般会有明显好转。如好转不明显在针刺局部穴位。

(五)方义

本证是由于瘀血阻滞经脉所致,治疗以活血化瘀、破血化瘀为法。阿是穴是瘀血凝聚的部位,刺络拔罐可破瘀血的凝聚,疏通经脉的气血;井穴放血,可消除经脉中残留的瘀血,活血止痛。其他诸穴针刺泻法旨在进一步疏通经络活血止痛。

(张茂亮)

第二节 胸壁挫伤

胸壁是由骨性胸廓与软组织两部分组成。软组织主要包括胸部的肌肉、肋间神经、血管和淋巴组织等。由于外界暴力挤压、碰击胸部导致胸壁软组织损伤。本病是临床上常见的损伤性疾病,多见于青壮年。

一、诊断要点

(1)患者多由外力致伤病史。

(2)受伤后胸胁部疼痛,疼痛范围相对明确,深呼吸或咳嗽时疼痛加重。

(3)检查:①胸廓部有局限性瘀血肿,有明显压痛点。②抬肩、活动肩胛、扭转躯体时疼痛加重。③X线检查:无异常改变,但可除外骨折、气胸、血胸等。

二、病因病机

胸部挫伤,多因外力直接作用于胸部,如撞击、挤压、拳击、碰撞、跌打损伤等,使胸部皮肤、筋肉受挫,脉络损伤,血溢脉外,瘀血停滞,经脉不通而痛。

三、辨证与治疗

(一)主症

受伤之后,胸胁部痛,深呼吸、咳嗽、举肩、躯体扭转则疼痛加重,局部有明显压痛。舌质紫暗,脉弦。

(二)治则

活血祛瘀,通经止痛。

(三)处方

阿是穴、华佗夹脊穴、内关、支沟、阳陵泉。

（四）操作法

阿是穴用平刺法，术后刺络拔罐出血。华佗夹脊穴应根据病变的部位，选择相应的夹脊穴1～3个，直刺泻法，使针感沿肋间隙传导，最好达到病变处。内关直刺捻转泻法，最好少用提插手法，以免损伤正中神经，引起手指麻木、拘紧等后遗症。支沟、阳陵泉直刺捻转泻法。

（五）方义

阿是穴刺络拔罐出血，祛除瘀血，疏通局部气血的瘀阻；华佗夹脊穴，对于胸胁部疼痛及肋间神经痛有很好效果；内关属于手心包厥阴经，其经脉、经筋布于胸胁部，心包主血脉，故内关可有理血通脉，活血祛瘀的作用；内关又是手厥阴经的络穴，外联手少阳三焦经，三焦"主持诸气"，故内关又有调气活血、理气止痛的功效，所以内关是治疗胸胁部疼痛的主穴；支沟、阳陵泉属于手、足少阳经，其经脉、经筋均分布于胸胁部，是治疗胁肋疼痛的重要组合。

（张茂亮）

第三节　腰椎管狭窄症

任何原因引起的椎管、神经根管、椎间孔的变形或狭窄，使神经根或马尾神经受压迫，引起的一系列临床表现者，统称为腰椎管狭窄症。本病是一个综合征，所以又称腰椎管综合征。神经受压迫可能是局限性的，也可能是节段性的或广泛性的；压迫物可能是骨性的，也可能是软组织。腰椎间盘突出引起的椎管狭窄，因有其独特性，不列入腰椎管狭窄症内，但腰椎管狭窄症可合并有椎间盘突出。

腰椎管狭窄症的主要症状是腰腿痛，所以属于中医腰腿痛的范畴。

一、诊断要点

本病发展缓慢，病程较长，病情为进行性加重。

（1）主症：腰痛、腿痛和间歇性跛行。

（2）腰腿痛的特征：腰痛位于下腰部和骶部，疼痛在站立或走路过久时发作，躺下或下蹲位或骑自行车时，疼痛多能缓解或自行消失。腰腿痛多在腰后伸、站立或行走而加重，卧床休息后减轻或缓解。

（3）间歇性跛行是本病的重要特征：在站立或行走时，出现腰痛腿痛、下肢麻木无力，若继续行走可有下肢发软或迈步不稳。当停止行走或蹲下休息后，疼痛则随之减轻或缓解，若再行走时症状又会重新出现。

（4）病情严重者，可引起尿急或排尿困难，下肢不全瘫痪，马鞍区麻木，下肢感觉减退。

（5）检查：主诉症状多，阳性体征少是本病的特点。①腰部后伸受限，脊柱可有侧弯、生理前凸减小。②X线检查：常在 $L_{4\sim5}$、L_5 和 S_1 见椎间隙狭窄、椎体骨质增生、椎体滑脱、腰骶角增大、小关节突肥大等改变，以及椎间孔狭小等。

CT 及 MRI 扫描具有诊断价值。

二、病因病机

腰椎管狭窄症可分为先天性狭窄和继发性狭窄,导致椎管前后、左右内径缩小或断面形态异常。先天型椎管狭窄多由于椎管发育狭窄、软骨发育不良或骶椎裂等所致;后天性椎管狭窄主要是腰椎骨质增生、黄韧带及椎板肥厚、小关节肥大、陈旧性腰椎间盘突出、脊柱滑脱、腰椎骨折恢复不良和脊椎手术后等。先天性椎管狭窄症多见于青年患者,后天性椎管狭窄症多见于中年以上的患者。

中医认为本病发生的主要原因是:先天肾气不足,肾气衰退,以及劳伤肾气,耗伤气血为其发病的内在因素;反复遭受外伤、慢性劳损及风寒湿邪的侵袭为其外因。其主要病机是肾气不足,气血虚弱,以及风寒湿邪痹阻,瘀血阻滞,经络气血不通,筋骨失养,发为腰腿疼痛。

三、辨证与治疗

(一)肾气虚弱

1.主症

腰部酸痛,腿细无力,遇劳加重,卧床休息后减轻,形羸气短,面色无华。舌质淡,苔薄白,脉沉细。

2.治则

调补肾气,壮骨益筋。

3.处方

肾俞、腰阳关、$L_{4、5}$夹脊穴、关元俞、阳陵泉、飞扬、太溪、三阴交。

4.操作法

$L_{4、5}$夹脊穴用龙虎交战手法,其余诸穴均采用捻转补法,并于肾俞、关元俞、腰阳关加用灸法。

5.方义

本证是由于肾气虚弱而引起,主症是腰腿痛,病位于督脉、足太阳、足少阴经。腰为肾之府,肾虚则腰府失养,故治取肾的背俞穴补益肾气,濡养腰府及经脉而止痛;关元俞内应关元,是人体元气输注之处,补之可益元气,益精血濡筋骨,善于治疗肾虚腰痛,如《针灸大成》曰关元俞"主风劳腰痛"。太溪配飞扬属于原络配穴,旨在补益肾气调理太阳、少阴经脉以止痛。在飞扬穴处又有小络脉分出,名曰飞扬脉,主治腰痛,《素问·刺腰痛论》:"飞扬之脉,令人腰痛,痛上怫怫然,甚则悲以恐,刺飞阳之脉……少阴之前与阴维之会。"故飞扬是治疗肾虚及肝虚引起的腰痛。三阴交补益气血,濡养筋骨。阳陵泉乃筋之会穴,可缓筋急以止痛。诸穴协同相助,补益肾气,养筋壮骨以止痛。

(二)寒湿痹阻

1.主症

腰腿疼痛重着,自觉拘紧,时轻时重,遇冷加重,得热症减。舌质淡,太白滑,脉沉紧。

2.治则

祛寒利湿,温通经络。

3.处方

肾俞、关元俞、$L_{4、5}$夹脊穴、腰阳关、委中、阴陵泉、三阴交。

4.操作法

肾俞、关元俞、腰阳关均采用龙虎交战手法,并加用灸法。腰部夹脊穴、委中、阴陵泉针刺泻法。三阴交平补平泻法。

5.方义

本证属于寒湿痹阻,但病之本是肾虚,治疗当用补泻兼施的方法。肾俞、关元俞,补肾气助元气;腰阳关温督脉,通脊骨;采用龙虎交战手法,补泻兼施,扶正祛邪,加用灸法可加强其温补肾气,散寒化湿的作用。腰夹脊穴是病变的症结处,针刺泻法祛除邪气之痹阻,可达痛经止痛的作用。委中通经祛邪,是治疗腰腿痛重要的有效的穴位。阴陵泉除湿利小便,通经止痛,是治疗湿邪痹阻性腰痛的有效穴位,正如《针灸甲乙经》所说:"肾腰痛不可俯仰,阴陵泉主之。"三阴交是足三阴经的交会穴,可健脾利湿,可补肝肾壮筋骨,与肾俞、关元俞配合,既可加强补肝肾的作用,又可利肾腰部的湿邪,加快腰腿痛的缓解。

(三)气虚血瘀

1.主症

腰痛绵绵,部位固定,不耐久坐、久立、久行,下肢麻木,面色少华,神疲乏力。舌质暗或有瘀斑,脉细涩。

2.治则

益气养血,活血化瘀。

3.处方

膈俞、肝俞、脾俞、肾俞、关元俞、腰阳关、腰夹脊穴、足三里、三阴交。

4.操作法

膈俞、腰夹脊穴针刺泻法,并刺络拔火罐法。其余诸穴用捻转补法,病在肾俞、关元俞、腰阳关加用灸法。

5.方义

本证是在肾虚的基础上,复加劳损经脉,瘀血阻滞及劳作日久耗伤气血,筋脉失养所致。选取血之会穴膈俞及病变之症结夹脊穴,刺络拔火罐,铲除瘀血之阻滞,以利气血的通行及筋脉濡养。取肾俞、关元俞、肝俞补肝肾益筋骨。腰阳关温通督脉,通畅脊骨。脾俞、足三里、三阴交温补脾胃,益气血生化之源。诸穴相配,补后天益先天,除瘀血阻滞,可达益气养血,活血化瘀的功效。

(张茂亮)

第四节 尾 骨 痛

尾骨痛是指尾骨部、骶骨下部及其邻近肌肉或其他软组织的疼痛,其疼痛特点是长时间的坐位,或从坐为起立时,或挤压尾骨尖端时疼痛加重,是临床常见病,多发于女性。

一、诊断要点

(1)可有尾骶部外伤史。

（2）尾部疼痛，多为局限性，有时可连及腰部、骶部、臀部及下肢。

（3）尾部疼痛，可在坐硬板凳、咳嗽、排大便尤其是大便秘结时疼痛加重，卧床休息后减轻或消失。

（4）检查：①尾骶联合处压痛。②肛门指检：患者取左侧卧位，尽量将髋、膝关节屈曲。检查者戴手套后，用右手示指轻轻伸入肛管内，抵住尾骨，拇指置于尾骨外后方，拇示指将尾骨捏住，前后移动尾骨，检查尾骨的活动度及其感觉，仅有尾骨微动而无疼痛，表明无病变；若尾骨活动时疼痛，表明有尾骨痛。③X线检查无异常发现。

二、病因病机

在尾骨上附着有重要的肌肉和韧带，如臀大肌、肛门括约肌、肛提肌、尾骨肌、骶尾韧带等，尾骨遭受到跌打损伤之后，局部组织出血、水肿形成纤维组织和瘢痕，牵拉或压迫尾骨及其末梢神经，以及局部血液循环障碍，产生疼痛。中医认为是由于外伤经脉，瘀血阻滞经脉，不通则痛，正如清·吴谦《医宗金鉴·正骨心法要旨》说："尾骶骨，即尻骨也。……若蹲垫壅肿，必连腰胯。"

长期坐位，压迫尾骨周围组织，导致慢性尾骨部劳损，引起尾骨部疼痛，正如《素问·宣明五气》说"久坐伤肉"，久坐则气机不畅，导致气滞血瘀，气血运行受阻，经脉不通，筋肉失养引起疼痛。

总之，本病主要是由于瘀血阻滞经脉，经气不通，引起尾骶部疼痛。

三、辨证与治疗

（一）主症

尾骶部疼痛，疼痛可连及臀部，坐位时疼痛明显，不敢坐硬板凳，按之作痛，甚或咳嗽、大便时疼痛加剧。舌质暗，脉涩。

（二）治则

活血化瘀，通经止痛。

（三）处方

百会、次髎、腰俞、会阳、承山。

（四）操作法

先针百会，沿经向后平刺，捻转平补平泻手法，使针感沿经项背部传导。次髎先用刺络拔火罐法，后用毫针直刺 30～40 mm，使用龙虎交战手法，并使针感向尾部传导，术后加用艾灸法。腰俞向尾部平刺，捻转平补平泻手法，并加用艾灸法。合阳向尾骨斜刺，平补平泻手法。承山直刺，龙虎交战手法。

（五）方义

本病属于瘀血阻滞尾骨及其周围的经脉所致，位于督脉和足太阳经，故取腰俞、百会通督脉的经气，疏通尾骨部的瘀滞以止痛；百会是督脉与足太阳经的交会穴，《灵枢·终始》"病在下者高取之"，可疏导尾骨部位气血的瘀滞以止痛。次髎刺络拔火罐可祛除尾骨的瘀血，即"菀陈则除之者，出恶血也"（《素问·针解》）。足太阳经别入于肛，承山、会阳、次髎均属于足太阳经，并且会阳又为督脉气所发，故三穴组合，局部与远端相配合，可有效地疏通尾骨部瘀血的阻滞，且承山是治疗肛门及其周围病变的经验效穴。

（张茂亮）

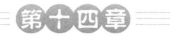

第十四章
儿科病证的推拿治疗

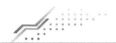

第一节 百 日 咳

　　百日咳即顿咳,是由百日咳杆菌引起的急性呼吸道传染病。临床以阵发性、痉挛性咳嗽,咳毕有特殊鸡鸣样吸气性吼声为特征,是小儿时期常见的呼吸道传染病之一。

　　本病一年四季均可发病,主要发生于冬春季节。以5岁以下小儿为多见。年龄越小,则病情越重,且病程较长,可持续2个月以上。一般预后良好,但年幼体弱患儿发病,往往病情较重,容易并发肺炎喘嗽、惊厥等,甚至危及生命。

　　本病的传染源主要是患者,发病前1～2天至病程3周内传染性最强。主要通过飞沫经呼吸道传播。易感儿如密切接触患者后,其发病率可高达75%～90%。病后有较持久免疫力,若再次感染,症状较轻。

一、病因病机

　　本病由外感时行疠气侵入肺系,夹痰交结气道,导致肺失肃降,气逆上冲而发病。

(一)邪犯肺卫

　　本病初起,邪毒从口鼻而入,侵犯肺卫,肺气失宣,表卫失和,则见咳嗽、流涕等肺卫表证,类似感冒咳嗽。

(二)痰火阻肺

　　邪热不解,深伏于肺,肺失清肃,累及于肝,木火刑金,气冲上逆,则见痉咳不止;邪热蕴肺,日久伤脾,脾运失司,聚湿生痰,痰湿犯肺,则见鸡鸣样吼声;邪热伤津,则见日轻夜重之象。

　　年幼儿体禀不足,肺气娇弱,痰火内阻,呼吸不利,则见憋气、窒息,甚则内陷心肝,痰浊上蒙,痰盛生惊,而见神昏、抽搐之变证。若痰热闭肺或复感外邪闭肺,可见肺气郁闭,产生发热、咳喘之肺炎喘嗽。

(三)气阴耗伤

　　病至后期,邪气渐退,气阴暗耗,肺脾俱损,可出现咳声无力或低热盗汗等肺脾气虚或肺阴亏损之象。

二、诊断

(一)诊断要点

(1)当地有本病发生或流行,近期有接触史。

(2)有典型阵发性、痉挛性咳嗽,并作鸡鸣样吼声,伴舌系带溃疡。

(3)年幼体弱儿,常无典型痉咳,主要表现为阵发性憋气、青紫、甚则窒息、惊厥。

(4)实验室检查白细胞数增多,尤以淋巴细胞数增多为主,占 60%～80%。

(二)临床表现

1.初咳期

从起病至发生痉咳,1～2 周。出现咳嗽、喷嚏、流涕、眼结膜充血或有发热等类似感冒症状。2～3 天后,其他症状逐渐消失,但咳嗽日渐加重,以入夜为甚,痰液稀白或稠黄,苔薄白或薄黄,脉浮有力,指纹浮红或浮紫。

2.痉咳期

2～6 周。阵发性痉咳为本期特征。咳嗽连续,可达数十声,咳毕常伴有深吸气鸡鸣样回声,然后再发生下一次痉咳。如此反复发作多次,直至吐出痰涎为止。轻者每天数次,重者每天数十次,日轻夜重。痉咳日久,可见面目浮肿、目睛出血、咯血、衄血、舌下生疮、二便失禁,舌红、苔黄,脉滑数,指纹紫滞。3 岁以内患儿,常无痉咳和鸡鸣样回声,表现为阵发性憋气、青紫,甚则窒息、惊厥。

3.恢复期

2～3 周。阵发性痉咳减轻,次数减少,鸡鸣样吸气性吼声消失,咳声无力,或干咳痰少而稠,神倦乏力,食欲缺乏,明显消瘦,舌红少苔,脉细数。

(三)辅助检查

1.血常规

初咳期末和痉咳期,血白细胞数增多,可达$(20～50)×10^9/L$,淋巴细胞计数增多,可达60%～80%。

2.细菌培养

鼻咽拭子细菌培养和咳碟法细菌培养,可有百日咳嗜血杆菌生长,早期培养阳性率高。

3.免疫学检查

取鼻咽腔分泌物,检测直接荧光抗体,可以快速诊断本病。对各种血清抗体的检测,也是高灵敏的确诊方法。

(四)鉴别诊断

1.支气管炎、肺炎

有时亦有类似百日咳的痉咳,但无鸡鸣样吸气性吼声,常伴发热。肺部听诊,有干性或湿性啰音;胸部 X 线片提示,有炎症改变。

2.肺门淋巴结核

当气管交叉处淋巴结肿大时,可出现百日咳样痉咳。本病常伴有不规则低热、盗汗、食欲缺乏、疲乏、消瘦等慢性结核中毒症状。结核菌素试验阳性。

3.感冒

百日咳初咳期,类似感冒咳嗽。但感冒咳嗽无日轻夜重和逐日加重的表现。

三、推拿治疗

百日咳的治疗原则以清热泻肺、化痰降逆为主。初期重于宣肺,痉咳期侧重泻肺,恢复期佐以养肺。

(一)治则

清热化痰,降逆止咳。

(二)处方

揉掌小横纹、清肺经、运内八卦、退六腑、搓摩胁肋、揉乳根、揉乳旁、揉肺俞、推揉膻中。

(三)方义

揉掌小横纹,以宽胸宣肺,化痰止咳;清肺经,以宣肺清热;退六腑,以清热泻火;搓摩胁肋,以顺气化痰;揉肺俞、揉乳根、揉乳旁、运内八卦、推揉膻中,以宽胸理气,化痰止咳。

(四)加减

初咳期,加推坎宫、推攒竹、揉太阳;痰多者,加揉丰隆;恢复期,去清肺经、退六腑,加补肺经、补脾经。

四、注意事项

(1)发现百日咳患儿,应及时隔离3～4周;有密切接触史者,观察3周。

(2)应配合药物治疗,增强疗效。

(3)按期接种百日咳疫苗。

(4)注意休息,饮食清淡,避免接触刺激物,保证室内空气流通。

(5)痉咳时,轻拍背部,防止痰液吸入,阻塞气道,引起窒息。

(张茂亮)

第二节 疳 积

疳积是积滞和疳证的总称,因证候轻重虚实不同,分为积滞和疳证。病因均为伤于乳食,停聚不化,形成积滞;积久不消,进一步发展形成疳证。两者关系密切,故有"积为疳之母,无积不成疳"之说。本病多见于5岁以下小儿,发病无季节性,呈慢性过程,迁延日久,影响小儿生长发育。古代疳证被列为儿科"四大要证"之一。

西医学所说的蛋白质-热能营养不良与疳证的临床表现相似,主要是小儿摄入不足或摄入食物不能充分利用的结果。近些年来疳证的发病明显下降,临床症状也有所减轻。

一、病因病机

本病因喂养不当,乳食内积不化或其他疾病影响,致脾胃功能受损而逐渐形成。

(一)乳食不节

小儿饥饱失调,过食肥甘生冷之品,或偏食,致脾胃受损,运化失职,升降不调,而成积滞。积滞日久,脾胃更伤,转化为疳。

（二）喂养不当

因母乳不足，或过早断乳，未能及时添加辅食，使乳食摄入不足，脾胃生化乏源，而致营养失调，日久便形成疳证。

（三）疾病影响

病后失调，反复发热，或久吐久泻，或肠道虫证等，均可耗伤津液，导致脾胃受损，气血生化不足，诸脏失养而成疳证。

（四）禀赋不足

先天禀赋不足，加之后天喂养、调护不当，致脾胃虚弱，乳食不化，停滞中州，营养失调，气血两亏，日久形成疳积。

二、诊断

（一）诊断要点

（1）有消化不良史或其他急、慢性疾病史。

（2）积滞以不思乳食，食而不化，嗳腐吞酸，脘腹胀满，大便不调，但病程不长为特征。

（3）疳证以长期形体消瘦，体重低于正常值 40%，面色不华，毛发稀疏枯黄，饮食异常，肚腹膨胀，大便干稀不调，或精神不振，烦躁易怒，有明显的脾胃和精神症状为特征。

（二）临床表现

1.积滞伤脾

形体消瘦，体重不增，肚腹膨胀，纳食不香，精神不振，夜卧不安，大便不调，常有恶臭，或手足心热，舌苔厚腻。

2.气血两亏

面色萎黄或㿠白，骨瘦如柴，毛发枯黄稀疏，精神萎靡，烦躁不安，睡卧不宁，啼哭无力，四肢不温，发育障碍，腹凹如舟，大便溏泄，舌淡苔薄，指纹色淡。

（三）辅助检查

1.血常规

合并贫血时，红细胞、血红蛋白均低于正常值。

2.血浆蛋白

正常或稍偏低；血清蛋白显著减低者，常易发生水肿。

3.大便常规

多有不消化食物残渣或脂肪球。

（四）鉴别诊断

1.营养不良性水肿

水肿前，可有体重减轻、消瘦等表现，但血浆蛋白显著减少。常继发于多种维生素缺乏症，以维生素 A、B 族维生素、维生素 C 的缺乏为多见。

2.厌食

主要表现为长期食欲缺乏，但精神状态尚可，无明显形体消瘦和其他症状。

三、推拿治疗

疳积的治疗原则以调理脾胃为主。积滞伤脾者，佐以消食导滞；气血亏虚者，佐以补益气血。

(一)积滞伤脾

1.治则

调理脾胃,消积导滞。

2.处方

补脾经、揉板门、推四横纹、揉中脘、揉天枢、按揉足三里、分腹阴阳、运内八卦、摩腹。

3.方义

补脾经、摩腹、按揉足三里,以健脾和胃,消食和中;揉板门、揉中脘、揉天枢、分腹阴阳,以消积导滞;推四横纹、运内八卦,以理气调中,调和气血。

4.加减

便溏者,加补大肠、揉龟尾;便秘者,加清大肠、按揉膊阳池、推下七节骨。

(二)气血两亏

1.治则

温中健脾,补益气血。

2.处方

补脾经、推三关、揉外劳宫、掐揉四横纹、运内八卦、揉中脘、按揉足三里、捏脊。

3.方义

补脾经、推三关、揉中脘、捏脊,以温中健脾,补益气血;掐揉四横纹,以主治疳积;运内八卦、揉外劳宫,以温阳助运,理气和中;按揉足三里,以健脾和胃,调和气血。

4.加减

烦躁不安者,加掐五指节、清肝经;五心烦热、盗汗者,去推三关、揉外劳宫,加补肾经、揉二马、清肝经;便溏者,加补大肠;便秘者,加清大肠、推下七节骨。

四、注意事项

(1)推拿治疗疳积,疗效显著,每1个疗程7～10天,单用捏脊法或配合针刺四横纹治疗,隔天1次或每周2次,效果亦好。病情严重者,配合药物治疗,效果更好。

(2)手法治疗食欲好转时,应逐渐添加食物,防止损伤脾胃。

(3)寻找病因,综合治疗,根治。

(4)调整饮食,给予喂养指导。

(张茂亮)

第三节　厌　食

厌食是指小儿较长时间不欲饮食,甚至拒食的一种病证。临床以食欲缺乏为主要特征。本病多见于1～6岁小儿。城市儿童发病率较高,无明显季节性。患儿一般除厌食外,其他情况较好。若长期不愈,营养缺乏,影响小儿生长发育。

一、病因病机

厌食的病因病机主要为喂养不当,或先天不足,或病后失调,导致脾胃不和,受纳运化失健。

(一)喂养不当

饮食过于滋补,或过于溺爱,乱投杂食或纵其所好,养成偏食、吃零食的习惯或饮食不节,饥饱无度等,均可导致脾失健运,胃失受纳,脾胃不和而厌食。

(二)先天不足

先天禀赋不足,加之后天喂养调护不当,致脾胃虚弱,胃不思纳而致厌食。

(三)病后失调

小儿热病伤津或用药不当,过于寒凉或过于温燥或病后调理不当,均可导致胃津受灼,脾胃气阴不足,受纳运化功能失调,而产生厌食。

二、诊断

(一)诊断要点

(1)以长期食欲缺乏为主要特征。

(2)除形体偏瘦,面色少华外,一般无其他阳性体征。

(3)排除其他慢性疾病和外感病。

(二)临床表现

1.脾胃不和

食欲缺乏,甚至厌恶饮食,多食或强迫进食,则脘腹饱胀;形体偏瘦,但精神尚好;舌质淡红,苔薄白或白腻,脉有力,指纹淡红。

2.脾胃气虚

不欲饮食,甚或拒食,面色萎黄,精神倦怠,懒言乏力,大便夹有不消化的食物残渣,舌淡,苔薄白,脉弱无力,指纹色淡。

3.胃阴不足

不欲进食,口干多饮,皮肤干燥,手足心热,大便秘结,小便黄赤,舌红少津,苔少或花剥,脉细数,指纹淡紫。

(三)辅助检查

血生化锌、铜、铁等多种微量元素含量偏低。

(四)鉴别诊断

1.积滞

有伤乳食病史,除食欲缺乏、不思乳食外,伴有嗳气酸腐,大便酸臭,脘腹胀痛。

2.疳证

亦可有食欲缺乏,但也可有食欲亢进,嗜食异物者。以体重下降,明显消瘦,肚腹膨胀,面黄发枯,伴烦躁易怒或萎靡不振的精神症状为主要特征。

3.疰夏

以食欲缺乏为主,可有全身倦息,大便不调,或有发热。本病发生在夏季,有明显季节性。

三、推拿治疗

厌食的治疗原则以开胃运脾为主。根据临床表现的不同,或运脾和胃,或健脾益气,或养胃育阴。

(一)脾胃不和

1.治则

和胃运脾。

2.处方

补脾经、补胃经、揉中脘、按揉足三里、摩腹、揉板门、推四横纹、运内八卦。

3.方义

补脾经、补胃经、按揉足三里,以和胃运脾;揉中脘,以消食助运;摩腹、揉板门,以健脾和胃,理气消食;运内八卦、推四横纹,以调中和胃。

4.加减

手足心热者,加清天河水。

(二)脾胃气虚

1.治则

健脾益气。

2.处方

补脾经、揉脾俞、揉胃俞、摩腹、摩中脘、揉足三里、运内八卦、捏脊、推三关、揉外劳宫、摩脐。

3.方义

补脾经、揉脾俞、揉胃俞、摩中脘、揉足三里,以健脾益气,和胃消食;摩腹、运内八卦、捏脊,以理气和中,补益气血;推三关、揉外劳宫,以温阳益气;摩脐,以补中益气,消食助运。

4.加减

大便不实者,加补大肠。

(三)胃阴不足

1.治则

养胃育阴。

2.处方

补胃经、补脾经、揉二马、揉板门、运内八卦、揉脾俞、揉胃俞、运内劳宫、清天河水。

3.方义

补胃经、补脾经、揉胃俞、揉脾俞,以开胃运脾;揉二马,以养阴清热;揉板门,以健脾和胃,消食导滞;运内八卦,以理气和中;运内劳宫、清天河水,以滋阴退热。

4.加减

大便秘结者,加清大肠、摩腹、推下七节骨、揉龟尾。

四、注意事项

(1)纠正不良饮食习惯。定时进餐,饭前勿吃零食和糖果,荤、素、粗、细粮合理搭配,不挑食、不偏食,少食生冷、肥甘厚味之品。饭前、饭后勿大量饮水或进饮料。

(2)切勿在进食时训斥、打骂小儿。营造良好进食环境,增强小儿食欲。

(3)积极寻找厌食原因,采取针对性有效措施。

(张茂亮)

第四节 腹 痛

腹痛是小儿时期许多疾病中常见的一个症状,是腹部外科疾病主要表现之一,尤其是急腹症。许多内科疾病也经常发生腹痛,其病因十分复杂。本节讨论的是针对小儿常见的由感受寒邪、乳食积滞、虫积腹中、脾胃虚寒引起的非外科急腹症之腹痛。

西医学根据病因将腹痛分为腹内脏器和腹外脏器引起的两类,其中腹内脏器腹痛中有功能性和器质性之分。功能性腹痛,由管腔壁痉挛或蠕动异常所致,如消化不良、胃肠蠕动紊乱、过敏性肠痉挛;腹痛呈阵发性或持续性,无固定痛点,腹肌柔软,间歇时精神好,肠鸣音正常。器质性腹痛,因脏器的炎症、梗阻、穿孔、套叠、扭转等引起,如阑尾炎、肠炎、急性肠梗阻、急性肠套叠等;腹痛呈持续性,部位固定,有压痛或反跳痛、腹肌紧张、可触及肿块或肠型等。腹外脏器病变也可表现局部腹痛。在诊断中,必须详细询问发病经过,注意腹痛性质,伴随症状,以及有关体征,以防贻误病情。

一、病因病机

(一)感受外邪

护理不当,或气候突变,或过食生冷,腹部中寒。寒为阴邪,性主收引,寒凝而滞,经络不通,气机壅阻,不通则发为腹痛。

(二)乳食积滞

乳食不节,或暴饮暴食,或过食不易消化食物,以致脾胃受损,运化失常,食积中焦,壅塞气机,升降失调,传化失职,而致食积腹痛。

(三)虫积

由于感染蛔虫,扰动肠中,或蛔入胆道,或虫多而扭结成团,阻滞气机,致气滞作痛。

(四)脾胃虚寒

由于平素脾胃虚弱,或久病脾虚,致中阳不足,脾运失司,寒湿内停,气机不利,血脉凝滞,而致虚寒腹痛。

二、诊断

(一)诊断要点

(1)疼痛在胃脘以下,脐周及耻骨以上。

(2)腹痛起病急骤或较缓慢。疼痛呈阵发性或持续性,疼痛范围不清楚,痛止后活动如常。

(3)腹软,多喜按,多无包块,无腹膜刺激征,肠鸣音正常或亢进。

(二)临床表现

1.寒痛

腹痛突发,阵阵发作,哭吵不安,得温则舒,面色青白,甚则唇色紫暗,肢冷,或兼大便清稀,小便清长,舌淡、苔白滑,指纹色红。

2.伤食痛

腹部胀满疼痛,按之痛甚,不思饮食,嗳哕酸腐,时有呕吐,吐物酸腐,矢气频作,大便臭秽,或腹痛欲泻,泻后痛减,夜卧不安,苔厚腻,脉滑。

3.虫痛

腹痛突发,以脐周为甚,时作时休,食欲不佳,或嗜食异物,形体消瘦,有时可在腹部摸到蠕动之块状物,按之腹软,可凹陷变形,时隐时现,多有便虫史;若蛔虫窜入胆道,则痛如钻顶,时发时止,伴呕吐。

4.脾胃虚寒

腹痛绵绵,喜暖喜按,精神倦怠,面色萎黄,形体消瘦,食欲缺乏,大便稀溏,舌淡苔薄,指纹色淡。

(三)辅助检查

1.血常规

功能性腹痛一般无异常。器质性腹痛,根据病史,可查血常规、血糖等。

2.粪便常规

虫积腹痛,大便中可找到虫卵。

(四)鉴别诊断

1.急性阑尾炎

本病多见于年长儿,以脐周痛,转移性右下腹疼痛为主,且有明显的压痛、反跳痛和腹肌紧张,常伴呕吐及发热,白细胞计数和中性粒细胞计数增高。

2.肠套叠

多发生在婴幼儿,突然发生间歇性腹痛,伴呕吐,便血,腹部可触到腊肠样肿块。

3.肠扭转

除一般腹痛、腹胀、频繁呕吐等症状外,可触及胀大的肠袢,X线检查可协助诊断。

4.急性坏死性肠炎

腹痛呈阵发性加剧,腹泻,明显中毒现象,排腥臭味、赤豆汤样大便。X线腹部平片可协助诊断。

5.过敏性紫癜

腹型或混合型,常腹痛明显,下肢对称性紫癜及关节疼痛或肿胀。

6.肠痉挛(肠绞痛)

本病亦可出现腹痛,但多由不消化食物刺激,食物过敏,寒冷、饥饿等导致肠蠕动过强,或肠内气体过多所致。

三、推拿治疗

腹痛的治疗原则以理气止痛为主。外感者,佐以温经散寒;食积者,佐以消食导滞;虫积者,佐以安蛔;脾胃虚寒者,佐以温补脾肾。

(一)寒痛

1.治则

温中散寒,理气止痛。

2.处方

补脾经、推三关、揉外劳宫、掐揉一窝风、摩腹、拿肚角、揉中脘、按揉足三里。

3.方义

补脾经、摩腹、揉中脘、按揉足三里,以温中健脾;推三关、揉外劳宫,以助阳散寒;掐揉一窝风、拿肚角,以理气散寒止痛。

4.加减

大便清稀者,加补大肠。

(二)伤食痛

1.治则

消食导滞,和中止痛。

2.处方

揉板门、摩腹、拿肚角、补脾经、清大肠、揉中脘、揉一窝风、分腹阴阳、揉天枢、揉足三里、运内八卦。

3.方义

揉板门、摩腹、补脾经、揉中脘、揉足三里,以健脾和胃,消食导滞,理气止痛;清大肠、揉天枢,以疏调肠腑积滞;揉一窝风,以行气止痛;运内八卦,以宽胸理气,调和气血;拿肚角,以止腹痛。

4.加减

呕吐者,加清胃经、推天柱骨、横纹推向板门;发热者,加退六腑、清天河水。

(三)虫痛

1.治则

温中行气,安蛔止痛。

2.处方

揉一窝风、揉外劳宫、推三关、摩腹、揉脐。

3.方义

揉一窝风、揉外劳宫、推三关,以温中散寒,安蛔止痛;摩腹、揉脐,以健脾和胃,行气止痛。

4.加减

腹痛甚者,加按揉脾俞、胃俞、足三里。

(四)虚寒腹痛

1.治则

温补脾肾,益气止痛。

2.处方

补脾经、补肾经、揉丹田、推三关、揉外劳宫、揉中脘、揉脐、按揉足三里。

3.方义

补脾经、补肾经、推三关、揉外劳宫,以温补脾肾,益气止痛;揉丹田,以温补下元;揉中脘、揉脐、按揉足三里,以温中和胃,散寒止痛。

4.加减

腹泻者,加补大肠、摩腹。

四、注意事项

(1)推拿治疗小儿腹痛效果明显,但需明确诊断,排除非适应证。

(2)急腹症引起的腹痛,应及时采取其他治疗方法,以免延误病情。

（3）部分内科性腹痛,除推拿治疗外,配合药物治疗效果更好。

（4）虫积腹痛者,推拿止痛后,应以驱虫药根治。

（张茂亮）

第五节　夜　　啼

夜啼是指婴儿入夜则啼哭不安,或每夜定时啼哭,甚则通宵达旦,而白天如常的病证。民间俗称为"夜啼郎"。本病多见于小婴儿,一般预后良好。如长期夜啼失治,可影响小儿正常生长发育。

夜啼原因甚多,大致可分脾寒、心热、伤食、惊吓4类。此外,若因口疮、发热等疾病引起的夜啼,应积极治疗其主要病症。至于因尿布潮湿,或衣被过暖过寒,或因饥渴等引起者,找出原因及时处理后,啼哭可停止,不必治疗。

一、病因病机

（一）脾寒

由于孕妇素体怯弱,胎儿禀赋不足,虚怯则脏冷或护理不当,沐浴受凉、睡眠时腹部中寒,导致寒邪犯脾。阴盛于夜,阴胜则脏冷愈盛,脾为阴中之至阴,喜温而恶寒,寒则运化不健,气机不利,绵绵腹痛而夜啼不止。

（二）心热

由于孕妇性素躁急,或喜食辛辣香燥之物,导致心热内蕴,胎儿在母腹中感受已偏,出生后蕴有胎热,热盛则心烦而多啼,夜寝不安。

（三）伤食

由于喂养不当,乳食积滞,导致脾胃功能失调,积滞郁结于胃肠不化,胃不和则卧不安,故夜间时时啼哭。

（四）惊吓

小儿脏气娇嫩,神气怯弱,如遇非常之物,或闻特异声响等意外刺激,则心神不宁,神志不安而夜间时时啼哭。

二、诊断

（一）诊断要点

（1）入夜啼哭,不得安睡,甚则通宵不眠,连夜不止,少则数天,多则月余,白天如常。体格检查无异常。

（2）从小儿的年龄、啼哭的时间、精神状况、面色、舌、脉、腹部体征、体温及实验室检查等方面,排除因各种疾病引起的啼哭。

（二）临床表现

1.脾寒啼

面色白,手足欠温,蜷曲而啼,啼声无力,不欲吮乳,口中气冷,腹痛喜按喜暖,大便色青而溏,唇舌淡白,指纹淡红。

2.心热啼

面赤唇红,神烦啼哭,哭声洪亮有力,手腹俱热,吮乳时口中气热,大便秘结,小便短赤,舌尖红,指纹紫滞。

3.伤食啼

夜卧不安,时时啼哭,不欲吮乳,脘腹胀满,或有腹痛拒按,甚则呕吐酸腐,大便秘结或泻下秽臭,苔厚腻,脉滑,指纹滞。

4.惊吓啼

面色青,有恐惧啼哭之状,或睡眠中时作惊惕不安,猝然啼哭惊叫,指纹青色。

(三)辅助检查

实验室及其他各项检查多无异常指标。

三、鉴别诊断

小儿不会言语,啼哭是他的一种表达方式,可以通过听啼哭的声音和伴随症状鉴别因感冒、发热、咳嗽、出疹、腹泻、呕吐、肠套叠、中耳炎等病证引起的啼哭。

四、推拿治疗

夜啼的治疗原则以温脾、清心、镇惊安神为主。

(一)脾寒啼

1.治则

温中健脾,养心安神。

2.处方

推三关、揉外劳宫、补脾经、揉中脘、揉脐、揉小天心、揉百会。

3.方义

推三关、补脾经、揉中脘,温中健脾;揉外劳宫、揉脐,加强温中散寒,止腹痛作用;揉小天心、揉百会能镇惊安神。

(二)心热啼

1.治则

导赤清心,安神。

2.处方

清心经、揉内劳宫、清天河水、掐五指节、捣小天心。

3.方义

清心经、揉内劳宫、清天河水,清心散热,除烦;掐五指节、捣小天心,镇惊安神。

4.加减

小便赤者,加清小肠;腹胀者,加运内八卦、摩腹。

(三)伤食啼

1.治则

消积导滞,和中安神。

2.处方

清补脾经、揉板门、清肝经、运八卦、分腹阴阳、揉中脘、推下七节骨。

3.方义

清肝经、清补脾经,抑木扶土;运内八卦、分腹阴阳,理气消积;揉中脘、推下七节骨,导滞和中,综合方义,积滞得消,胃和则睡安。

(四)惊吓啼

1.治则

平肝,镇惊安神。

2.处方

清肝经、清心经、清补脾经、掐五指节、掐揉小天心、猿猴摘果、清天河水。

3.方义

清肝经、清心经、清补脾经、清天河水,清心平肝;掐五指节、掐揉小天心、猿猴摘果,镇惊安神。

五、注意事项

(1)推拿治疗夜啼疗效显著。

(2)加强新生儿护理,注意保暖,温度适宜;及时换尿布。

(3)保持环境安静,养成良好睡眠习惯。

(4)合理喂养,以满足生长发育需要为原则。

(5)乳母饮食不宜辛辣厚味和寒凉。

(张茂亮)

第六节 惊 风

惊风又称抽风、惊厥。以抽搐伴神昏、两目上视为主要临床特征。多见于6岁以下小儿,年龄越小,发病率越高,病情变化越迅速,是古代中医儿科"四大要证"之一。临床上分为急惊风和慢惊风两种,急惊风来势凶急,处理不当可使脑组织和局部机体缺血缺氧,遗留后遗症,严重的可引起窒息,发生呼吸和循环衰竭,因此治疗要及时、果断,必要时要积极抢救。

西医学认为,惊风是中枢神经系统功能紊乱或器质性异常的一种表现,发病原因很多,本节所述为因高热或中枢神经系统感染而引起的惊风。

一、病因病机

急惊风主要因感受风邪或温热疫毒,出现痰、热、惊、风四证,病位在心、肝两经,属实证、热证;慢惊风多由急惊或大病后等因素所致,病情复杂,多属虚证、寒证。

(一)急惊风

小儿体属纯阳,感受风邪,化热极速,风热化火,侵扰心、肝两经,易发一过性高热惊厥,热退后抽搐自止;感受温热疫毒,邪毒内闭,从热化火,炼津成痰,痰蒙心窍,引动肝风,故见神昏、抽搐;小儿神情怯弱,暴受惊恐或乳食积滞,积滞、痰热内壅,清窍蔽塞,气机逆乱,发为惊风。

(二)慢惊风

急惊延治,或久痢、久泻、久吐、大病后正气亏损,气血津液耗伤,筋脉失于滋养而致虚风内动。

西医学认为小儿中枢神经系统发育不完善,当产伤、高热或炎症刺激时,容易促使大脑皮质运动神经元异常放电,导致全身或局部肌肉暂时性的不随意收缩。

二、诊断

(一)诊断要点

(1)多见于6岁以下小儿。

(2)发病突然,变化迅猛。

(3)以肢体痉挛抽搐、两目上视、意识不清为特征。

(二)临床表现

1.急惊风

(1)高热惊风:急性热病或不明原因的高热致使高热内闭,扰乱神明,引动肝风而发为惊风。患儿体温在39℃以上,初起神情紧张,烦躁不安,项背不适,继则壮热无汗,口渴欲饮,眼红颊赤,神昏谵语,颈项强直,四肢抽搐,牙关紧闭,两目上视,舌质红绛、苔黄,脉数,指纹青紫。

(2)突受惊恐:暴受惊恐后,神情紧张,突然抽搐,惊惕不安,惊叫,面色乍青乍白,睡眠不安,或昏睡不醒,醒时啼哭,四肢厥冷,大便色青,舌苔薄白,脉细数,指纹青紫。

(3)乳食积滞:好发于饱食或过食之后,先见脘腹胀满,呕吐,腹痛,便秘,继而目瞪视呆,神昏抽搐,呼吸短促,苔黄腻,脉滑数。兼有痰湿者,喉中痰声辘辘,咳吐不利,呼吸急促,苔白腻等症。

2.慢惊风

起病缓慢,病程长。面色苍白,嗜睡无神,两手握拳,抽搐无力,时作时止,有的在沉睡中突发痉挛,形寒肢冷,纳呆,便溏,舌淡苔白,脉沉无力。

(三)辅助检查

(1)除血、尿、大便常规外,应有选择性地做血电解质测定、肝肾功能、血糖等化验,必要时做脑脊液检查。

(2)惊厥控制后,要有选择性进行头颅X线、脑电图、CT、MRI等检查。

三、鉴别诊断

癫痫是一种由于脑功能异常所致的疾病,以突然昏仆,不省人事,口吐白沫,两目直视,四肢抽搐,发过即苏,醒后如常人为特征。多见于年长儿,一般不发热,有反复发作病史,发作时,先有猪、羊样叫声。脑电图检查可见棘波或尖波、棘慢或尖慢复合波、高幅阵发性慢波等癫痫波形。

四、推拿治疗

(一)急惊风

1.治疗原则

急则治其标,先以开窍镇惊,然后分别予以清热、导痰、消食以治其本。

2.处方

(1)开窍:掐人中、拿合谷、掐端正、掐老龙、掐十宣、掐威灵、拿肩井、拿仆参(以上穴位可选择应用)。

(2)止抽搐:拿合谷、拿曲池、拿肩井、拿百虫、拿承山、拿委中。

3.方义

掐人中、掐老龙、掐十宣等,醒神开窍;拿合谷、拿委中、拿承山等,止抽搐。

4.辨证加减

(1)肝风内动,角弓反张:拿风池、拿肩井、推天柱骨、推脊、按阳陵泉、拿承山。

(2)痰湿内阻:清肺经、推揉膻中、揉天突、揉中脘、搓摩胁肋、揉肺俞、揉丰隆。

(3)乳食积滞:补脾经、清大肠、揉板门、揉中脘、揉天枢、摩腹、按揉足三里、推下七节骨。

(4)邪热炽盛:清肝经、清心经、清肺经、退六腑、清天河水、推脊。

(二)慢惊风

1.治则

培补元气,息风止搐。急性发作时可按急惊风处理。

2.处方

补脾经、清肝经、补肾经、按揉百会、推三关、拿曲池、揉中脘、摩腹、按揉足三里、捏脊、拿委中。

3.方义

补脾经、补肾经、推三关、揉中脘、摩腹、按揉足三里、捏脊,健脾和胃,培补元气;清肝经、按揉百会、拿曲池、拿委中,平肝息风,止抽搐。

五、注意事项

(1)推拿治疗本病,着重醒神开窍解痉,同时要抓住危及生命的主要矛盾,积极查找病因,中西结合对症治疗。

(2)在发作时,应使患儿侧卧,并用纱布包裹的压舌板放在上下牙齿之间,以免咬伤舌头。

(3)保持环境安静,避免患儿受不良刺激。

(4)对于发热患儿,尤其既往有惊厥病史者,要注意降温,以防体温过高,再次引发惊厥。

(张茂亮)

第七节 遗 尿

遗尿是指3周岁以上小儿在睡眠中小便自遗,醒后方觉的一种疾病,又称"尿床"。本病有原发和继发之分,临床以前者为多见。3岁以下小儿,肾气未盛,脑髓未充,智力未全,排尿控制能力尚未健全;学龄儿童因白天贪玩过度,精神疲劳,夜间熟睡,偶发尿床,这些都不属病态。

遗尿多自幼得病,也有在儿童期发生,可以一时性,也有持续数月后消失,而后又反复者,有的可持续到性成熟时才消失。遗尿若长期不愈,会妨碍儿童的身心健康,影响智力及体格发育。

一、病因病机

尿液的生成、排泄与肺、脾、肾、三焦、膀胱有密切关系。其病因主要为肾气不足、肺脾气虚、肝经郁热。

（一）肾气不足

下元虚冷为遗尿的主要病因。肾为先天之本，主水，藏真阴元阳，开窍二阴，职司二便，与膀胱互为表里。肾气不足，不能温养膀胱，膀胱气化功能失调，闭藏失职，不能制约水道而成遗尿。

（二）脾肺气虚

肺主一身之气，为水之上源，有通调水道，下输膀胱功能；脾为后天之本，属中焦，主运化，喜燥恶湿而制水。肺脾功能正常，则水液得以正常输布排泄。素体虚弱，或久病肺脾俱虚，上虚不能制下，无权约束水道而成遗尿。

以上肺、脾、肾功能失健者，均属虚证。

（三）肝经郁热

肝主疏泄，调畅气机，通利三焦。若肝经郁热，郁而化火，或夹湿下注，疏泄失常，影响三焦水道正常通利，迫注膀胱，而成遗尿，其尿臭难闻，此属实证。

西医学认为，正常排尿机制在婴儿期由脊髓反射完成，以后建立脑干-大脑皮质控制。近年来骶神经调节疗法，治疗原发性遗尿症的物理疗法取得重要进展。其治疗原理为，增加膀胱骶神经至中枢上行传入通路信息、提高神经兴奋性、明显改善睡眠觉醒障碍、增加膀胱容量、抑制逼尿肌不稳定收缩造成的膀胱过度活动。临床研究认为，这是一种安全、有效的治疗方法。

西医学认为，原发性遗尿是大脑皮质及皮质下中枢功能失调所致，一般无器质性疾病，但有较明显的家族倾向。如突然受惊，过度疲劳，生活环境的骤变，不恰当的教育等均为导致遗尿的常见因素。继发性遗尿可因精神创伤、泌尿系统或全身性疾病引起。

二、诊断

（一）诊断要点

3岁以上小儿，睡眠中不经意尿床，轻则数夜一次，重则每夜1～2次或更多，且睡眠较深。年长儿童有害羞和紧张心理。

（二）临床表现

1.肾气不足

睡中经常遗尿，多则一夜数次，醒后方觉，面色无华，精神萎靡，记忆力减退，腰酸腿软，小便清长，舌淡苔少，脉细。

2.脾肺气虚

睡中遗尿，尿频量少，神疲乏力，面色萎黄，自汗消瘦，食少便溏，舌淡苔白，脉细弱。

3.肝经郁热

睡眠中遗尿，尿量不多，气味腥臊，小便色黄，平素性情急躁，面红唇赤，舌红苔黄，脉数。

（三）辅助检查

1.尿常规及尿培养

原发性遗尿一般无异常。继发性遗尿，根据病史，可检查尿常规、尿比重、尿糖等。

2.X线检查

继发性遗尿，注意有无脊柱裂、尿道造影有无畸形或其他异常。

三、鉴别诊断

(一)糖尿病

因尿量增多,儿童患者常有遗尿。但多伴有多饮、消瘦、乏力等症状。通过检查尿糖可以确诊。

(二)尿崩症

本病在儿童也可表现为遗尿,但饮水量明显多于正常,且尿比重明显下降。做垂体加压素试验或禁水试验可以确诊。

(三)泌尿系统感染

常有尿频、尿急、尿痛等膀胱刺激症状,尿常规检查可证实。

(四)脊柱裂

脊柱 X 线摄片即可明确诊断。

(五)蛲虫感染

肛周瘙痒,夜间有虫体在肛周排卵。大便镜检虫卵可确诊。

四、推拿治疗

遗尿的治疗原则以固涩下元为主。虚者温补脾肾,肝经郁热者平肝清热。

(一)脾肺肾虚

1.治则

补益脾肺,温肾固涩。

2.处方

补脾经、补肺经、补肾经、推三关、揉外劳宫、按揉百会、揉丹田、按揉肾俞、擦腰骶部、按揉三阴交、灸关元、灸百会、揉小天心。

3.方义

推三关、揉丹田、补肾经、按揉肾俞、擦腰骶部以温补肾气;补肺经、补脾经,补肺脾气虚;按揉百会、揉外劳宫温阳升提;按揉三阴交以通调水道。

4.加减

食少便溏加揉板门、捏脊、揉足三里、补大肠。

(二)肝经郁热

1.治则

平肝清热。

2.处方

清肝经、清心经、分手阴阳、清小肠、捣小天心、推箕门、补肾经、揉上马、揉三阴交、揉涌泉。

3.方义

清肝经、清心经、清小肠,清心火以平肝;补肾经、揉上马、推箕门,养阴清热;捣小天心,清热镇惊安神。

4.加减

小便色黄,尿频加清补肾经。

五、注意事项

(1)注意对继发性遗尿相关疾病的诊断和综合治疗。

(2)建立良好的医患关系,鼓励患儿树立信心,消除焦虑情绪,战胜疾病。同时请家长配合,不要打骂和歧视小儿。

(3)夜间入睡后,家长要定时叫醒小儿起床排尿,建立合理的生活制度,养成按时排尿习惯。

(张茂亮)

第八节　脱　　肛

脱肛是指肛管、直肠向外翻出而脱垂于肛门外,是幼儿时期一种常见病症。一般在1岁前罕见,多数见于2~4岁,随年龄增长多可自愈。

脱肛可分为黏膜脱垂型、完全脱垂型和盆结肠套叠脱垂型3型。临床常见的黏膜脱垂型,是肛管或肛管直肠的黏膜与肌层分离,向下移位,脱出于肛门之外,此型是小儿特有的病变。

中医分为气虚和实热两型。

一、病因病机

(一)气虚下陷

久泻久痢,长期咳嗽,某些消耗性疾病后,耗伤正气,气虚下陷,摄纳无权,导致本病。

(二)湿热下注

大肠积热,湿热下注,大便干燥秘结,肠腔内压增加而使直肠脱垂。

二、诊断

(一)诊断要点

1.黏膜脱垂型

病程短,排便时有肿物脱出肛门外,便后能自行回复,无疼痛感。

2.完全脱垂型

病程长,反复发作后,有便后下坠和排便不尽感,排便时脱出物增大,便后肿块不能回缩,须用手帮助托回,以后腹部稍作用力即从肛门脱出。局部感染时伴黏膜充血、水肿、出血、疼痛等。

(二)临床表现

1.气虚

肛门直肠脱出不收,肿痛不甚,兼有面色㿠白或萎黄,形体消瘦,精神萎靡,舌淡苔薄,指纹色淡。

2.实热

肛门直肠脱出,红肿刺痛、瘙痒,兼有大便干结,小便短赤,口干苔黄,指纹色紫。

(三)辅助检查

实验室和其他检查无异常。局部检查,用力努挣后,直接见到脱出发红的直肠黏膜,伴感染时,脱出物黏膜出现充血、水肿、溃疡。

三、鉴别诊断

(一)肛瘘

瘘管时愈时破,局部有时红肿、疼痛、溃破、流脓。排便时无肿物突出,用探针贯通瘘管可鉴别。

(二)肛周湿疹

肛周有红色丘疹,瘙痒,但排便时无肿物突出。

四、推拿治疗

脱肛的治疗原则以升提固脱为主,根据临床辨证,予以清热、利湿、导滞。

(一)气虚

1.治则

补中益气,升提固脱。

2.处方

补脾经、补肺经、补大肠、推三关、按揉百会、揉龟尾、推上七节骨、捏脊。

3.方义

补脾经、补肺经、推三关、捏脊,补中益气;补大肠、推上七节骨,涩肠固脱;按揉百会以升阳提气;揉龟尾以理肠提肛。

(二)实热

1.治则

清热利湿,导滞通便。

2.处方

清脾经、清大肠、清小肠、退六腑、按揉膊阳池、揉天枢、推下七节骨、揉龟尾。

3.方义

清大肠、揉天枢、退六腑,清理肠腑积热;清脾经、清小肠,清利湿热;按揉膊阳池、推下七节骨,清热通便;揉龟尾以理肠提肛。

五、注意事项

(1)首先治疗促成脱肛的原发疾病。

(2)全面改善小儿的生活制度,增加营养,增强体质。

(3)培养每天定时排便习惯,要求尽快地排出;训练小儿做有效的使劲,切忌坐便盆时间过长。

(4)注意局部护理,每次大便后用温水洗净,将脱出物揉托回纳。

(张茂亮)

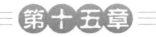

常见病证的康复治疗

第一节 脑 性 瘫 痪

小儿脑性瘫痪简称脑瘫,是自受孕开始至婴儿期非进行性脑损伤和发育缺陷所导致的综合征,主要表现为运动障碍及姿势异常,是小儿时期常见的中枢神经障碍综合征。现代医学认为本病的病因是多种因素造成的。而其中早产、窒息、核黄疸是本病的三大原因。

脑性瘫痪的主要功能障碍可表现为以下几方面。①运动功能障碍:可出现痉挛、共济失调、手足徐动、帕金森病、肌张力降低等。②言语功能障碍:可表现为口齿不清,语速及节律不协调,说话时不恰当地停顿等。③智力功能障碍:可表现为智力低下。④其他功能障碍:包括发育障碍、精神障碍、心理障碍、听力障碍等。

本病在传统医学中属于"五迟""五软""五硬"和"痿证"的范畴。五迟是指立迟、行迟、发迟、齿迟、语迟;五软是指头颈软、口软、手软、脚软、肌肉软;五硬是指头颈硬、口硬、手硬、脚硬、肌肉硬。现代康复临床上按运动功能障碍的特点一般将本病分为痉挛性、不随意运动型、强直性、共济失调型、肌张力低下型和混合型。按瘫痪部位可将本病分为单瘫、双瘫、偏瘫、三肢瘫和四肢瘫。

一、康复评定

(一)现代康复评定方法

(1)粗大运动功能评定:常采用 GMFM 量表。

(2)肌张力评定:包括静止性肌张力测定(包括肌肉形态、硬度、关节伸展度等)、姿势性肌张力测定、运动性肌张力测定。

(3)肌力评定:多用徒手肌力检查法(manual muscle testing,MMT)。

(4)关节活动度评定。

(5)智能评定:包括智力测验(常用韦氏幼儿智力量表、韦氏儿童智力量表、盖塞尔发育量表等)、适应行为测验。

(6)反射发育评定:包括原始反射、病理反射、平衡反射等。

(7)姿势与运动发育评定。

(8)日常生活能力评定。

(9)其他评定:包括一般状况评定、精神评定、感知评定、认知能力评定、心理评定、言语评定、听力评定、步态分析等。

(二)传统康复辨证

1.病因病机

主要有3个方面。一是先天不足,多因父母精血亏虚、气血不足或者近亲通婚,导致胎儿先天禀赋不足、精血亏虚,不能濡养脑髓;母体在孕期营养匮乏、惊吓或是抑郁悲伤,扰动胎儿,以致胎儿发育不良;先天责之于肝肾不足,胎元失养,致筋骨失养,肌肉萎缩,日久颓废。二是后天失养,多因小儿出生,禀气怯弱,由于护理不当致生大病,伤及脑髓,累及四肢;后天责之于脾,久病伤脾,痰浊内生,筋骨肌肉失于濡养,日渐颓废。脑髓失养,而致空虚。三是其他因素,多为产程中损伤脑髓,或因脑部外伤、瘀血内阻、邪毒侵袭、高热久病、正虚邪盛,营血耗伤,伤及脑髓而致。

2.四诊辨证

通过四诊,临床一般将本病分为以下3型。

(1)肝肾不足型:发育迟缓,智力低下,五迟,面色无华,神志不清,精神呆滞,常伴有龟背、鸡胸、病久则肌肉萎缩,动作无力,舌淡苔薄,指纹色淡。

(2)瘀血阻络型:精神呆滞,神志不清,四肢、颈项及腰背部肌肉僵硬,活动不灵活、不协调,舌淡有瘀斑瘀点,苔腻,脉滑。

(3)脾虚气弱型:面色无华,形体消瘦,五软,智力低下,神疲乏力,肌肉萎缩,舌淡,脉细弱。

二、康复策略

为促进患儿正常的运动发育,抑制异常运动模式和姿势,最大限度地恢复功能,小儿脑瘫的康复应做到早诊断、早治疗,才能达到较好的康复效果。目前主要针对患儿的运动障碍采取综合治疗。在整体康复中,中国传统康复疗法有着举足轻重的作用。脑瘫的康复是一个长期复杂的过程,需要在中西医结合的理论指导下,医师、治疗师、护士、家长共同努力完成。

脑瘫传统康复治疗的目的主要在于减轻功能障碍,提高生活质量。大多以针灸、推拿为主要手段。针灸可以有效改善脑血流速度,促进脑组织的血液供应,从而进一步改善中枢神经功能,促进康复。有效的推拿方法对于运动和姿势异常而引发的继发性损害如关节挛缩等有良好的预防和康复治疗作用。

三、康复治疗方法

(一)针灸治疗

以疏通经络、行气活血、益智开窍为原则。《素问·痿论》提出"治痿独取阳明"的治法,常选取手足阳明经腧穴进行针刺,辅以头部腧穴。一般选择毫针刺法、灸法、头皮针法等。

1.毫针刺法

主穴:四神聪、百会、夹脊、三阴交、肾俞。

配穴:肝肾不足加太溪、关元、阴陵泉、太冲;瘀血阻络加风池、风府、血海、膈俞;脾虚气弱加脾俞、气海;上肢瘫痪加肩髃、肩髎、肩贞、曲池、手三里、合谷、外关;下肢瘫痪加伏兔、血海、环跳、承山、委中、足三里、阳陵泉、解溪、悬钟、太冲、足临泣;言语不利加廉泉、哑门、通里;足下垂加昆仑、太溪;颈软加天柱、大椎;腰软加腰阳关;斜视加攒竹;流涎加地仓、廉泉;听力障碍加耳门、听宫、听会、翳风。

具体操作：选用 28 号毫针针刺。一般每次选 2～3 个主穴，5～6 个配穴，平补平泻。廉泉向舌根方向刺 0.5～1 寸；哑门向下颌方向刺 0.5～0.8 寸，不可深刺，不可提插。每天或隔天 1 次，留针 15 分钟，15 次为 1 个疗程，停 1 周后，再继续下 1 个疗程。

2.灸法

选取四神聪、百会、夹脊、足三里、三阴交、命门、肾俞，上肢运动障碍配曲池、手三里、合谷、后溪；下肢运动障碍配环跳、足三里、阳陵泉、解溪、悬钟。使用艾条进行雀啄灸，每天 1 次，皮肤红晕为度；或者隔姜灸，每次选用 3～5 个腧穴，每穴灸 3～10 壮，每天或隔天 1 次，10 次为 1 个疗程。

3.头皮针疗法

运动功能障碍取健侧相应部位的运动区；感觉功能障碍取健侧相应部位的感觉区；下肢功能运动和感觉障碍配对侧足运感区；平衡功能障碍配患侧或双侧的平衡区。听力障碍取晕听区；言语功能障碍，配言语一、二、三区（具体为运动性失语选取运动区的下 2/5；命名性失语选取言语二区；感觉性失语选取言语三区）。

具体操作：一般用 1 寸毫针，头皮常规消毒，沿头皮水平面呈 30°角斜刺，深度达到帽状腱膜下，再压低针身进针，捻转，平补平泻，3 岁以内患儿不留针，每天 1 次，10 次为 1 个疗程。

（二）推拿治疗

以疏通经络、强健筋骨、醒神开窍为原则。常采用分部操作和对症操作。一般先用点法、按法、揉法、运法、扫散法等，然后被动活动四肢关节。

1.分部操作

分部操作包括上肢功能障碍和下肢功能障碍。

（1）上肢功能障碍：在患儿上肢内侧及外侧施以推法，从肩关节至腕关节，反复 3～5 次；按揉合谷、内关、外关、曲池、小海、肩髃、天宗 5 分钟，拿揉上肢、肩背部 3～5 次，拿揉劳宫、极泉各 3～5 次；摇肩、肘及腕关节各 10 次，被动屈伸肘关节及掌指关节各 10 次；捻手指 5～10 次，揉搓肩部及上肢各 3～5 次。

（2）下肢功能障碍：在患儿下肢前内侧和外侧施以推法，自上而下操作 3～5 遍；按揉内外膝眼、足三里、阳陵泉、环跳、委阳、委中、昆仑、太溪、涌泉 10 分钟；拿揉股内收肌群、股后肌群、跟腱各 3 分钟，反复被动屈伸髋关节、膝关节、踝关节 3～5 次；擦涌泉，以透热为度。

2.对症操作

对症操作包括智力障碍、大小便失禁、关节挛缩。

（1）智力障碍：开天门 50～100 次，推坎宫 50～100 次，揉太阳 50～100 次，揉百会、迎香、颊车、下关、人中各 50 次，推摩两侧颞部 50 次，推大椎 50 次；拿风池 5 次，拿五经 5 次；按揉合谷 50 次，拿肩井 5 次。

（2）大小便失禁：在患儿腰背部双侧膀胱经、督脉施以推法，反复操作 3～5 遍；擦肾俞、命门、八髎，以透热为度；按揉中脘、气海、关元、中极、足三里、三阴交各 5 分钟；摩腹 5～10 分钟，擦涌泉 50 次。

（3）关节挛缩：取挛缩关节周围的腧穴，点按法操作并结合关节活动。动作由轻到重，切忌粗暴，宜循序渐进。患肢痉挛者，应由轻到重进行掐按。肌肉萎缩、食欲差及体弱者，可在胸腹部拍打、推揉。上肢屈肌肌张力增高、屈曲者，可轻揉上肢前群肌肉，被动活动上肢，外展外旋肩关节，伸展肘、腕关节，伸展手指，改善肩、肘、腕等关节挛缩；下肢内收肌肌张力增高、伸展者，拿揉、揉搓大腿内侧肌群,减轻肌痉挛,被动活动下肢,外旋外展髋关节,屈曲膝关节,改善髋、膝关节挛缩;足尖走路者,被动背伸踝关节,牵拉挛缩肌腱,缓慢用力,避免诱发踝阵挛。

(三)其他传统康复疗法

一般包括中药疗法、足部按摩疗法等。

1.中药疗法

临床常用内服、外治两种方法。

(1)中药内服:肝肾不足型可选用六味地黄丸加减;瘀血阻络型可选用通窍活血汤加减;脾虚气弱型可选用调元散和菖蒲丸加减。对特殊并发症者则选择针对性的方药治疗。癫痫者可选用紫石汤、定痫丸、紫河车丸加减;斜视者可选用小续命汤、六君子汤合正容汤、养血当归地黄汤加减等;智力低下者可选用调元散、十全大补汤、涤痰汤、小柴胡汤加减;失语者可选用菖蒲丸、木通汤、肾气丸、羚羊角丸、涤痰汤等。

(2)中药外治:常用的是中药熏洗方法。选择具有通经活血、祛风通络作用的药物组方。目的是促进局部血液循环,提高治疗效果。常选用红花10 g、钻地风10 g、香樟木50 g、苏木50 g、老紫草15 g、伸筋草15 g、千年健15 g、桂枝15 g、路路通15 g、乳香15 g、没药10 g、宣木瓜10 g,加入清水煮沸,进行熏洗或用毛巾浸透药液进行局部热敷。注意水温,以防烫伤,对于皮肤知觉较差的患儿尤应注意。

2.足部按摩疗法

在患儿足底均匀涂抹按摩介质,如凡士林等。医者两手握足,两拇指相对于足底,其余四指握足背,两拇指由足跟到足趾进行全足放松,手法轻柔,操作3～5次,取肾上腺、大脑、小脑、脑垂体等部位进行重点刺激,以拇指点按30～40次,按揉1分钟,酸胀或微痛为度。再按上述放松手法操作,结束治疗。每天1次,每次持续20～30分钟,10次为1个疗程。

四、注意事项

(1)本病病变在脑,多累及四肢,主要表现为中枢性运动障碍及姿势异常,并可能同时伴有智力低下、听力障碍、癫痫、行为异常等症状。一般在新生儿期即可发现,但少数患儿症状不明显,待坐立困难时才发觉,本病严重影响患儿生长发育及生活能力,是儿童致残的主要疾病之一。因此,应引起广大临床医务工作者和家长的高度重视。

(2)由于婴儿运动系统、神经系统正处于发育阶段,异常姿势运动还没有固化,所以临床上对于小儿脑瘫的治疗,应做到早诊断、早治疗,以达到最好的康复效果。提倡在出生后即进行评估,如存在脑瘫发病高危因素,则立即进行干预治疗;出生后3～6个月内确诊,如确诊,综合康复治疗应立即进行。康复治疗最佳时间不要超过3岁,其方法包括躯体训练、技能训练、物理治疗、针灸治疗、推拿手法治疗等。

(3)针灸治疗本病有较好的疗效。毫针治疗关键在于选择腧穴和针刺补泻手法,选取腧穴多以阳明经穴和奇穴为主,针刺手法以补法和平补平泻为主;头皮针治疗刺激量不宜太大;灸法注意防止烫伤;痉挛型脑瘫患儿的痉挛侧不宜用电针治疗。

(4)有效的推拿方法对于运动和姿势异常而引发的继发性损害,如关节挛缩等有良好的预防和康复治疗作用。但应掌握手法的灵活运用,操作时手法宜轻柔,力度不宜过大,特别是对挛缩关节的操作,更应注意手法的力度和幅度。

(萧　峰)

第二节 面 神 经 炎

面神经炎又称特发性面神经麻痹或 Bell 麻痹。常见病因多由病毒感染、面部受凉、神经源性病变、物理性损伤或中毒等引起一侧或者双侧耳后乳突孔内急性非化脓性面神经炎,受损的面神经为周围性,故在此以"周围性面神经麻痹"作重点介绍。本病以口眼㖞斜为主要特点,常在睡眠醒来时发现一侧面部肌肉板滞、麻木、瘫痪,额纹消失,眼裂变大,露睛流泪,鼻唇沟变浅,口角下垂歪向健侧,病侧不能皱眉、蹙额、闭目、露齿、鼓颊。部分患者初起时有耳后疼痛,还可出现患侧舌前 2/3 味觉减退或消失,听觉过敏等症。病程迁延日久,可因瘫痪肌肉出现挛缩,口角反牵向患侧,甚则出现面肌痉挛,形成"倒错"现象。发病急骤,以一侧面部发病为多,双侧面部发病少见。无明显季节性,多见于冬季和夏季,好发于 20~40 岁青壮年,男性居多。

本病属中医学之"口僻""面瘫""吊线风""口眼㖞斜""歪嘴风"等病证范畴。中医认为,"邪之所凑,其气必虚"。本病多由脉络空虚,风寒侵袭,以致经气阻滞,气血不和,瘀滞经脉,导致经络失于濡养,肌肉纵缓不收而发作。

颅内炎症、肿瘤、血管病变、外伤等多种病变累及面神经所致的继发性面神经麻痹与前者不同,不是本节讨论的对象。

一、康复评定

(一)现代康复评定

1.病史

起病急,常有受凉吹风史,或有病毒感染史。

2.表现

一侧面部表情肌突然瘫痪、患侧额纹消失,眼裂不能闭合,鼻唇沟变浅,口角下垂,鼓腮,吹口哨时漏气,食物易滞留于患侧齿颊间,可伴患侧舌前 2/3 味觉丧失,听觉过敏,多泪等。

3.损害部位

耳后乳突孔以上影响鼓索支时,则有舌前 2/3 味觉障碍;若镫骨肌支以上部位受累时,除味觉障碍外,还可出现同侧听觉过敏;损害在膝状神经,可有乳突部疼痛,外耳道和耳郭部的感觉障碍或出现疱疹;损害在膝状神经节以上,可有泪液、唾液减少。

4.脑 CT、MRI 检查

均正常。

5.实验室检查

急性感染性(风湿、骨膜炎等)面神经麻痹者可有:①外周血白细胞及中性粒细胞计数升高;②血沉增快;③大多数患者脑脊液检查正常,极少数患者脑脊液的淋巴细胞和单核细胞增多。

6.电生理检查

肌电图(EMG)可显示受损的面肌运动单位对神经刺激的反应,测知面神经麻痹程度及有无失神经反应,对确定治疗方针和判定预后及可能恢复的能力很有价值。通常可进行动态观察,在发病 2 周左右,应列为常规检查。神经传导速度(MCV)是判断面神经受损最有意义的指标,它对病情的严重程度、部位及鉴别轴索与脱髓鞘损害,均有很大帮助。此外,电变性检查对判定面神经麻痹恢复时间更为客观,发病早期即病后5～7天,采用面神经传导检查,对完全性面瘫的患者进行预后判定,患侧诱发的肌电动作电位 M 波波幅为健侧的30%或以上时,则2个月内可望恢复;如为10%～30%,常需2～8个月恢复,并有可能出现合并症;如仅为10%或以下,则需6～12个月才能恢复,甚至更长时间,部分患者可能终生难以恢复,并多伴有面肌痉挛及联带运动等后遗症。病后3个月左右测定面神经传导速度有助判断面神经暂时性传导障碍,还是永久性的失神经支配。

7.功能障碍评定

面神经炎患侧功能障碍和面肌肌力的康复评定(表15-1和表15-2)。

表 15-1　功能障碍分级

分级	肌力表现
0	相当于正常肌力的0%,嘱患者用力使面部表情肌收缩,但检查者看不到表情肌收缩,用手触表情肌也无肌紧张感
1	相当于正常肌力的10%,让患者主动运动(如:皱眉、闭眼、示齿等动作),仅见患者肌肉微动
2	相当于正常肌力的25%,面部表情肌做各种运动虽有困难,但主动运动表情肌有少许动作
3	相当于正常肌力的50%,面部表情肌能做自主运动,但比健侧差,如皱眉比健侧眉纹少或抬额时额纹比健侧少
4	相当于正常肌力的75%,面部表情肌能做自主运动,皱眉、闭眼等基本与健侧一致
5	相当于正常肌力的100%,面部表情肌各种运动与健侧一致

表 15-2　肌力分级

分级	功能障碍情况
Ⅰ	正常
Ⅱ	轻度功能障碍,仔细检查才发现患侧轻度无力,并可察觉到轻微的联合运动
Ⅲ	轻、中度功能障碍,面部两侧有明显差别,患侧额运动轻微运动,用力可闭眼,但两侧明显不对称
Ⅳ	中、重度功能障碍,患侧明显肌无力,双侧不对称,额运动轻微受限,用力也不能完全闭眼,用力时口角有不对称运动
Ⅴ	重度功能障碍,静息时出现口角㖞斜,面部两侧不对称,患侧鼻唇沟变浅或消失,额无运动,不能闭眼(或最大用力时只有轻微的眼睑运动),口角只有轻微的运动
Ⅵ	全瘫,面部两侧不对称,患侧明显肌张力消失,不对称,不运动,无连带运动或患侧面部痉挛

(二)传统康复辨证

1.病因病机

中医对本病多从"内虚邪中"立论,认为"经络空虚,风邪入中,痰浊瘀血痹阻经络,以致经气运行失常,气血不和,经筋失于濡养,纵缓不收而发病"。

2.辨证

(1)风寒侵袭:见于发病初期,面部有受凉史。症见口眼㖞斜,伴头痛、鼻塞、面肌发紧,舌淡,苔薄白,脉浮紧。

(2)风热入侵:见于发病初期,多继发于感冒发热,症见口眼㖞斜,伴头痛、面热,面肌松弛、耳后疼痛,舌红,苔薄黄,脉浮数。

(3)气血不足:多见于恢复期或病程较长的患者。症见口眼㖞斜,日久不愈,肢体困倦无力,面色淡白,头晕等,舌淡,苔薄白,脉细无力。

二、康复治疗

面神经炎的中医治疗方法日趋多样化,有针灸、推拿、中药内服、外敷、皮肤针、电针、刺络拔罐、穴位注射、割治、埋线等。在临床中应注意诊断,以及早治疗,充分发挥中医各种治法的优势,标本兼顾,内外治疗,并中西医结合,各取所长,以达到提高疗效、缩短病程、降低费用的良好效果。

(一)一般治疗

(1)治疗期间,可在局部用热毛巾热敷,每次 10 分钟,每天 2 次。

(2)眼睑闭合不全者,每天点眼药水 2~3 次,以防感染。

(3)患者应避免风寒侵袭,戴眼罩、口罩防护。

(4)患者宜自行按摩瘫痪的面肌,并适当地进行功能锻炼。

(5)治疗期间,忌长时间看电视、电脑,以防用眼过度,导致眼睛疲劳,影响疗效。

(二)针灸治疗

1.毫针法

治则:活血通络,疏调经筋。

处方:以面颊局部和手足阳明经腧穴为主。

主穴:阳白、四白、颧髎、攒竹、颊车、地仓、合谷(双)、翳风(双)。

随证配穴:风寒证加风池穴祛风散寒,风热证加曲池疏风泻热,鼻唇沟平坦加迎香,人中沟歪斜加人中、口禾髎,颏唇沟歪斜加承浆,味觉消失、舌麻加廉泉,乳突部疼痛加风池、外关,恢复期加足三里补益气血、濡养经筋。

2.电针法

取地仓、颊车、阳白、瞳子髎、太阳、合谷(双)等穴,接通电针仪,以断续波刺激 10~20 分钟,强度以患者面部肌肉微微跳动且能耐受为度。每天 1 次。适用于恢复期(病程已有 2 周以上)的治疗。

3.温针法

取地仓、颊车、阳白、四白、太阳、下关、牵正、合谷(双)等穴,将剪断的艾条(每段 1~1.5 cm)插到针柄上,使艾条距离皮肤 2~3 cm,将艾条点燃,持续温灸 10~20 分钟,注意在艾条与皮肤之间放置一小卡片(4 cm×5 cm),防止烧伤皮肤,温度以患者有温热感且能耐受为度。每天 1 次。

操作要求:①初期:亦称"急性期",为开始发病的第 1~7 天,此期症状有加重趋势,此乃风邪初入,脉络空虚,正邪交争,治以祛风通络为主。此期宜浅刺,轻手法,不宜使用电针法过强刺激。②中期:亦称"平静期",为发病第 7~14 天,此期症状逐渐稳定,乃外邪入里,络阻导致气血瘀滞,故治当活血通络。此期宜用中度刺激手法,可用电针法、温针法等强刺激手法。毫针法处方、随证配穴、操作等具体方法见上。其中电针法、温针法、穴位敷贴、穴位注射、皮肤针、耳针法等均可酌情选用。③后期:又称"恢复期",为发病 16 天至 6 个月,此后症状逐渐恢复,以调理气血为主。此期浅刺多穴多捻转有助促进面部微循环,营养面神经及局部组织,同时激活神经递质冲动,利于松肌解痉,恢复面肌正常运动,类似"补法",有别于初期浅刺泄邪之"泻法"。若辅以辨证配穴,补气益血、祛风豁痰,则更显相得益彰。毫针法处方、随证配穴、操作等具体方法见上。可酌情选用电针法、温针法、穴位敷贴、穴位注射、皮肤针、耳针法等。④联动期和痉挛期：发病 6 个月以上（面肌连带运动出现以后），此期培补肝肾、活血化瘀、舒筋养肌、息风止痉。采用循经取穴配用面部局部三线法取穴针灸治疗。在电针法、温针法、穴位敷贴、穴位注射、皮肤针、耳针法无效下可选择手术治疗。

三、注意事项

（1）多食新鲜蔬菜、粗粮、黄豆制品、大枣、瘦肉等。

（2）平时面瘫患者需要减少光源刺激，如电脑、电视、紫外线等。

（3）需要多做功能性锻炼，如抬眉、鼓气、双眼紧闭、张大嘴等。

（4）每天需要坚持穴位按摩。

（5）睡觉之前用热水泡脚，有条件的话，做些足底按摩。

（6）面瘫患者在服药期间，忌辛辣刺激食物。如白酒、大蒜、海鲜、浓茶、麻辣火锅等。

（7）用毛巾热敷脸，每晚 3～4 次，勿用冷水洗脸，遇到寒冷天气时，需要注意头部保暖。

（8）应注意保持良好心情。心理因素是引发面神经麻痹的重要因素之一。面神经麻痹发生前，有相当一部分患者存在身体疲劳、睡眠不足、精神紧张及身体不适等情况。所以保持良好的心情，就必须保证充足的睡眠，并适当进行体育运动，增强机体免疫力。

（9）要注意面神经麻痹只是一种症状或体征，必须仔细寻找病因，如果能找出病因并及时进行处理，如重症肌无力、结节病、肿瘤或颞骨感染，可以改变原发病及面瘫的进程。面神经麻痹也可能是一些危及生命的神经科疾病的早期症状，如脊髓灰白质炎或 Guillian-Barre 综合征，如能早期诊断，可以挽救生命。

（萧 峰）

第三节 冠状动脉粥样硬化性心脏病

冠状动脉粥样硬化性心脏病简称冠心病，是指由于冠状动脉功能性改变或器质性病变，引起冠脉血流和心肌需求之间不平衡而导致心肌缺血缺氧、心肌损害的一种心血管疾病。由于心肌供血障碍，心肌缺血，故本病又被称为"缺血性心脏病"。

现代医学认为，本病的病因大多是由于多种因素作用于不同环节而致冠状动脉粥样硬化。其中最重要的易患因素是高脂血症、高血压和吸烟，其次为肥胖、缺乏体力劳动、糖尿病、精神过度紧张等。

本病属中医"心痛""胸痹""厥心痛""真心痛""心悸""怔忡"等病的范畴。其病因多为年老体虚，饮食不当，情志失调，寒邪内侵。主要病机为心气不足、心阳不振，以致寒凝气滞、血瘀和痰浊阻滞心脉，影响气血运行而导致本病。其病位在心，与肝、脾、肾三脏功能失调有关。本病病理变化主要表现为本虚标实，虚实夹杂。本虚主要由心气虚、心阳虚、心阴虚、心血虚，且又可阴损及阳，阳损及阴，而表现为气阴两虚、气血两亏、阴阳两虚，甚至阳微阴竭、心阳外越；标实为气滞、寒凝、痰浊、血瘀，且又可以相互为病，如气滞血瘀、寒凝气滞、痰瘀交阻等。发作期多以标实为主，以血瘀最为突出；缓解期有心、脾、肾气血阴阳之亏虚，以心气虚为主。

一、康复评定

(一)现代康复评定方法

1.病史

冠状动脉粥样硬化的病程较长。

2.症状

由于冠状动脉病变的部位、范围和程度的不同,本病有不同的临床表现。一般可分为5型。

(1)无症状性心肌缺血:无临床症状,但静息、动态时或负荷试验心电图有 ST 段压低,T 波降低、变平或倒置等心肌缺血的客观证据;或心肌灌注不足的核素心肌显像表现。

(2)心绞痛型:表现为发作性胸骨后疼痛,常有压迫、憋闷和紧缩感,可放射至左肩、左上肢内侧、左颈部、上腹部等部位,持续时间一般为数分钟,很少超过 30 分钟。心绞痛又可分为稳定型和不稳定型两类。稳定型心绞痛,常因劳累、情绪激动、饱食等增加心肌耗氧量的因素诱发,休息或舌下含服硝酸甘油后消失,病情相对稳定。不稳定型心绞痛与心肌耗氧量的增加无明显关系,而与冠状动脉血流储备量减少有关,一般疼痛程度较重,时限较长,并且含服硝酸甘油后不易缓解。

(3)心肌梗死型:为冠状动脉供血急剧减少或中断,导致局部心肌缺血性坏死所致,是冠心病中比较严重的类型。症状表现为持续性胸骨后剧烈疼痛、发热,甚至心律失常、休克、心力衰竭。

(4)缺血性心肌病:为长期心肌缺血导致心肌纤维化所引起。表现为心脏增大,心力衰竭和/或心律失常。

(5)猝死:突发心脏骤停而死亡,多为心脏局部发生电生理紊乱,传导功能发生障碍引起严重心律失常所致。

3.体征

冠心病心绞痛发作时常见心率增快、血压升高、表情焦虑、皮肤冷或出汗,有时出现第四或第三心音奔马律,可有暂时性心脏收缩期杂音,第二心音可出现逆分裂或出现交替脉。急性心肌梗死发生时患者血压可降低,心率增快,心音可出现异常。缺血性心肌病患者可出现心脏增大。

4.其他检查

临床常用的检查方法有代谢当量评定、心电运动负荷试验、心功能评定分级、六分钟步行试验等。

(二)传统康复辨证

1.病因病机

中医认为本病为本虚标实之证。本虚应区别阴阳气血亏虚之不同。心气不足可见心胸隐痛而闷,因劳累而发,伴心慌,气短,乏力,舌淡胖嫩,边有齿痕,脉沉细或结代;心阳不振可见胸痛、胸闷气短,四肢厥冷,神倦自汗,脉沉细;心阴亏虚可见隐痛时作时止,缠绵不休,动则多发,伴口干,舌淡红而少苔,脉沉细而数。标实又应区别气滞、痰浊、血瘀、寒凝的不同。气滞可见心胸闷重而痛轻,兼见胸胁胀满,善太息,憋气、苔薄白,脉弦;痰浊可见胸部窒闷而痛,伴唾吐痰涎,苔腻,脉弦滑或弦数;血瘀可见胸部刺痛固定不移,痛有定处,夜间多发,舌紫暗或有瘀斑,脉结代或涩;寒凝可见胸痛如绞,遇寒则发,或得冷加剧,伴畏寒肢冷,舌淡苔白,脉细。

2.四诊辨证

临床一般将本病分为以下 6 型。

(1)心血瘀阻型:可见心胸剧痛、痛处固定不移、入夜痛甚,伴见心悸不宁、舌质紫暗或有瘀点、脉沉涩。

（2）痰浊闭阻型：可见胸闷如窒、痛引肩背、气短喘促、肢体沉重、体胖多痰、舌质淡胖、舌苔浊腻、脉弦滑。

（3）寒凝心脉型：可见胸痛彻背、感寒痛甚、胸闷气短、心悸喘息、不能平卧、面色苍白、四肢厥冷、舌苔薄白、脉沉细紧。

（4）心肾阴虚型：可见胸闷隐痛、心烦不寐、心悸盗汗、腰膝酸软、眩晕、耳鸣、舌红少津，或舌边有紫斑、脉细数或细涩。

（5）气阴两亏型：可见胸闷隐痛、时发时止，心悸短气，倦怠懒言，面色少华、头晕目眩、遇劳即甚、舌质偏红或有齿印、脉细无力或结代。

（6）阳气虚衰型：可见胸闷气短、胸痛彻背、心悸汗出、畏寒肢冷、腰酸乏力、面色苍白、唇甲青紫、舌质淡白或有紫暗、脉沉细或沉微欲绝。

二、康复策略

本病的传统康复疗法主要有中药、推拿、针灸、饮食、运动、心理康复等方法。对冠心病患者进行传统康复治疗，可以使患者恢复到最佳生理、心理、职业状态，防止冠心病或有易患因素的患者动脉粥样硬化的进展，减少冠心病猝死和再梗死的危险，并缓解心绞痛。最终达到延长患者生命，并恢复患者的活动和工作能力的目的。

三、针灸治疗

常用毫针刺法和艾灸进行治疗。

（一）毫针刺法

以疏通经络，活血化瘀，行气止痛为原则。

主穴：膻中、内关、心俞、厥阴俞、鸠尾、巨阙。

配穴：心阴虚加三阴交、神门、太溪；心阳虚加素髎、大椎、关元；心气虚加气海、足三里；心脉痹阻配通里、乳根；痰浊内阻配丰隆、肺俞。

操作：平补平泻手法，每次选用 4～5 穴，交替使用，10 次为 1 个疗程，1 个疗程后休息 3～5 天，再进行下 1 个疗程的治疗。在针刺背部腧穴的同时可注意寻找敏感点进行针刺。

（二）艾灸

对心阳不振、寒凝心脉者可用灸法。取血海、膈俞、曲池，每次每穴 5～10 壮，每天 1 次。

（萧　峰）

第四节　高　血　压

高血压是一种常见病、多发病，是引起心脑血管疾病死亡的主要原因之一。康复治疗可以有效地协助降低血压、减少药物使用量及对靶器官的损害、干预高血压危险因素，是高血压治疗的必要组成部分。对于轻症患者可以单纯用康复治疗使血压得到控制。高血压的传统康复治疗能最大限度地降低心血管的发病率，提高患者的活动能力和生活质量。

现代研究尚未明确高血压的发病机制。但可以肯定,外界不良刺激引起的长时间、强烈及反复的精神紧张、焦虑和烦躁等情绪波动,会导致或加重血压升高而发病。高血压早期无明显病理改变,长期高血压会引起动脉粥样硬化的形成和发展。

一、康复评定

(一)现代康复评定方法

血压评定:根据血压值,高血压分为3级(表15-3)。

表15-3　高血压分级

类别	收缩压(mmHg)	舒张压(mmHg)
1级高血压(轻度)	140~159	90~99
2级高血压(中度)	160~179	100~109
3级高血压(重度)	≥180	≥110

(二)传统康复辨证

1.病因病机

本病可参考中医学中眩晕证治疗,常因情志内伤,气郁化火等致肝阳上亢;或肾阴亏虚,肝失所养,以致肝阴不足,阴不制阳,肝阳上亢;或劳倦过度,气血衰少,气血两虚,清阳不展,脑失所养而发。本病病位在清窍,与肝、脾、肾三脏关系密切,以虚者居多。

2.四诊辨证

(1)辨脏腑:本病位虽在清窍,但与肝、脾、肾三脏功能失常关系密切。肝阴不足,肝郁化火,均可导致肝阳上亢,兼见头胀痛,面潮红等症状。脾虚气血生化乏源,兼有纳呆,乏力,面色㿠白等;脾失健运,痰湿中阻,兼见纳呆,呕恶,头重,耳鸣等;肾精不足者,多兼腰酸腿软,耳鸣如蝉等。

(2)辨虚实:本病以虚证居多,夹痰夹火亦兼有之;一般新病多实,久病多虚,体壮者多实,体弱者多虚,呕恶、面赤、头胀痛者多实,体倦乏力、耳鸣如蝉者多虚;发作期多实,缓解期多虚。病久常虚中夹实,虚实夹杂。

(3)辨体质:面白而肥多为气虚多痰,面黑而瘦多为血虚有火。

(4)辨标本:本病以肝肾阴虚、气血不足为本,风、火、痰、瘀为标。其中阴虚多见咽干口燥,五心烦热,潮热盗汗,舌红少苔,脉弦细数;气血不足则见神疲倦怠,面色不华,爪甲不荣,食欲缺乏食少,舌淡嫩,脉细弱。标实又有风性主动,火性上炎,痰性黏滞,瘀性留著之不同,要注意辨别。

二、康复治疗

(一)康复策略

高血压的康复治疗应在患者病情减轻,血压控制稳定时进行。高血压的传统康复主要有中药疗法、针灸疗法、传统运动疗法等,通过传统康复治疗可以降低血压,控制疾病发展,改善患者心血管系统功能,减少并发症,提高患者日常生活质量。

针对高血压阴阳失调、本虚标实的基本病理,高血压的康复当以调和阴阳、扶助正气为原则,综合运用多种传统康复治疗方法。

(二)治疗方法

1.中药疗法

针对本病阴阳失调、本虚标实的主要病因病机,中药治疗当以调和阴阳、扶助正气为原则,采用综合方法,以达到身心康复的目的。阴虚阳亢者治宜滋阴潜阳,方用镇肝熄风汤加减;肝肾阴虚者治宜滋补肝肾,方用杞菊地黄汤加减;阴阳两虚者治宜调补阴阳,方用二仙汤加减。

2.针灸疗法

(1)毫针刺法:以风池、百会、曲池、内关、合谷、足三里、阳陵泉、三阴交为主穴。肝阳偏亢者可加行间、侠溪、太冲;肝肾阴亏者可加肝俞、肾俞;痰盛者可加丰隆、中脘、解溪。每天或隔天1次,7次为1个疗程。

(2)耳针法:取皮质下、降压沟、脑点、内分泌、交感、神门、心、肝、肾等,每天或隔天1次,每次选1～2穴,留针30分钟。亦可用埋针法,或用王不留行籽外贴。

(3)皮肤针法:部位以后颈部及腰骶部的脊椎两侧为主,结合乳突区和前臂掌面正中线,轻刺激,先从腰骶部脊椎两侧自上而下,先内后外,再叩刺后颈部、乳突区及前臂掌面正中线。每天或隔天1次,每次15分钟。

(4)穴位注射法:取足三里、内关,或三阴交、合谷,或太冲、曲池。三组腧穴交替使用,每穴注射0.25%盐酸普鲁卡因1 mL,每天1次,或取瘈脉穴,注射维生素B_{12} 1 mL,每天1次,7次为1个疗程。

3.推拿疗法

一般以自我推拿为主,常用方法如揉攒竹、擦鼻、鸣天鼓、手梳头、揉太阳、抹额、按揉脑后、推桥弓、搓手浴面、揉腰眼、擦涌泉等,并辅以拳掌拍打。

4.传统体育疗法

传统体育是高血压康复的有效手段,既可起到一定的降压效果,又能调整机体对运动的反应性,从而促使患者康复。

(1)太极拳:太极拳动作柔和、姿势放松、意念集中,强调动作的均衡和协调性,有利于高血压患者放松和降压。一般可选择简化太极拳,不宜过分强调高难度和高强度。

(2)气功:气功的调心、调息和调神有辅助减压的效果,能稳定血压、心率及呼吸频率,调节神经系统。一般以静功为主,辅以动功。初始阶段可取卧式、坐式,然后过渡到立式、行式,每次30分钟,每天1～2次。

5.其他疗法

(1)音乐疗法:聆听松弛镇静性乐曲。如二泉映月、渔舟唱晚等,以移情易性,保持心情舒畅,精神愉快,消除影响血压波动的有关因素。

(2)饮食康复:饮食需定时定量,不可过饥过饱,不暴饮暴食。肥胖与钠摄入量高均与高血压有明显关系,因此日常宜采用低脂、低热量、低盐饮食,尤其应重视低盐饮食。一般摄盐应控制在每天6 g以下,病情较重者应限制在每天2 g以下。在限盐的同时,适当增加钾的摄入量(蔬菜水果中含量较丰富)。然而,也不必过分拘泥而长期素食,以防止顾此失彼,造成营养不良或降低人体抵抗力而罹患其他疾病。

三、注意事项

(1)急进性高血压,重症高血压或高血压危象,病情不稳定的Ⅲ期高血压患者不宜传统康复治疗。

（2）伴随其他严重并发症，如严重心律失常、心动过速、脑血管痉挛、心力衰竭、不稳定型心绞痛等不宜传统康复治疗。

（3）出现明显降压药不良反应而未能控制、运动中血压过度增高［收缩压＞29.3 kPa(220 mmHg)或舒张压＞14.7 kPa(110 mmHg)］不宜传统康复治疗。

（4）继发性高血压一般应针对其原发疾病进行治疗。

（萧　峰）

第五节　慢性阻塞性肺疾病

慢性阻塞性肺疾病(COPD)是一种具有气流受限特征的肺部病证，气流受限不完全可逆，并呈进行性发作，与肺部对有刺激气体或有刺激颗粒的异常炎症反应有关。COPD 与慢性支气管炎和肺气肿密切相关。当慢性支气管炎、肺气肿患者肺功能检查出现气流受限、并且不完全可逆时，即属 COPD。如患者只有"慢性支气管炎"和/或"肺气肿"，而无气流受限，则不能诊断为COPD，可将具有咳嗽、咳痰症状的慢性支气管炎视为 COPD 的高危期。

COPD 属中医"哮证""喘证""肺胀"等疾病范畴，认为本病多因内伤久咳、支饮、哮喘、肺痨等慢性肺系统疾病，迁延失治，痰浊潴留，气滞肺间，日久导致肺虚，复感外邪诱使病情发作加剧。

一、康复评定

（一）现代康复评定方法

1.病史

COPD 起病缓慢，病程较长。

2.症状

主要有慢性咳嗽、咳痰、喘息、胸闷、气短或呼吸困难等。同时，出现运动耐力下降，活动的范围、种类和强度减少甚至不能活动。

3.体征

本病早期体征不明显，随着病情的进展可出现桶状胸、呼吸变浅、频率加快、辅助呼吸肌活动增强。重症患者可出现呼吸困难或发绀。叩诊肺部过清音，心浊音界缩小，肺下界和肝浊音界下降。听诊两肺呼吸音减弱，呼气延长，平静呼吸时可闻及干啰音，肺底和其他部位可闻及湿啰音。

4.X 线检查

肺容积增大，膈肌位置下移，双肺透亮度增加，肋间隙增宽，肋骨走行扁平，心影呈垂直狭长。

5.呼吸功能徒手评定分级

大多数 COPD 患者都不同程度存在呼吸困难，通过让患者做一些简单的动作或短距离行走，根据患者出现气短的程度可初步评定其呼吸功能。徒手评定一般分为 0～5 级（表 15-4）。

表 15-4　呼吸功能的徒手评定分级方法

分级	表现
0	虽然不同程度的阻塞性肺气肿,但活动时无气短,活动能力正常,疾病对日常生活无明显影响
1	一般活动时出现气短
2	平地步行无气短,速度较快或登楼、上坡时,同龄健康人不觉气短而自己有气短
3	慢走 100 m 以内即有气短
4	讲话或穿衣等轻微活动时即有气短
5	安静时出现气短,不能平卧

6.肺功能测试

(1)用力肺活量(FVC):指深吸气至肺总量位,然后用力快速呼气直至残气位时的肺活量。

(2)第 1 秒用力呼气量(FEV_1):为尽力吸气后尽最大努力快速呼气,第 1 秒所能呼出的气体容量。

临床评价通气功能障碍的两项主要指标为 FEV_1 占预计值的百分比(即 $FEV_1\%$)和 FEV_1 占 FVC 的百分比(即 FEV_1/FVC)。通过这两项指标来评价气流的阻塞程度,用于 COPD 肺功能的分级(表 15-5)。

表 15-5　肺功能的分级标准

分级	$FEV_1\%$	$FEV_1/FVC(\%)$
基本正常	>80	>70
轻度减退	80~71	70~61
显著减退	70~51	60~41
严重减退	50~21	≤40
呼吸衰竭	≤20	

7.COPD 的严重程度分级

肺功能康复是慢性阻塞性肺疾病的康复的主要内容,根据慢性阻塞性肺疾病全球倡议,将本病的严重程度分为 5 级(表 15-6)。

表 15-6　COPD 严重程度分级

级别	分级标准
0(危险期)	有慢性咳嗽、咳痰症状;肺功能正常
Ⅰ(轻度)	伴或不伴慢性咳嗽、咳痰症状;$FEV_1/FVC<70\%$,$FEV_1≥80\%$预计值
Ⅱ(中度)	伴或不伴慢性咳嗽、咳痰、呼吸困难症状;$FEV_1/FVC<70\%$,$30\%≤FEV_1<80\%$预计值
Ⅲ(重度)	伴或不伴慢性咳嗽、咳痰、呼吸困难症状;$FEV_1/FVC<70\%$,$30\%≤FEV_1<85\%$预计值
Ⅳ(极重度)	伴慢性呼吸衰竭;$FEV_1/FVC<70\%$,$FEV_1<30\%$预计值

8.COPD 病程分期

(1)急性加重期:在疾病过程中,短期内咳嗽、咳痰、气短和/或喘息加重,痰量增多,呈脓性或黏液脓性,可伴发热等症状。

（2）稳定期：患者咳嗽、咳痰、气短等症状稳定或症状轻微。

9.活动能力评定

（1）活动平板试验或功率车运动试验：通过活动平板或功率车进行运动试验可获得最大吸氧量、最大心率、最大代谢当量（MET）值、运动时间等量化指标来评定患者的运动能力，也可通过活动平板运动试验中患者主观劳累程度分级（Borg 分级）等半定量指标来评定患者的运动能力。

（2）定量行走评定（6 分钟步行试验）：适用于不能进行活动平板试验的患者，让患者行走6 分钟，记录其所能行走的最长距离，以判断患者的运动能力及运动中发生低氧血症的可能性。

（3）日常生活活动能力评定：可根据需要进行 Barthel 指数、Katz 指数、修订的 Kenny 自理指数和 Pulses 等评定。

（二）传统康复辨证

1.病因病机

本病病位主要在肺、脾、肾及心，病变首先在肺，继而影响脾、肾，后期则病及于心。因肺主气、司呼吸，开窍于鼻，外合皮毛，故外邪从口鼻、皮毛入侵，多首先犯肺，以致肺之宣降功能不利，气逆于上而为咳，升降失常而为喘。久则肺虚，而致主气功能失常，影响呼吸出入，肺气壅滞，导致肺气胀满，张缩无力，不能敛降。若肺病及脾，子盗母气，脾失健运，则可导致肺脾两虚。肺为气之主，肾为气之根，若久病肺虚及肾，肺不主气，肾不纳气，可致咳喘日益加重，吸气尤为困难，呼吸短促难续，动则尤甚。肺与心同居胸中，经脉相通，肺气辅佐心脏治理，调节血脉的运行，心阳根于命门真火，故肺虚治节失职，或肾虚命门火衰，均可病及于心，使心气无力、心阳衰竭，甚则可以出现喘脱等危候。

2.四诊辨证

（1）稳定期分为肺虚、脾虚、肾虚 3 型进行康复评定。①肺虚型：偏气虚者易患感冒，自汗怕风，气短声低，或兼见轻度咳喘，痰白清稀；偏阴虚者，多见呛咳，痰少质黏，咽干口燥。②脾虚型：偏气虚者常常痰多，倦怠，气短，食少便溏；伴阳虚者，则可见形寒肢冷，泛吐清水等症状。③肾虚型：平素常短气息促，动则尤甚，吸气不利，腰膝酸软。

（2）急性加重期一般分为以下 2 型行康复评定。①外寒内饮型：咳逆喘满不得卧，气短气急，咳痰白稀、呈泡沫状，胸部膨满；或恶风寒，发热，口干不欲饮，周身酸楚，面色青暗，舌体胖大，舌质暗淡、舌苔白滑，脉浮紧或浮弦滑。②痰热郁肺型：咳逆喘息气粗，胸满烦躁，目睛胀突，痰黄或白、黏稠难咯；或发热微恶寒，溲黄便干，口渴欲饮，舌质红暗、苔黄或白黄厚腻，脉弦滑数或兼浮象。

二、康复策略

COPD 目前尚无有特效的治疗方法。其病程可长达数十年，在缓解期因症状轻微常被患者忽视，若出现并发症，如肺心病、肺性脑病、呼吸衰竭等往往预后不良。因此在缓解期进行康复治疗是非常必要的。

COPD 急性加重期病情严重者应住院治疗，采取控制性氧疗、抗感染、舒张支气管、纠正呼吸衰竭等多种方法对症治疗，不宜进行康复治疗。COPD 患者的传统康复治疗应在稳定期进行。由于稳定期患者气流受限的基本特点仍持续存在，如果不做有效治疗，其病变长期作用的结果必然会导致肺功能的进行性恶化。因此，应重视 COPD 患者稳定期的传统康复治疗，采取综合性康复治疗措施，以减轻症状，减缓或阻止肺功能进行性降低为目标。

COPD 的传统康复治疗主要有针灸、推拿、中药疗法、食疗、运动疗法、情志康复等具有中医特色的治疗手段和方法。通过全面的传统康复治疗措施,可明显改善患者症状,增加呼吸运动效率,提高生活自理能力,减少住院次数,从而延长患者寿命,提高生活质量。

三、康复治疗

(一)中药疗法

1.内服法

(1)肺脾两虚者可见喘促短气,乏力,咳痰稀薄,自汗畏风,面色苍白,舌淡脉细弱,或见口干,盗汗,舌红苔少,脉细数,或兼食少便溏,食后腹胀不舒,肌肉消瘦,舌淡脉细。治以健脾益气,培土生金,方取补中益气汤加减。

(2)肺肾两虚者可见胸满气短,语声低怯,动则气喘,或见面色晦暗,或见面目水肿,舌淡苔白,脉沉弱。治以补肺益肾,止咳平喘,方取人参蛤蚧散加减。

(3)肺肾阴虚者可见咳嗽痰少,胸满烦躁,手足心热,动则气促,口干喜饮,舌红苔少,脉沉细。治以养阴清肺,方取百合固金汤加减。

(4)脾肾阳虚者可见胸闷气憋,呼多吸少,动则气喘,四肢不温,畏寒神怯,小便清长,舌淡胖,脉微细。治以补脾益肾,温阳纳气,方取金匮肾气丸加减。

2.外治法

白芥子、延胡索各 20 g,甘遂、细辛各 10 g,麝香 0.6 g,共为细末,用姜汁调和,在夏季三伏天时,每伏第一天外敷于肺俞、膏肓、颈百劳等腧穴,4 小时后除去,共分三次敷完。每年 1 个疗程。

3.药膳

药膳可以提高本病康复治疗效果,现介绍几种常用药膳。

(1)紫苏粥:紫苏叶 10 g、粳米 50 g、生姜 3 片,大枣 5 枚。具有祛风散寒,理气宽中的作用。

(2)枇杷饮:枇杷叶 10 g、鲜芦根 10 g。具有祛风清热,止咳化痰的作用。

(3)鲫鱼汤:鲫鱼 200 g 以上 1 条,肉豆蔻 3～5 g。具有健脾益肺的作用。

(4)梨子汤:梨子 200 g,川贝 10 g。具有养阴润肺化痰的作用。

(5)薏苡杏仁粥:薏苡仁 50 g、杏仁(去皮尖)10 g。具有健脾祛湿,化痰止咳的作用。

(6)人参蛤蚧粥:蛤蚧粉 2 g、人参 3 g、糯米 75 g。具有补肺益肾,纳气定喘的作用。

(7)虫草全鸭汤:冬虫夏草 10 g、老雄鸭肉 300 g、黄酒 15 g、生姜 5 g、葱白 10 g、胡椒粉 3 g、食盐 3 g。具有补肺益肾,平喘止咳的作用。

(8)紫河车汤:紫河车 1 个,生姜 3～5 片。具有补肺疗虚的作用。

(二)针灸治疗

以毫针刺法、灸法为主,以疏通经络、宣肺止咳为原则。

1.毫针刺法

主穴:肺俞、脾俞、肾俞、膏肓、气海、足三里、太渊、太溪、命门。

配穴:合谷、天突、曲池、列缺。

操作方法:每次选 3～5 穴,常规方法针刺,用补法,隔天 1 次。

2.灸法

主穴:大椎、风门、肺俞、肾俞、膻中、气海。

操作方法:用麦粒灸,每穴每次灸 3～5 壮,10 天灸 1 次,3 次为 1 个疗程。

(三)推拿治疗

以疏通经络、宣肺止咳为原则,分部选择腧穴进行推拿治疗。

1.按天突

适用于阵咳不止或喉中痰鸣不易咳出,或气短不能平卧者。用拇指按压天突穴。注意拇指要从天突穴向胸骨柄内面按压,以有酸胀感为宜。按压10次。

2.叩定喘

适用于剧咳不出、气喘明显者。在该部用指尖叩击,症状常可缓解。

3.叩丰隆

功能化痰止咳。手握拳状,以指间关节背侧叩击该穴。

4.叩足三里

功能调理脾胃,手法同叩丰隆。

5.宽胸按摩

常用于呼吸烦闷不畅时。①抹胸:两手交替由一侧肩部由上而下呈斜线抹至对侧肋下角部,左右各10次;②拍肺:两手自两侧肺尖部开始沿胸廓自上而下拍打,两侧各重复10次;③捶背:两手握空拳,置于后背部,嘱患者配合呼吸,呼气时由内向外捶打,同时背稍前屈,吸气时由外向内拍打,同时挺胸,重复10次;④摩膻中:用掌根按于膻中穴,做顺、逆时针方向按摩各36次。

(四)传统运动疗法

常用的传统运动疗法如八段锦、易筋经、少林内功、五禽戏等。

四、注意事项

(一)饮食调理

饮食做到"三高四低","三高"即高蛋白、高维生素、高纤维素,故宜多食用瘦肉、豆制品、鱼类、乳类等含蛋白量较高食品,以及蔬菜、水果、菌类、粗粮等含维生素、纤维素较多的食物,经常食用有助于增加营养,改善体质,通畅大便,排出毒素。"四低"即饮食中应注意低胆固醇、低脂肪、低糖、低盐。

(二)调节情绪

对患者及时有效地运用语言疏导法,有助于病情的康复和生活质量的提高。首先要改善患者对本病的消极态度,协助其解脱因呼吸困难而产生的焦虑,又因焦虑而产生呼吸困难的恶性循环。其次,应鼓励患者参加适当的活动,改善其躯体功能。另外,要及时发现患者潜在的身体和心理方面的异常变化,防止患者因极度痛苦而感到绝望,甚至产生自杀行为。医护人员及家属要多与患者交流,以满足患者对关怀的需求,消除抑郁、孤独的情绪。

(三)吸氧

绝大多数患者有低氧血症,尤其夜间容易发生缺氧,吸氧可以使患者运动能力提高,也可以防止肺动脉高压的发展,以及肺心病的发生。

(四)慎起居

平时要注意防寒保暖、忌烟酒、远房事、调情志、加强体育锻炼,增强体质,提高机体免疫力。

(萧　峰)

第六节 糖 尿 病

糖尿病是一组以慢性血糖水平增高为特征的代谢性疾病群,是极为常见的内分泌代谢疾病之一,多见于中老年人。临床一般分 1 型糖尿病、2 型糖尿病、其他特殊类型糖尿病和妊娠糖尿病几种类型。

糖尿病的病因目前尚未完全阐明。目前公认糖尿病不是单一病因所致的疾病,而是多种因素所致的综合征。发病与遗传、自身免疫及环境因素有关。其基本的病理生理特点为绝对或相对性胰岛素分泌不足引起的糖、蛋白质、脂肪和水、电解质等的代谢紊乱。

糖尿病属中医"消渴"或"消瘅"范畴。中医认为本病多因素体禀赋不足,长期过食肥甘厚味,脾胃积热,化燥伤津;或长期精神刺激,气郁化火,消烁阴津;或劳欲过度,致五脏柔弱,久郁化火,积热伤津,火烁损阴,耗精伤肾引起。其主要病机为阴津亏损,燥热内盛。阴虚为本,燥热为标,两者互为因果,贯穿在消渴病的整个病变过程中。

糖尿病临床早期可无症状,以后多有烦渴、多饮、多食、多尿、疲乏、消瘦等表现,严重病例可发生酮症酸中毒或其他类型的急性代谢紊乱。常见的并发症和伴随症有急性感染、肺结核、动脉粥样硬化、肾和视网膜微血管病变及神经病变等。

一、康复评定

(一)现代康复评定方法

1.病史

病史较长,并且由于缺乏疾病的特异性标志,在出现代谢紊乱前不易发现。

2.症状和体征

多饮、多食、多尿、消瘦、皮肤瘙痒,女子外阴瘙痒是常见的症状。合并眼部并发症时可出现视力减退,眼底出血;合并肾病时可出现水肿、贫血;合并神经病变时可出现肢体酸痛、麻木、性欲减退、大小便失禁及膝腱反射、跟腱反射减弱或消失等。

3.尿糖测定

尿糖阳性是诊断糖尿病的重要线索。尿糖测定包括次尿糖与段尿糖的测定,次尿糖就是在尿前2.5 小时(应用口服降糖药物或胰岛素治疗的患者,应在用药前 0.5 小时)排空膀胱,留尿测定的尿糖,一天当中至少测 4 次,即三餐前与睡前,也可以根据患者情况测定任何时间次尿糖;段尿糖亦分为 4 段,第 1 段为早饭后至午饭前,不管有几次尿,均混在一起测尿糖;依此类推,午饭后至晚饭前为第 2 段;晚饭后至睡前为第 3 段;睡前至第 2 天早餐前为第 4 段。一般情况下,尿糖(+)时,血糖<10.0 mmol/L;尿糖(+~++)时,血糖为 11.0~14.0 mmol/L;尿糖(++~+++),血糖为 14.0~19.0 mmol/L;尿糖(+++~++++),血糖>19.0 mmol/L。以上情况都是针对肾糖阈正常的糖尿病患者而言,对肾糖阈不正常的患者,其尿糖不能如实反映血糖水平,应以血糖测定为准。

4.血糖测定

血糖测定是诊断糖尿病的主要指标,并可作为选择初始治疗方案的依据。正常空腹静脉血浆葡萄糖浓度为 3.9～6.0 mmol/L。用快速血糖仪测定毛细血管血糖是糖尿病检测的主要手段,通过监测 5 次血糖(即空腹、睡前及三餐后 2 小时)可观察治疗效果,调整口服降糖药物或胰岛素用量。

5.其他检查

如口服葡萄糖耐量试验(OGTT)、胰岛素释放试验、血清 C-肽浓度的测定、糖化血红蛋白A1(HbA1c)和糖化血清蛋白的测定、胰岛素抗体与胰岛素受体抗体的测定、胰岛细胞抗体的测定、尿酮体的测定、尿蛋白的测定等有助明确诊断。

(二)传统康复辨证

1.病因病机

本病涉及多个脏腑,但主要以上焦肺、中焦胃、下焦肾为主。其肺、脾胃、肾之间又常相互影响。如肺燥阴虚,津液失于输布,则胃失濡润,肾失滋养,胃热炽盛,灼伤肺津,反耗肾阴;肾阴不足,阴精源泉亏损,则阴虚火旺,灼伤肺胃,终至肺燥、胃热、肾虚同时存在,故多饮、多食、多尿相互并见。消渴日久,阴损及阳,或气阴两伤,可累及五脏和血行。如气虚不能推动血液运行,而致血瘀;阴虚发热,热邪内耗,久则炼血成瘀。瘀血内结,久则痰瘀互结,阻滞气机,犯至心脏则胸痹;犯至肢体则麻痹;犯至目则视矇;犯至脑脉则半身不遂;终至精血枯竭,燥热内蕴,阴竭阳衰。

2.四诊辨证

临床一般将本病分为以下 4 型。

(1)肝肾阴虚:可见尿频量多,浑浊如膏脂,或尿甜,腰膝酸软无力,头晕耳鸣,遗精多梦,皮肤干燥,全身瘙痒,舌红少苔,脉细数。

(2)气阴两虚:可见烦渴多饮,神疲乏力,动则汗出,心悸气短,手足心热,失眠多梦,舌红少苔,脉细数或细数无力。

(3)阴阳两虚:可见面色㿠白,形寒肢冷,耳鸣耳聋,腰膝酸软,口燥咽干,小便频数,混浊如膏,甚则饮一溲二。舌质淡胖,苔薄白,脉沉弱。

(4)阴虚燥热:可见口干、目涩、舌燥,烦渴多饮,尿频量多,多食易饥,大便秘结,疲乏、消瘦或肥胖者。舌质红或绛,苔黄或黄少津,脉弦滑或弦数。

二、康复治疗

(一)康复策略

糖尿病的康复治疗应在患者发病早期或病情减轻,尿糖控制不超过"+",或糖尿病的症状减轻,但有大血管、微血管、神经病变或糖尿病足等并发症时进行。如糖尿病并发酮症酸中毒、高渗性非酮症糖尿病昏迷、或乳酸酸中毒时不宜进行康复治疗。

糖尿病的传统康复疗法主要有传统运动、饮食、药物等,通过传统康复治疗可以预防或延缓糖尿病并发症的发生、发展,改善或恢复患者代谢紊乱,减少糖尿病的致残率和致死率,提高患者日常生活质量。

针对糖尿病阴虚为本,燥热为标的基本病理,糖尿病的康复仍要以益气养阴,清热生津为基本康复原则。对于出现并发症的患者,除了采用糖尿病的康复治疗方法外,还要针对并发症采用相应的传统康复治疗方法。在康复治疗中,要贯彻综合调理,耐心守法的原则,综合运用多种传统康复疗法。

(二)治疗方法

1.推拿治疗

以疏通经络、活血化瘀为原则。目的在于加速血糖的利用,改善全身症状。

(1)头面部:选择推、按、揉、叩等手法,主要腧穴有承浆、风池、太阳、百会等。

(2)腹部:选择推、摩、震颤等手法,重点摩腹,促进腹部血液循环,促胰腺供血恢复,主要腧穴有气海、章门、中极、中脘、关元等。

(3)背部:选择推、按、拿、拍、捏脊等手法,以捏脊为主,主要腧穴有肺俞、脾俞、胃俞、肾俞等。

(4)四肢部:选择推、按、点、揉、搓、拿等手法,主要腧穴有曲池、劳宫、隐白、然谷、太溪、足三里等。

2.针灸治疗

一般常用的针灸治疗包括毫针刺法和灸法两种方法。

(1)毫针刺法:以疏通经络、行气活血、扶正祛邪为原则。

主穴:肺俞、胃俞、肾俞、风池、曲池、内关、足三里、三阴交、关元。

配穴:烦渴多饮者加承浆;多食便秘者加丰隆;多尿腰痛者加复溜;神疲乏力、少气懒言者加气海;肝郁烦躁易怒者加太冲。

(2)灸法:选取承浆、意舍、关冲、然谷等,每次每穴 5～10 壮,每天 1 次;或选取水沟、承浆、金津、玉液、曲池、劳宫、中冲、行间、商丘、然谷等,每次每穴 5～10 壮,每天 1 次。由于糖尿病患者多合并周围神经病变,灸疗时应注意避免烫伤。

3.传统运动疗法

传统运动疗法是治疗糖尿病的一项重要措施。适当的锻炼可使肌肉组织内葡萄糖得到充分利用,使血液中的葡萄糖迅速到达肌肉和其他组织内,从而使血糖降低。常用的传统运动疗法如易筋经、八段锦、少林内功等。

4.其他传统康复疗法

(1)中药内服:肝肾阴虚者,治以滋养肝肾,润燥填精,方选六味地黄汤加减;气阴两虚者,治以益气养阴,方选生脉散加减;阴阳两虚者,治以滋阴温阳,益气生津,方选金匮肾气丸加减;阴虚燥热者,治以滋阴清热,生津止渴,方选润燥生津方加减。

(2)中药外治:取石膏 5 g,知母 2 g,生地黄 0.6 g,党参 0.6 g,炙甘草 1 g,玄参 1 g,天花粉 0.2 g,黄连 0.3 g,粳米少许,制成粉剂,放置阴凉处保存备用。每次取粉 250 mg,加盐酸二甲双胍 40 mg,混合敷脐,上盖纱布 6～8 层,外用胶布固定。每 5～7 天换药 1 次,每 6 次为 1 个疗程。

5.饮食疗法

饮食疗法是治疗糖尿病首选的一种重要方法,糖尿病饮食康复的基本原则是:主食宜粗,不宜细;品种宜杂,不宜单;副食宜素,不宜荤;肉蛋宜少,不宜多;蔬菜宜多,不宜少;口味宜淡,不宜咸;吃饭宜慢,不宜急;嚼食宜细,不宜粗;吞咽宜慢,不宜快;饭量宜少,不宜多;喝水宜多,不宜少;忌食肥甘辛辣炙煿之品。

三、注意事项

(1)心胸宽、情绪稳、心情乐观、精神放松,避免紧张、激动、压抑、恐惧等不良情绪造成血糖升高。

（2）建立规律的生活制度，避风寒、慎起居、适当饮食。

（3）糖尿病患者应当禁烟酒。使用胰岛素治疗的患者，应当注意随身携带几块糖，当出现低血糖反应时可及时吃糖，防止低血糖的发生。

（4）糖尿病合并皮肤感染、溃疡或孕妇患有糖尿病者，不宜用灸法治疗。

（萧　峰）

第七节　腰椎间盘突出症

一、导引

导引治疗腰椎间盘突出症的原理，是通过经络的生理功能来实现的。通过功能的锻炼，畅通经络气血，使颈部肌肉韧带松弛；颈部关节的活动，后纵韧带绷紧，有助于突出髓核的还纳，减轻对神经根和脊髓的刺激和压迫。还可增强颈部前后肌群的肌力，加强颈部的稳定性。

（一）调身

可采用坐式、卧式或站式。

1.坐式

可采用平坐式（坐在方凳或椅子上，身体自然端正，头正直，松肩含胸，口眼轻闭，两手轻放大腿上，腰部自然挺直，腹部宜松，两足平行分开，两膝与肩等宽或相距两拳）、靠坐式（靠坐在靠椅或沙发上，其余做法同平坐式）、盘坐式（床、炕或地面铺坐垫均可盘坐。可用自然盘，即上半身与平坐相同，身体略往前倾，臀部稍垫高，两腿交叉盘起，两手相互轻握，置于腰前或分放大腿上；或用单盘，即将一腿置于另一腿上，余同自然盘；或用双盘，即将左足置于右腿上，同时将右足置于左腿上，两足心朝天。余同自然坐）或跪坐式（两膝着地，脚朝上，身体自然坐在脚掌上，两手相互轻握置于腹前。余同平坐式。

2.卧式

可采用仰卧（全身仰卧于床上，头正，枕头高低适宜，轻闭口眼，四肢自然伸直，两手分放身旁或相叠于腹部。本式适宜于体弱患者及睡前练功）、侧卧（一般采用右侧卧位。腰部宜稍弯，身成弓形，头略向胸收，口眼轻闭，上侧的手掌自然放在胯部，下侧的手置于枕上，手掌自然伸开，下侧的小腿自然伸直。上侧的腿弯曲放在下侧腿上。体弱的人，不惯仰卧的人可做本式。）

3.站式

可采用三圆式（两脚左右分开，与肩等宽，两脚尖呈内八字，站成一半圆形。两膝微屈，收胯直腰，含胸拔背，两臂抬起，两手与乳部平，作环抱树干状。两手指均张开弯曲如抱球状，两手掌心相对，距离20 cm左右。头部正直，两眼平视前方某一目标或向下看前方1～2 m处地面某一目标。口轻闭，舌尖轻抵上腭。所谓三圆是足圆、臂圆、手圆）、下按式（两脚左右分开，与肩等宽，两臂自然下垂，两手指伸直向前，掌心似按向地面。余同三圆式）或伏虎式（左脚向前跨出一步，两脚相距约1 m，成丁字步，身体稍向下蹲，前后两脚均屈成90°角。左手置于左膝上方，右手竖在右膝上，均与膝部2 cm左右。左手似把着虎头，右手似把着虎座。头部正直，眼向左前方平视。也可向右侧做）站式适合体力较好的患者。

上述姿势虽各有一定要求,但主要的是要掌握"四要两对"。四要是一要塞兑垂帘,即轻合口,轻闭目而露一线之光;二要沉肩垂肘,即两肩松开,两肘下垂;三要松颈含胸,即颈部松弛,胸部内含;四要舒腰松腹,即坐则腰直,卧则腰弯,腹部放松。两对是一为鼻与脐对,正面视之,鼻与脐成一直线;二为耳与肩对;侧面观之,耳直对肩。

(二)调息

调息就是调练呼吸。本功可采用自然腹式呼吸。即呼吸时腹部随呼吸起伏。

(三)调心

调心即意念锻炼。本功要求在人体背部纵行线上虚设两个区域,一上一下。两个区域的具体位置,可以一在机体,一在空间,也可以均在机体。练功开始后,心静体松,用微微意念,存思在两个区域之中,分心两用,双方兼顾。力则从此而生,自行牵拉。腰椎间盘突出症患者可思牵拉腰椎段;头顶前上三寸空间-夹脊区。在调心时,要避免着意、着相、执著三种倾向。用意要轻,要求若有意,若无意,勿忘勿助,似守非守。着意、着相是指过于意守某些部位,存想过甚,执著是说有意追求某种现象。这三种都可能引起不良后果。

在做上述锻炼时,注意全身放松、心静、配合呼吸,动作一定要缓慢、柔和,切忌僵硬用力。目前流行的许多功法对本病有效,如大雁功、太极拳等,患者可根据自己的具体情况,加以选择锻炼。

二、药物、针灸疗法、推拿疗法

正气虚损和正虚邪恋是腰椎间盘突出症康复阶段的主要病理机制。经过临床治疗,虽症状得以控制,但腰椎间盘退变这一基本病理尚未能彻底根除,仍需一较长的治疗和恢复过程。此外有些尚余留一些症状,此因病邪尚未完全除尽,气血尚未通畅。因此扶正固本和扶正祛邪是康复治疗的主要原则和方法。

用药轻灵是康复阶段药物治疗的要点。所谓用药轻,是指药量,轻重相宜,对于康复阶段的疾病,已经由急性转为慢性,治疗上不能急于求成,在药物上当用小量服之,使正气渐复,邪气渐消,方能"窨然而日彰"。用于正气的恢复,就如雨露滋润,而禾苗渐生,使正气渐复,欲速则如"拔苗助长",反有壅塞之弊;用于余邪痼积,就如春起而回温,阳气布散,则阴气自消,攻欲速则致正气更伤,而余邪深伏,故曰"虚邪之体,攻不可过",此之谓也。在腰椎间盘突出症的康复阶段,一般可用一些丸、散、膏、丹之类或小剂量汤剂长期服用。所谓灵,是指用药的灵动。在疾病的康复阶段,重在调理,使用补剂时,应辅以疏导之药,使补而不滞;在使用祛邪之通剂时,则必加少量收敛之药,使散中有收,而不耗伤正气。

三、心理康复治疗

(一)恐惧心理

每个腰椎间盘突出症患者最担心的是引起瘫痪,害怕丧失工作和生活能力是患者的主要心理,尤其是病情严重或已经出现肢体功能障碍的患者,更容易产生这种心理。

对策:进行腰椎间盘突出症科学知识的普及和教育,使他(她)们了解到,只要经过科学的恰当的治疗,上述的情况是完全可以避免的,即使是严重的类型者,只要治疗得当,也可避免发生或经治疗后好转(或痊愈),以消除其悲观、恐惧心理。

(二)悲观心理

大多产生于已经某些治疗而失败或疗效甚微的患者,严重者可产生悲观厌世的情绪。这种心理除了与治疗有关的诸因素外,亦与患者的心理作用有关。

对策:帮助患者分析治疗失败或疗效不佳的原因,若因治疗措施不当者,可改用正确的治疗方法,若因疗程不够者,要帮助患者克服急躁心理,稳定情绪,耐心配合治疗,树立起战胜疾病和治疗的信心。尤其是各种神经精神症状,肢体瘫痪和语言障碍之类者,可适当加以暗示以促使其恢复。

(三)急躁情绪

多与性格、职业和年龄有关。很多患者恨不得第二天就能治愈,他们要求医师使用最好的疗法、最好的药物,要求在最短的时间内得到满意的疗效。短期没有达到患者的要求,有些患者就会失去信心,改换主治医师,并要求改变治疗方法。

对策:告知患者,腰椎间盘突出症的演变为一缓慢过程,因此,治疗和康复治疗上也需要一定的时间,并随着病程较长、病情的程度的严重而需要更多的康复时间。患者必须明白这一道理,克服急躁情绪,否则,不仅影响疗效,且使患者长期处于不稳定状态,以致常难以坚持需一定时间方可显示疗效的疗法。因此,亦应设法克服与改变这种心理状态。

四、睡眠体位

理想的睡眠体位应该是使胸部及腰部保持自然曲度、双髋及双膝呈屈曲状,如此可使全身肌肉放松。但并非每个患者均能习惯此种体位。因此亦可根据其平日的习惯不同而采取侧卧或仰卧,但不宜俯卧,因俯卧既不利于保持腰部的平衡,又影响呼吸。尤其是对病情严重的脊髓型患者。

床铺的选择:各种床铺各有其优缺点,但从腰椎间盘突出症的预防与治疗角度来看,应选择以木板为底的席梦思床,因为将此种类似沙发结构的弹性床垫放在木床板上,可随着脊柱的生理曲线而具有相应的调节作用。尤其是目前国内外已采用的多规格弹簧结构,它是根据人体各部位负荷大小的不同和人体曲线的特点,选用不同规格的弹簧合理排列组合的,从而达到维持人体生理曲线的作用。

五、功能锻炼

(一)易筋经

运动疗法的主要目的是改善腰部血液循环,增强腰部肌肉力量,改善腰椎椎间关节、韧带、关节囊的功能,加强腰椎的稳定性,促进炎症的消退,缓解肌肉痉挛,减轻疼痛。提高中枢神经的紧张性、兴奋性和反应性,增强神经系统的调节功能,改善患者的心血管系统及呼吸系统功能,改善组织器官的营养代谢,提高药物疗效和矫正不良的身体姿势等。

在腰椎间盘突出症急性发作期内原则上保持静止和卧床休息,禁止任何形式的运动和锻炼。在康复期,主要进行腰椎各种伸展运动。练习时应平稳、慢速,并在患者能耐受的情况下进行,避免因过度锻炼引起损伤和症状复发。练习可以在家中进行,要持之以恒,长期坚持下去。

"易",指移动、活动;"筋",泛指肌肉、筋骨;"经",指常道、规范。顾名思义,"易筋经"就是活动肌肉、筋骨,使全身各部分得到锻炼,从而增进健康、祛病延年的一种传统养生康复方法。

易筋经是为了锻炼肌肉、筋骨而创立的。易筋经活动以形体屈伸、俯仰扭转为特点,以达到

"抻筋拔骨"的锻炼效果。对青少年来说,这种方法可以纠正身体的不良姿态,促进肌肉、骨骼的生长发育;对于年老体弱者来讲,经常练此功法,可以防止老年性肌肉萎缩,促进血液循环,调整和加强全身的营养和吸收;对慢性疾病的恢复及延缓衰老都很有益处,尤对于腰背疼痛康复有重要作用。

《易筋经》一书自明代为道家所创以来,广泛流传于武林界及民间。《易筋经》因作者托名创建少林寺院的印度法师达摩编写,后又名为《少林拳术精义》。《易筋经》的基本理论和练功方法对少林拳的发展起到了积极的推动作用,并深受武林界人士的重视和推崇。易筋经是一种动静结合,松紧结合的锻炼方法。其刚柔并济,内外兼行的练功方法与中医学理论的密切联系对后世推拿门派的形成亦起了独特的指导意义。

《易筋经》面世近400年来,广泛流传于民间。其功法各流派之间稍有差异,但其练功的本质并无大异,皆为十二式。下面再介绍一种流派的《易筋经》以飨读者。

预备姿势:两腿开立,全身放松,调匀呼吸(图15-1)。易筋经十二式,各式预备姿势完全相同,故以下从略,不再重复。

1.捣杵舂粮

屈肘、立掌至胸前,掌心相对(相距2～3寸)手型如拱(图15-2)。吸气时,用暗劲使掌根内挤,指向外翘(按:用暗劲是指形体姿势不变,而肌肉用力紧张起来);呼气时放松。可酌情做8～10次,多至20次不等。

2.扁担挑粮

两臂侧平举,立掌,掌心向外。吸气时,臂后挺,胸部扩张;呼气时,掌向外撑,指尖内翘(图15-3)。可反复进行8～20次不等。

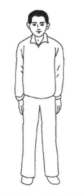
图15-1　预备姿势

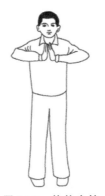
图15-2　捣杵舂粮

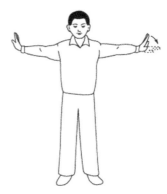
图15-3　扁担挑粮

3.扬风净粮

两臂上举,掌心向上。全身伸展,臂挺直。吸气时,两手尽力上托,两脚用力下蹬;呼气时,全身放松,掌心向前下翻(图15-4)。可反复做8～20次不等。

4.换肩扛粮

右手上举,掌心向下,两目仰视右掌心;左臂自然置于背后(图15-5)。吸气时,头往上顶,肩后挺;呼气时,全身放松。连续做5～10次后,两手交换。

5.推袋垛粮

两臂前平举,立掌,掌心向前,目平视(图15-6)。吸气时,两掌用力前推,手指后翘;呼气时,放松。可连续做8～20次。

6.牵牛拉粮

右脚跨步屈膝,成右弓步。双手握拳,右手举至前上方,左手斜垂于身后(图15-7)。吸气时,两拳紧握内收;呼气时,放松复原如图。连续做5～10次后,左右易位,随呼吸再做5～10次。

7.背牵运粮

两臂屈肘背于身后,左右手指相互拉住,足趾抓地,身体略前倾,状若背牵(图15-8)。吸气时,双手拉紧,呼气时放松。连续做5～10次后,左右手易位,再做5～10次。

8.盘箩卸粮

左脚横跨一步,屈膝成马步。两手屈肘翻掌向上,小臂平举,如托重物(图15-9)。吸气时,手用力上托;呼气时,两手翻掌向下,放松。可连续做5～10次。

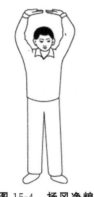

图 15-4　扬风净粮

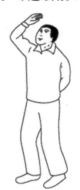

图 15-5　换肩扛粮

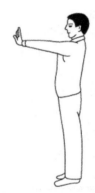

图 15-6　推袋垛粮

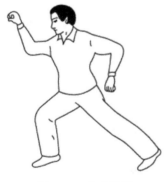

图 15-7　牵牛拉粮

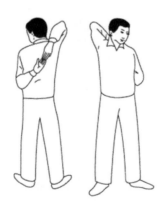

图 15-8　背牵运粮

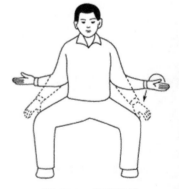

图 15-9　盘箩卸粮

9.围围粮

左手握拳,置于腰间,右臂伸向左前方,五指捏成钩手(图15-10)。呼气,腰自左至右转,右手随之向右划圆,至身体正前方时,上体前倾;继续向左转时,上体伸直,同时吸气。连续做5～10次后,左右手交换,再做5～10次。

10.扑地护粮

右脚向前跨步,成右弓步。上体前倾,双手撑地,头微抬,眼看前下方(图15-11)。吸气时,两臂伸直,上体抬高;呼气时,屈肘,上体前倾。连续做5～10次后,换左弓步,再做5～10次。此动作似模仿寻捉害虫之状。

11.屈体捡粮

两手用力合抱头后部,手指敲脑后若干次(即做"鸣天鼓"),先呼气,同时俯身弯腰,头探于膝间作打躬状;吸气时,身体挺直。此模仿捡粮动作(图15-12)。可酌情做8～20次。

12.弓身收粮

上体前屈,两臂下垂,手心向上,用力下推,头上抬(图15-13)。稍停片刻,上体直立,两臂侧举。呼气时屈体,吸气时直立。可连续做8～20次。

注意:屈体时,足跟稍稍提起,直立时着地。

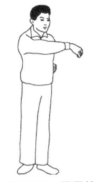

图15-10　围围粮

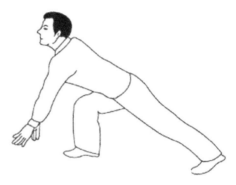

图15-11　扑地护粮

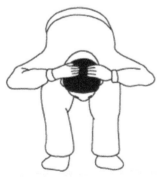

图15-12　屈体捡粮

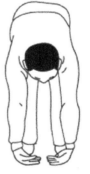

图15-13　弓身收粮

(二)泳疗法

泳疗法是按照腰椎间盘突出症康复治疗方案,利用水自身的机械刺激作用,即水的浮力作用,水的静压力作用,水的液体微粒运动对机体的摩擦作用、温热作用,促进患者机体康复的一种方法。游泳时手脚不停地运动,所有的肌肉群和内脏器官都参与有节奏的运动,可使脊柱充分伸展,肌肉对称发达,使躯体全面匀称协调的发展,同时游泳使人的皮肤脱氧胆固醇在紫外线照射下转变为维生素D,从而促进钙磷吸收,有利于骨骼的钙化,适宜于各型腰椎间盘突出症的康复治疗。

有条件者,也可以充分利用海水浴。海水是一种含各种化学成分(氯化钠、氯化钙、硫酸钙、硫酸镁、碘盐、溴盐等)的矿水,还含有氡、镭等微量元素,浴疗中各种矿物质刺激皮肤,引起皮肤血管扩张,改善血液循环及组织间营养,促进新陈代谢,激活机体防御功能,有增强体质、提高机体免疫力、祛病延年的作用,适用于各种腰椎间盘突出症的治疗。

海水浴有两种方法,一是直接到大海中沐浴或游泳,浴前应先活动活动,然后用干毛巾摩擦身体数遍。沐浴时间依体质而定,循序渐进,逐渐增加;另一种浴法为碧海水浴,即取海水放入盆中煮热到一定温度进行沐浴。

六、未病先防

未病先防,也称无病防病,是指在人体没有发病之前,当采取各种积极而有效的措施,以防止疾病的发生。这是预防为主精神最突出的体现,每能收到事半功倍的效果。

(一)预防原则

1.注重形体锻炼

形体的锻炼活动,不仅可以促进气血流通,使人体筋骨强健,肌肉壮实,脏腑功能旺盛,增强体质,还能以动济静,调节人的精神情志活动,促进人的身心健康。预防腰椎间盘突出症的形体锻炼,要重在腰背肌群的锻炼及平衡运动的锻炼。运动锻炼的目的,可以促进脊柱及其周围组织的血液循环和代谢。进行有序的、适当的运动锻炼,还可以增进脊柱内外肌肉、韧带的活力,减少其疲劳,从而加强脊柱的内外稳定性,有效地防止腰椎间盘突出症的发生。

2.注意姿势体位

人体的姿势和体位与脊柱的活动密切相关,长期的不良姿势和体位,容易引起肌力失调,破坏脊柱的力学平衡,甚至导致脊柱的结构性改变。从生物力学角度来看,不良的体位在增加颈部劳损及椎间隙内压的同时,也增加腰椎间盘突出症的发生率;而正确的姿势则可减轻颈部的疲劳程度,当然也有利于腰椎间盘突出症的防治。

3.调摄日常生活

日常生活调摄,主要包括精神调摄、饮食调养、起居调理三个方面。精神情志的活动异常,虽不是腰椎间盘突出症的直接病因,但长期过激或突然剧烈的情志刺激,超过了人体调节适应范围,往往会成为腰椎间盘突出症的重要间接病因,并常常使病情随情绪波动异常。故重视精神调摄,常使精神情志安静愉快(即静神)是预防腰椎间盘突出症的基本原则之一。

饮食是生命活动的基本需要,调理得当,不仅能维持正常的生命活动,提高机体的抗病能力,还可以对某些疾病起到治疗作用。饮食不节或调理不当,则可诱发腰椎间盘突出症。因此,饮食的合理调摄、适时有节亦是预防腰椎间盘突出症的重要环节。

有规律的生活和工作,有利于身心健康。根据"天人相应""形神合一"的整体观念,居处适宜,起居有常,节欲保精,自然有度,顺时摄养,慎防劳伤,是预防腰椎间盘突出症的重要内容。

4.防止病邪侵害

慎避外邪是预防养生学的一项重要原则。由于腰椎间盘突出症一个重要原因是由邪气入侵或劳伤、外伤等原因所致,故"虚邪贼风,避之有时"(《素问·上古天真论篇》),注意"避其毒气"以防止其致病和"染易",做好劳动保护防范外伤等均为预防腰椎间盘突出症的重要措施。

(二)预防方法

1.护养肾气,调神练形

腰椎间盘突出症的发生,多因劳伤,致肾气虚损,肾精不能生髓,骨失濡养,故发生骨及椎间盘退变。因此,护养肾气,使肾精充养于髓,是防止骨质和椎间盘退变的根本所在。

劳伤,包括劳力、劳思、房劳三个方面。劳力损伤筋骨,肝肾失调,精血失养,加剧了椎间盘的退变,并在一定的条件下,诱发椎间盘的突出;劳思伤及心脾,气血不足,肾精失去后天气血的濡养,加剧椎间盘的退变;房劳是指房事过度而不节,使肾精亏耗,精不能生髓,骨失濡养而退变。了解以上发病的原因,就应当注意劳动保护,不要疲劳过度,不要损伤筋骨,注意劳逸结合;脑力劳动者,则应避免过度劳思,注意身体的锻炼,同时亦应注意节制性生活,防止房劳太过。

调神的方法,要顺应四时,生活规律,饮食有节,起居有常,淡泊名利,远离声色,养静藏神,动形怡神,移情易性。经常参加适当的体育锻炼、欣赏音乐、歌舞、吟诗作画、交友览胜、种花垂钓等情趣高雅、动静相宜的活动,使气血流畅,脏腑功能协调,增强体质,提高抗病康复能力。

2.保持正确的姿势和体位

(1)改善工作姿势:避免被迫体位。尽管我们强调在平日工作时应避免某一种体位持续过久,但由各种职业本身的要求。例如办公室工作人员、各种机动车司机、各种流水线的装配工、电脑操作者等,这些长期坐位、弯腰工作者,其椎间盘内压力随着时间的延长可骤然升高,一旦超过其本身代偿限度则必然产生髓核后移,乃至后突。因此应设法避免这一不良体位,但又必须保质保量完成工作。以下措施将有利于避免或减轻这一情况。

定期改变头腰部体位:因工作需要的被迫体位不可维持过久,15～20分钟即应直腰数分钟或站立数分钟,活动一下腰部,以便腰部肌肉放松。

自行腰部按摩:对已有腰椎间盘突出症早期症状者,在工作一段时间后不妨用自己双手对腰后肌群进行自我按摩。手法轻重适度,并在按摩的同时使腰椎前后左右适度活动。

(2)改善工作条件。选择合适的工作台高度:桌椅高度一定要根据个人身材高低加以调整。目前市场上出售的办公桌椅均属标准件,其高度并不适合每种身材,不同身材的人,均应通过调节椅子的高低,或前方加用脚垫而加以调整。

保持腰椎生理曲度:正常情况下,腰椎应呈前凸状,因此在坐位时亦应保持此种体位包括驾车途中、制图、绘画及上网等,均应保持腰部的前凸曲度。

(3)改善睡眠姿势。睡眠时,枕头不宜过高,以免使颈、肩、背肌劳损而发生脊柱病变。已患病者,一般以平躺为宜,侧卧时以患侧在上为佳,防止病情加重。或根据病情需要适当调整姿势与体位。

在一般情况下,腰背部平卧于木板床上(或以木板为底,上方垫以适当硬度的席梦思床垫亦可),使双膝、髋略屈曲。如此,可使全身肌肉、韧带及关节获得最大限度的放松与休息。对不习惯仰卧者,采取侧卧位亦可,但双下肢仍以此种姿势为佳。

3.运动锻炼

运动锻炼的目的,可以促进脊柱及其周围组织的血液循环和代谢,加强对代谢产物及炎性产物的及时排除,保证其正常的生理功能。进行有序的、适当的运动锻炼,还可以增进脊柱内外肌肉、韧带的活力,减少其疲劳,从而加强脊柱的内外稳定性,有效地防止腰椎间盘突出症的发生。

预防腰椎间盘突出症的形体锻炼,要重在腰背伸肌、臀肌、腹肌的锻炼,并配合股、腓、腘等部位肌肉的锻炼及平衡运动的锻炼。有条件时尽量适当地进行一些体育活动,如游泳、跑步及各种球类活动等。现在许多家庭已经有了家庭用健身器,对于形体的锻炼,防止腰椎间盘突出症有积极的意义。但在形体锻炼时亦应注意,锻炼时的运动量要因人而异,不可过量,但应持之以恒。

4.劳动防护

（1）劳逸结合。工作有计划、有步骤，避免过度紧张、劳累，以防积劳成疾。

（2）从事长期坐位或站位工作的人，应定时活动腰背部的肌肉、关节，以疏通筋脉，防止腰背肌肉过度疲劳而发病。

（3）定期进行身体检查，以及时发现或防治各种脊柱病。

5.家庭中应避免潮湿及寒冷

低温及湿度与颈部疾病的发生与发展亦密切相关，因此在家庭中亦应避免此种不良刺激尤应注意以下两点。

（1）气候变化时，防止受凉：除应注意在初夏或晚秋在户外休息时，由于气温多变，易受凉而引起腰部肌肉痉挛或风湿性改变外，更应避免在空调环境下冷风持续吹向身体，特别是腰部，可以造成腰椎内外的平衡失调而诱发或加重症状。

（2）避免潮湿环境：室内环境过于潮湿，必然易引起排汗功能障碍，并易由此引起人体内外平衡失调而诱发腰椎间盘突出症及其他骨关节疾病。因此，应设法避免。

（萧　峰）

第八节　脊　髓　损　伤

脊髓损伤主要是因直接暴力（砸伤、摔伤、刺伤、枪伤等）造成脊柱过度屈曲、骨折、脱位伤及脊神经，其次是因脊髓感染、变性、肿瘤侵及脊髓引起。本节重点介绍外伤性脊髓损伤。

外伤性脊髓损伤根据损伤水平和程度差异，可分为脊髓震荡、脊髓挫伤、椎管内出血和脊髓血肿 4 种类型。本病多造成严重瘫痪致残。胸、腰髓损伤引起双下肢和躯干的部分瘫痪称截瘫，颈髓 C_4 以上损伤上肢受累则称四肢瘫。可伴有损伤水平以下躯干、肢体、皮肤感觉、运动反射完全消失、大小便失禁等症状。

中医认为脊髓损伤多为督脉损伤，从而导致督脉和其他经络、脏腑、气血之间的功能紊乱，出现一系列临床表现。中医古籍中无脊髓损伤这样的病名，也缺乏与脊髓损伤相关疾病的完整记载。《灵枢·寒热病》："身有所伤，血出多……若有所堕坠四肢懈惰不收，名为体惰。"本句描述了外伤所致的截瘫与脊髓损伤极为类似，提出了中医病名"体惰"，可被认为是对本病的最早病名记载。

一、康复评定

（一）现代康复评定方法

康复评定通过对患者功能障碍的性质与程度进行评估，为医师在治疗前制订康复治疗策略做准备。同时，通过治疗前后评估客观指标的变化比较，体现治疗效果，有助于进一步康复治疗与策略的修改。康复评定一般分为初期评定（入院后 1 周）、中期评定（治疗 1 个月后）和末期评定（出院前 1 周）。具体评定项目如下。

1.脊柱脊髓功能评定

脊柱脊髓功能评定包括脊柱骨折类型与脊柱稳定性及脊柱矫形器评定，根据美国脊髓损伤学会（ASIA）标准对脊髓损伤程度的评定,根据肌力评定与感觉评定对脊髓损伤水平的评定。

2.躯体功能评定

躯体功能评定包括关节功能评定,肌肉功能评定,上肢功能评定,下肢功能评定,自助具与步行矫形器的评定,泌尿与性功能评定,心肺功能评定,疼痛评定等。

3.心理功能评定

心理功能评定包括心理状态评定,性格评定等。

4.日常生活活动能力评定

可采用 Barthel 指数评定或独立生活能力评定（FIM）。

5.社会功能评定

一般包括生活能力评定,就业能力评定等。

（二）传统康复辨证

1.病因病机

本病属于中医之"痿证""痿证""痿躄""体惰"的范畴。坠落、摔伤、挤压、车祸、砸伤及战时火器伤,造成督脉损伤,肾阳不足;迁延日久,阳损及阴,使肝肾亏损。督脉受损,阳气不足,导致临证多变。总之,脊髓损伤病位在督脉;累及肾、脾、肝、肺。在病理性质方面,以经络瘀阻、阳气不足为主,甚则阳损及阴,导致阴阳两虚。故其病因为"瘀血",病机为"督脉枢机不利"。

2.辨证

辨证包括:①瘀血阻络证;②脾肾阳虚证;③肝肾亏虚证。

二、康复策略

确定各种不同损伤水平患者的康复目标,使患者使用尚有功能的肌肉,学习相关的技术,完成尽可能独立地进行自理生活的各种活动,完成从一个地方到另一个地方的转移,甚至要努力重新就业。

康复治疗在很大程度上可以预防或降低脊髓损伤所引起的一系列严重的并发症,如肺部感染、尿路感染、压疮、关节僵硬和挛缩、精神抑郁等。通过装配和使用辅助设施使患者最大限度地恢复日常生活活动和工作、学习娱乐等能力。

脊髓损伤康复在早期即应开始。在受伤后有两种情况:一是需手术治疗,一是保守治疗。只要病情稳定、无其他合并损伤,康复即应开始。当然早期活动不能影响手术效果。主要是活动身体各个关节,保持关节正常活动度,每天活动 2～3 次,每个关节活动不少于 1 分钟。另外,在医师允许情况下,在护士指导下进行体位更换,也就是定时翻身,防止压疮产生,一般 2 小时一次,突出骨部分（如肩胛骨、足跟、后背部、骶尾骨、双肢部）加软垫垫起,注意大小便排出通畅,注意体温变化,经常安慰患者,改善患者心理,注意伙食的营养,定时饮水。如果早期康复做得好,会为今后进行全面康复训练创造良好基础。

传统康复治疗对脊髓损伤患者,不论在缩短康复疗程、提高生活自理能力,还是在解除患者病痛方面,都有着不容忽视的作用。它可使脊髓损伤患者的肌力得到不同程度的提高,降低痉挛性瘫痪患者的肌张力,对痉挛有一定的缓解作用,减轻患肢疼痛;改善尿便排泄功能,改善性功能,对泌尿系统感染、继发性骨质疏松和压疮等合并症有很好的防治作用。

脊髓损伤所导致的各种功能障碍和并发症,需采用不同的治疗原则。截瘫或四肢瘫宜疏通督脉,通达阳气;痉挛宜疏通督脉,养血柔肝散寒;骨质疏松应补肾通经,行气活血;直立性低血压应补脾益肾;便秘宜调理肠胃,行滞通便;尿潴留应疏调气机,通利小便;泌尿系统感染宜利尿通淋;脊髓损伤神经痛应通经活血行气止痛。

三、康复治疗方法

(一)推拿治疗

1.原则

疏通经络、行气活血、补益肝肾。选择以足阳明胃经脉和督脉的腧穴为主,辅以足少阳胆经脉、足太阳膀胱经经脉及腧穴。

2.具体操作

患者仰卧位,治疗师位于患侧。治疗师用㨰法沿上肢自上而下操作2~3遍;拿上肢,然后按揉上肢手三阳经穴位合谷、阳溪、手三里、曲池、臂臑、肩贞、肩髃等穴,每穴操作1~2分钟。捻五指。用㨰法沿下肢前面自上而下㨰2~3遍。按揉髀关、伏兔、足三里、解溪等穴,每穴操作1~2分钟。用拿法从大腿根部拿向小腿至足踝部,操作2~3遍,以腓肠肌部位为重点。患者取俯卧位,治疗师位于患者一侧,用㨰法沿背部膀胱经、督脉来回滚5遍,病变脊椎节段以下手法可稍加重。自下而上对夹脊穴及督脉施捏脊法。用拇指揉法揉腰俞、腰阳关、肾俞、脾俞等穴,每穴按揉1~2分钟。拍打脊背部,以皮肤发红为度。拿下肢2~3遍后,用拇指揉环跳、风市、阳陵泉、委中、承山等穴。摇法施于下肢,结束治疗。每天1次,每次30分钟,10次为1个疗程。

3.操作要求

推拿手法的轻重可根据患者的体质和瘫痪性质来决定,痉挛性瘫痪患者手法宜轻,时间宜长,以捏、拿为主,放松过高的肌张力,顺其自然缓慢屈伸关节,同时进行上下肢各受限关节的屈伸和牵拉的被动运动3次。弛缓性瘫痪患者手法宜重,时间宜短,以拍、打、抖、振颤为主。如瘫痪部位的肌肉已有一定的自主活动,推拿手法应逐渐加重,常用搓法、㨰法、拿法等手法及揉捏肌肉法、捶拍肢体法,并加强对患肢的被动运动。

4.注意事项

颈椎骨折所致四肢瘫者,重点用拇指揉、捏、按及弹拨患者双侧颈肩(一般从骨折的上2节段椎旁开始)、上肢及手指,做手指、腕、肘关节的屈伸、肩关节外展和上举的被动运动3次。下肢用同样的方法。腰椎骨折所致截瘫者重点要从骨折上2节段的椎旁开始,沿督脉、膀胱经及下肢足阳明经、足少阳经、足太阴经进行揉、捏、按及弹拨等,最后点压其经络上的部分腧穴及涌泉穴。伴有继发性骨质疏松者选取肾俞、关元俞、气海俞、脾俞、大杼、阳陵泉、足三里进行按揉。

(二)针灸治疗

1.毫针刺法

毫针刺法是治疗脊髓损伤中应用广泛的一种疗法。以疏通经络、活血化瘀为原则。临床一般常用循经取穴和对症取穴施术。

(1)循经取穴:以足阳明胃经脉、足太阳膀胱经脉、足少阳胆经脉、督脉、任脉为主。胃经取梁门、天枢、水道、归来、髀关、阴市、足三里、上下巨虚;膀胱经取各背俞穴及膈俞;胆经取京门、环跳、风市、阳陵泉、悬钟、丘墟、足临泣;督脉取大椎、陶道、身柱、神道、至阳、筋缩、脊中、悬枢、命门、腰阳关;任脉选中脘、建里、水分、气海、关元、中极。也可酌选足三阴经穴,如章门、三阴交、地机、血海、涌泉等。

(2)对症取穴。①二便障碍:选取八髎、天枢、气海、关元、中极、三阴交;②下肢瘫:下肢前侧选取髀关、伏兔、梁丘,下肢外侧选取风市、阳陵泉、足三里、绝骨,下肢后侧选取承扶、殷门、昆仑;③足下垂选取解溪、商丘、大冲;④足外翻选取照海,足内翻选取申脉;⑤上肢瘫选取肩髃、肩髎、臂臑、曲池、手三里、外关透内关、阳溪、合谷。

另外,还可按脊髓损伤节段取穴:$C_{5\sim7}$节段损伤取手太阴经或手阳明经的穴位,$C_8\sim T_2$节段损伤取手少阴经或手太阳经的穴位;$T_{4\sim5}$节段损伤取双乳头连线相平的背部俞穴;$T_{7\sim9}$损伤取平肋缘或肋缘下方的背部俞穴;T_{10}损伤取脐两旁腰部的穴位;$L_{1\sim5}$损伤取足阳明经和足太阴经的穴位;$S_{1\sim3}$损伤取足太阳经和足少阳经穴位。临床还常用华佗夹脊疗法,一般选取从受损脊柱两侧上1～2椎体至第5骶椎夹脊穴为主。

(3)具体操作:各经腧穴,轮流交替使用。常规方法针刺上述穴位,软瘫宜用补法,痉挛性瘫痪宜用泻法,针感差者常加电刺激。留针30分钟,每天或隔天1次,30次为1个疗程。1个疗程结束后休息1周再进行下1个疗程。

2.头皮针疗法

以疏通经络、行气活血为原则。选择焦氏头针进行治疗,截瘫选取双侧运动区上1/5,感觉区上1/5;四肢瘫选取双侧运动区上1/5,中2/5,感觉区上1/5、中2/5及足运感区。痉挛者加取舞蹈震颤区。

具体操作:采用大幅度捻转手法,每次捻针15～20分钟,隔天1次。

3.电针疗法

选择损伤脊髓平面上下的椎间隙处督脉穴位,选穴时应避开手术瘢痕。

具体操作:取督脉穴沿棘突倾斜方向进针,针刺的深度以达硬膜外为止,针刺颈段和上胸段时尤应慎重,不可伤及脊髓。针刺到位后,上下两针的针柄上分别连接直流脉冲电针仪的两个输出电极。弛缓性瘫痪,以疏波为主,输入电极正极在下,负极在上;痉挛性瘫痪以密波为主,输入电极正极在上,负极在下。打开开关,电刺激频率为1～5 Hz,电流强度宜从小到大逐渐加大,以引起肌肉明显收缩,患者能够耐受而无痛苦或者以患者下肢出现酸、麻、胀、轻度触电样等感觉为度。对高位损伤的患者强度不宜过大。每天治疗1次,每次30分钟,30次为1个疗程。1个疗程结束后,可休息1～2周再进行下1个疗程的治疗。

(三)其他传统康复疗法

1.中药疗法

(1)督脉受损,瘀血阻络:方用通督化瘀汤(当归、赤芍、桃仁、红花各10 g,三七粉3 g,延胡索15 g,大黄8 g,川断、川牛膝各15 g,炮附子10 g),水煎服,每天1剂。

(2)督脉受损,肾阳不足:可用软瘫康(鹿茸15 g,鹿角30 g,干、熟地80 g,生地20 g,川牛膝25 g,杜仲30 g,山萸肉25 g,炮附子20 g,肉苁蓉20 g,枸杞子30 g,鸡血藤25 g,酒当归30 g,炙地龙15 g,五味子15 g),共为末,炼蜜为丸,麝香为衣,每丸10 g,每次1丸,温开水服下,每天2～3次。

(3)阳损及阴,虚风内动:可用硬瘫康(鹿茸15 g,鹿角20 g,山萸肉20 g,干、熟地黄20 g,生地黄20 g,乳香10 g,没药10 g,五灵脂15 g,酒当归20 g,炮川乌10 g,炙马钱子0.4 g,白附子9 g,全蝎2条,乌蛇肉10 g,白芍60 g,鸡血藤15 g),共为末,炼蜜为丸,麝香为衣,每丸9 g,每次1丸,温开水服下,每天2～3次。

2.灸法

以温通经脉、散寒解痉、舒筋止痛、扶正祛邪为原则。一般根据痉挛部位选择穴位,下肢痉挛取肾俞、委阳、浮郄、承山,隔姜灸或温和灸,每天 1 次,每穴 10～15 分钟。

3.拔罐疗法

可参照毫针刺法局部取穴,也可用刺络拔罐法;选用大号玻璃罐在股四头肌和肱二头肌的相应皮肤区行闪罐,刺激量以皮肤充血红润为度;或者取督脉、背部膀胱经为主,外涂红花油走罐、闪罐或皮肤针叩刺后闪罐,每天 1 次,10 次为 1 个疗程。

四、注意事项

(1)脊髓损伤初期,推拿手法宜轻柔,不可用强刺激手法;已有肌肉痉挛者,推拿重点应放在其拮抗肌上,以恢复拮抗肌的肌力为主;背部推拿时,应在不影响脊柱稳定性的前提下进行;运用摇法时注意幅度、频率和力度等。

(2)自主神经过于反射亢进者,慎用针刺治疗。对于体质瘦弱者,针刺眼区、项部的风府等穴及脊柱部的腧穴,要掌握一定的角度,不宜大幅度的提插、捻转和长时间留针,以免伤及重要组织器官;胸胁腰背部腧穴,不宜深刺、直刺。对尿潴留患者小腹部的腧穴,应掌握适当的针刺方向、角度、深度等,以免误伤膀胱等器官。

(3)由于脊髓损伤患者存在不同程度的感觉障碍,施灸法时要注意患者的皮肤温度和颜色,避免造成烫伤。

(4)电针的电流调节应逐渐从小到大,不可突然增强,以免造成弯针、折针、晕针等情况。应避免电针电流回路经过心脏,安装心脏起搏器者禁用电针。

(5)皮肤针叩刺时,重刺而出血者,应及时清洁和消毒,防止感染;拔火罐时应注意勿灼烫伤皮肤。

(6)要积极预防和及时处理并发症。

(7)在开展传统康复疗法治疗脊髓损伤的同时,要积极应用现代康复的技术,如肌力增强术、关节活动术、关节松动术、体位转移训练、轮椅训练等让患者利用尚有功能的肌肉,完成尽可能独立地进行自理生活的各种活动,使患者最大限度地恢复日常生活活动和工作、学习娱乐等。

(萧 峰)

参考文献

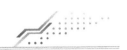

[1] 李其信,黄娜娜,曾令斌,等.实用中医疾病诊疗学[M].开封:河南大学出版社,2022.

[2] 李桂编.中医临床精要[M].北京:中医古籍出版社,2021.

[3] 麦建益,何锦雄,马拯华,等.常见病中医诊断与治疗[M].开封:河南大学出版社,2022.

[4] 王常海,车志英.中医诊断学研究[M].济南:山东科学技术出版社,2021.

[5] 李明,王琳.中医临床能力综合实训[M].北京:中国中医药出版社,2022.

[6] 罗莎.现代中医临床应用[M].西安:陕西科学技术出版社,2021.

[7] 杜革术.中医临床诊断与治疗技术[M].西安:陕西科学技术出版社,2022.

[8] 黄福忠,黄俊,黄毅.中医诊治常见疾病[M].成都:四川科学技术出版社,2021.

[9] 任永昊,孙敏,亓慧博,等.常见病的中医诊断与治疗[M].成都:四川科学技术出版社,2022.

[10] 谢庆斌,徐先涛,王风,等.实用中医临床诊疗学[M].开封:河南大学出版社,2021.

[11] 丁照亮.中医临床实用与实践[M].长春:吉林科学技术出版社,2022.

[12] 孙颖哲.实用临床中医治疗精粹与护理技术[M].北京:中国纺织出版社,2021.

[13] 冯华.中医基础入门一本通[M].北京:华龄出版社,2021.

[14] 张文理,滕好秀,滕晓国.中医临证指要[M].兰州:兰州大学出版社,2022.

[15] 钟晓莉,黄琴,唐颖丽.中医护理理论与实践指南[M].成都:西南交通大学出版社,2021.

[16] 王文娟.中医针灸临床实践[M].汕头:汕头大学出版社,2022.

[17] 周素贞.现代疾病中医特色诊疗学[M].开封:河南大学出版社,2021.

[18] 张文海,李丽,徐立娜,等.中医内科常见病诊疗与康复[M].哈尔滨:黑龙江科学技术出版社,2021.

[19] 王宁,王培华.中医临证处方思维[M].南京:江苏凤凰科学技术出版社,2022.

[20] 晋松.中医特色康复适宜技术[M].成都:四川大学出版社,2021.

[21] 谢天心.中医四诊辨证与诸病治疗[M].北京:华龄出版社,2021.

[22] 蒋运兰,王芳.中医护理理论与实践精编[M].北京:人民卫生出版社,2022.

[23] 李瑞凤,王超,王增利.临床常见病中医特色辨证治疗[M].哈尔滨:黑龙江科学技术出版社,2021.

[24] 黄明霞,谢宝林,邱智兴.临床常见疾病中医诊疗[M].北京/西安:世界图书出版公司,2022.

[25] 兰智慧.中医内科学案例教学[M].北京:中国中医药出版社,2022.

[26] 金桂兰,方祝元,赵霞主.中医临床思辨能力实训教程[M].北京:中国医药科学技术出版

社,2021.

[27] 刘志勇.新编中医诊治学[M].开封:河南大学出版社,2022.

[28] 王柏阳.临床针灸推拿特色疗法[M].南昌:江西科学技术出版社,2021.

[29] 郑宾.临床常见病针灸与推拿[M].哈尔滨:黑龙江科学技术出版社,2021.

[30] 曹伟,李宗芬,王思栋,.实用中医临床与针灸推拿[M].哈尔滨:黑龙江科学技术出版社,2022.

[31] 全小明.中医常见病护理健康教育和康复指导[M].北京:人民卫生出版社,2021.

[32] 李家雄,郑艳,迟辉芳.图解中医诊断学[M].沈阳:辽宁科学技术出版社,2022.

[33] 李宁,吕建琴.针灸学[M].成都:四川大学出版社,2021.

[34] 胡德胜,朱锐,王伟灿,等.实用小儿推拿学[M].武汉:华中科学技术大学出版社,2021.

[35] 颜莉芳.中医疾病诊疗精要[M].开封:河南大学出版社,2022.

[36] 王芳,付峰,刘艳华,等.半夏泻心汤加减联合运脾开胃推拿手法治疗脾胃不和型厌食症疗效观察[J].中国药业,2022,31(1):99-102.

[37] 栾天明,吴文竹,范艳萍,等.痉挛型脑性瘫痪儿童运动功能远程家庭康复应用研究[J].中国康复医学杂志,2021,36(8):949-952.

[38] 王开成,王秀芳,卢成杰,等.崔金海应用调气化痰法预防缺血性中风病复发的经验探讨[J].中国医药导报,2022,19(21):140-143.

[39] 金琪,谢立科,孙梅,等.针灸防控青少年近视研究进展[J].中国中医眼科杂志,2021,31(4):291-293.

[40] 彭秋燕,张洁.药源性呃逆的文献分析[J].天津药学,2022,34(2):36-40.